SARCOPE

サルコペニアの摂食・嚥下障害

リハビリテーション栄養の可能性と実践

若林秀隆　藤本篤士　編著

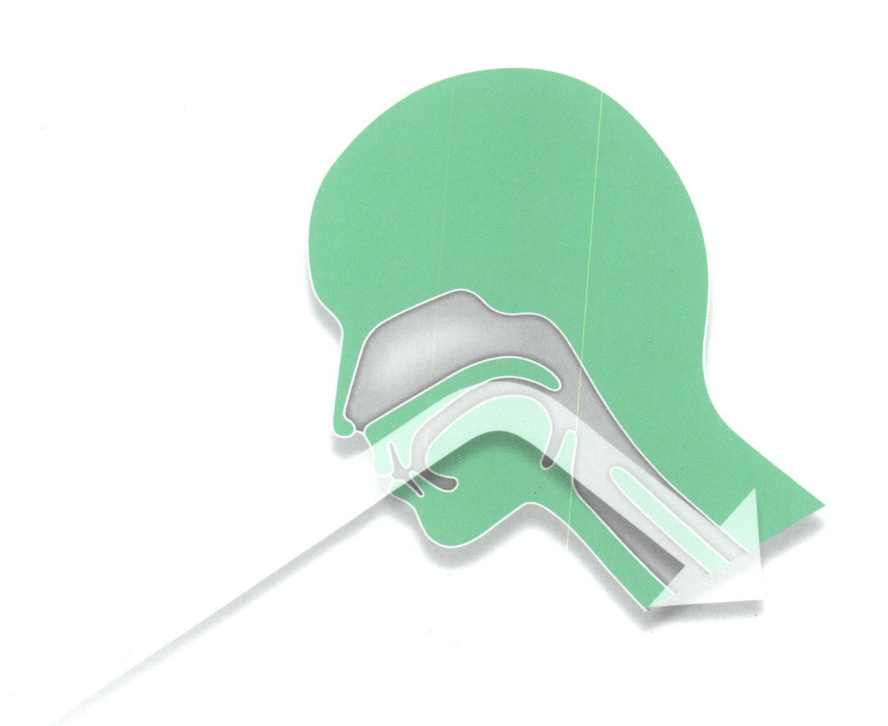

医歯薬出版株式会社

This book was originally published in Japanese
under the title of :

SARUKOPENIA-NO SESSHOKU ENGE SHOGAI
RIHABIRITÊSHON EIYO-NO KANOUSEI-TO JISSEN
(Dysphagia due to Sarcopenia : Potential and Practice of Rehabilitation Nutrition)

Editors :
WAKABAYASHI, Hidetaka
   Assistant Professor, Department of Rehabilitation Medicine
   Yokohama City University Medical Center

FUJIMOTO, Atsushi
   Consultant, Department of Dentistry, Sapporo Nishimaruyama Hospital

© 2012 1st ed.

ISHIYAKU PUBLISHERS, INC.
  7-10, Honkomagome 1 chome, Bunkyo-ku,
  Tokyo 113-8612, Japan

はじめに

　リハビリテーション（以下リハ）栄養の4冊目の書籍を医歯薬出版株式会社から出版させていただくことになりました．今回はサルコペニアの摂食・嚥下障害に着目した書籍としました．サルコペニアはこの数年でマスコミに取り上げられる機会が増え，認知度が上昇しています．一方，サルコペニアの摂食・嚥下障害は，摂食・嚥下リハに取り組む医療人の中でもあまり知られていません．

　サルコペニアの摂食・嚥下障害に関する臨床研究は，非常に少ないのが現状です．現時点で書籍を出版するのは時期尚早という意見も当然ありました．実際，エビデンスが少ない状況で執筆依頼をすることになり，多くの執筆者にご迷惑をお掛けしました．

　それでも出版を決意した理由は，臨床現場でサルコペニアの摂食・嚥下障害と判断されずに，適切なリハ栄養管理が行われていないからです．サルコペニアの摂食・嚥下障害の一因は低栄養です．低栄養が原因で摂食・嚥下障害となっているため，摂食・嚥下機能の改善には栄養改善が大切です．しかし，栄養改善を考慮しないで摂食・嚥下リハを行っていることがよくあります．これでは最高の摂食・嚥下機能を引き出すことは困難です．

　廃用性の摂食・嚥下障害という言葉があります．単に廃用だけで摂食・嚥下機能が低下しているのであれば，嚥下筋のレジスタンストレーニングや直接訓練で摂食・嚥下機能は改善するはずです．しかし実際には，摂食・嚥下機能が改善しないことがあります．これは摂食・嚥下障害の原因に，廃用だけでなく加齢，低栄養，疾患も含まれるからです．誤嚥性肺炎後にはこれらすべての原因を合併して，サルコペニアの摂食・嚥下障害が悪化することが多いです．

　サルコペニアの摂食・嚥下障害は，現状ではエビデンスよりコンセプトの要素が強いです．エビデンスの点では物足りないかもしれません．しかし，コンセプトのないところに十分なエビデンスはつくれません．今後，エビデンスを創出するための書籍という位置づけです．

　今回は各領域で第一人者の多職種に執筆を依頼しました．執筆しにくい状況にもかかわらず，引き受けてくださった執筆者の皆様に深謝いたします．摂食・嚥下障害に限らず，サルコペニア全般の学習にも有益な書籍となりました．

　2011年に日本リハビリテーション栄養研究会を立ち上げました（研究会ホームページ https://sites.google.com/site/rehabnutrition/）．2012年10月時点での会員数は，約1,600人と1年前より急増しました．リハ栄養に関心のある多くの医療人に入会していただきたいと思います．入会方法は研究会のホームページを参照してください．

　適切なリハ栄養管理を行えば経口摂取できる可能性があるのに，低栄養が放置されているために経口摂取できない摂食・嚥下障害患者がいます．早期経口摂取と早期離床を推進すれば，廃用によるサルコペニアの摂食・嚥下障害の予防は可能です．しかし，「とりあえず安静，とりあえず禁食」という根拠のない安静や禁食が今でも行われています．この書籍がサルコペニアの摂食・嚥下障害研究と臨床現場におけるリハ栄養の実践の推進となれば幸いです．

　最後に医歯薬出版株式会社の小口真司さんには，今回も企画，執筆，編集などで大変お世話になりました．心よりお礼申し上げます．

2012年11月　若林秀隆

CONTENTS

サルコペニアの摂食・嚥下障害
リハビリテーション栄養の可能性と実践

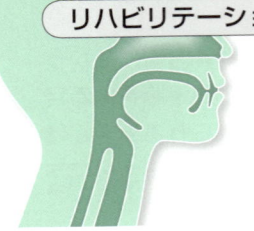

第1章 サルコペニアの基本

1. サルコペニアとは ……………………………………………… 若林秀隆　2
2. サルコペニアの診断 …………………………………………… 雨海照祥　8
3. サルコペニアの原因 …………………………………………………… 20
    ①加齢 ……………………………………………………… 葛谷雅文　20
    ②活動（廃用） …………………………………………… 稲川利光　24
    ③栄養（飢餓） …………………………………………… 熊谷直子　31
    ④侵襲および炎症 ………………………………………… 東別府直紀　37
    ⑤悪液質 …………………………………………………… 荒金英樹　44
    ⑥原疾患（神経疾患など） ……………………………… 巨島文子　51
4. サルコペニアの対応 …………………………………………………… 56
    ①リハビリテーション栄養 ……………………………… 若林秀隆　56
    ②運動療法 ………………………………………………… 飯田有輝　61
    ③栄養療法 ………………………………………………… 吉田貞夫　68
    ④薬物療法 ………………………………………………… 林 宏行　74
5. サルコペニアの予防（アンチエイジング） ………………… 百崎 良　81

第2章 サルコペニアの摂食・嚥下障害

1. 摂食・嚥下のメカニズム ……………… 戸原 玄　阿部仁子　中山渕利　86
2. サルコペニアによる摂食・嚥下障害の評価と治療
   ……………………………………………………………… 園田明子　92
3. 口腔・舌筋のサルコペニア …………………………………… 藤本篤士　100

- 4. 咀嚼筋のサルコペニア……………………………………大野友久 **106**
- 5. 嚥下筋のサルコペニア……………………………………糸田昌隆 **112**
- 6. 呼吸筋のサルコペニア……………………………………栗井一哉 **119**

第3章 主な疾患・病態の摂食・嚥下リハビリテーション栄養

- 1. 誤嚥性肺炎………………………………………………若林秀隆 **126**
- 2. 脳卒中……………………………………………………藤島一郎 **131**
- 3. 認知症……………………………………………………野原幹司 **140**
- 4. 大腿骨頸部骨折…………………………………………御子神由紀子 **145**
- 5. がん………………………………………………………大野 綾 **150**
- 6. パーキンソン病…………………………………………佐久川明美 **158**
- 7. 脊髄小脳変性症…………………………………………横山絵里子 **165**
- 8. 強皮症・多発性筋炎……………………………………瀬田 拓 **172**
- 9. 筋萎縮性側索硬化症……………………………………森 隆志 **177**
- 10. 慢性閉塞性肺疾患………………………………………藤谷順子 **182**
- 11. 慢性心不全………………………………………………諸冨伸夫 **189**
- 12. 慢性腎不全（透析）……………………………國枝顕二郎　上月正博 **196**
- 13. 後期高齢者………………………………………栢下 淳　山縣誉志江 **202**
- 14. 口腔乾燥…………………………………………………岸本裕充 **208**
- 15. 口腔衛生不良……………………………………金久弥生　板木咲子 **213**
- 16. 義歯不適合………………………………………………古屋純一 **218**

索引………………………………………………………………………**224**

第1章

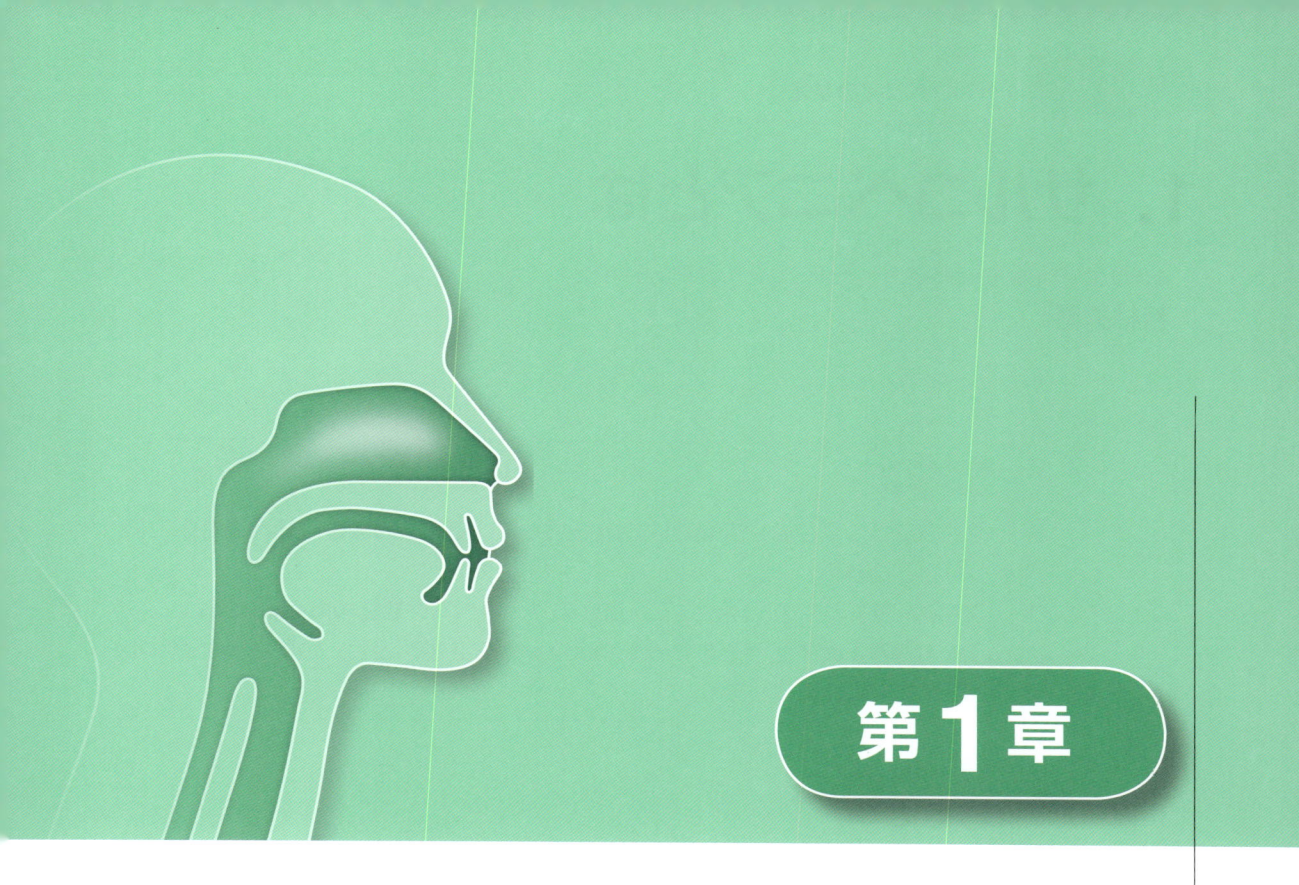

サルコペニアの基本

第1章 サルコペニアの基本

1. サルコペニアとは

横浜市立大学附属市民総合医療センターリハビリテーション科
若林秀隆

> **ポイント**
> ○サルコペニアとは，広義では加齢も含めすべての原因による筋肉量低下と筋力低下である．
> ○摂食・嚥下障害の原因として，広義のサルコペニアを認める疾患は多い．
> ○老人性嚥下機能低下であるpresbyphagia（老嚥）と舌，舌骨上筋群のサルコペニアには関連がある．

はじめに

　サルコペニア（筋減弱症）の定義やサルコペニアの摂食・嚥下障害には，確定した唯一のものはない．概念，定義も含めて流動的であり今後，大きく変更する可能性がある．執筆時点での私見も含む内容であることに留意してほしい．
　最初にサルコペニアの定義として，内容，原因，程度を解説する．次に老年医学とリハビリテーション（以下リハ）栄養のサルコペニアの違いについて，私見を述べる．その後，サルコペニアの摂食・嚥下障害とpresbyphagia（老嚥）について私見を記載する．摂食・嚥下障害の原因として，広義のサルコペニアを認めることがある疾患は多い．最後にサルコペニアの疫学を紹介する．

サルコペニアの内容

　サルコペニアは1989年にRosenbergによって，加齢による筋肉量減少を意味する言葉として提唱された[1,2]．サルコは肉・筋肉，ペニアは減少・消失を意味するギリシャ語である．1998年のBaumgartnerの診断基準でも，四肢で補正した筋肉量減少のみでサルコペニアを判定している[3]．しかし，加齢に伴う筋力低下をサルコペニアに含むという報告がある[4]．一方，加齢に伴う筋肉量減少であるサルコペニアと加齢に伴う筋力低下であるダイナペニアを分けて考えるべきという意見もある[5,6]．
　2010年のESPEN（ヨーロッパ静脈経腸栄養学会）のコンセンサス論文では，サルコペニアは筋肉量減少と筋力低下を認める状態とされている[7]．ただし，診断基準に含まれているのは，筋肉量減少と歩行速度低下である．同年のEuropean Working Group on Sarcopenia in Older People（EWGSOP）のコンセンサス論文では，サルコ

表1　サルコペニアの内容の推移

文献番号	1,2	3	4	7	8	9
出版年	1989	1998	2000	2010	2010	2011
筋肉量減少	○	○	○	○	○	○
筋力低下	×	×	○	○	○	×
身体機能低下	×	×	×	○	○	○

表2　サルコペニアの原因（EWGSOP）

原発性サルコペニア
　加齢の影響のみで，活動・栄養・疾患の影響はない
二次性サルコペニア
　活動に関連したサルコペニア（廃用性筋萎縮）
　栄養に関連したサルコペニア（飢餓）
　疾患に関連したサルコペニア（侵襲，悪液質，原疾患）

(Cruz-Jentoft et al, 2010)[8]

表3　サルコペニアの原因の推移

文献番号	1,2	3	4	7	8	9
出版年	1989	1998	2000	2010	2010	2011
加齢	○	○	○	○	○	○
疾患	×	×	×	△	○	×
活動・栄養	×	×	×	△	○	△

ペニアは進行性，全身性に認める筋肉量減少と筋力低下であり，身体機能障害，QOL低下，死のリスクを伴うと定義された[8]．診断基準には筋肉量減少，筋力低下，身体機能低下が含まれている．2011年の the Society of Sarcopenia, Cachexia and Wasting Disorders（SCWD）によるコンセンサス論文では，移動能力の低下したサルコペニアという概念が提唱された[9]．診断基準には筋肉量減少と身体機能（歩行速度もしくは6分間歩行距離）が含まれている．

　以上の流れを**表1**に示す．狭義では筋肉量減少のみ，広義では筋肉量減少だけでなく筋力低下や身体機能低下を含めサルコペニアとしている．

サルコペニアの原因

　Rosenberg は加齢が原因の筋肉量減少をサルコペニアと提唱した[1,2]．その後も大半の論文では，加齢のみをサルコペニアの原因としている．ESPEN のコンセンサス論文では，サルコペニアと加齢によるサルコペニア（age-related sarcopenia）は別の項目として紹介された[7]．

　EWGSOP のコンセンサス論文では，加齢のみが原因の場合を原発性サルコペニア，その他の原因の場合を二次性サルコペニアとしている（**表2**）[8]．SCWD のコンセンサス論文では，筋疾患，末梢血管疾患，中枢・末梢神経疾患，悪液質といった疾患による

移動能力低下は，サルコペニアから除外された[9]．しかし，活動と栄養によるサルコペニアは除外されていない．

以上の流れを**表3**に示す．狭義では加齢のみ，広義では加齢，活動，栄養，疾患を含めサルコペニアとしている．すべての原因による筋肉量減少と筋力低下を意味する言葉として，ミオペニアが提唱された[10]．

表4　サルコペニアの程度（EWGSOP）

前サルコペニア（presarcopenia） 筋肉量減少のみで，筋力低下と身体機能低下を認めない
サルコペニア（sarcopenia） 筋肉量減少を認め，筋力低下もしくは身体機能低下を認める
重度サルコペニア（severe sarcopenia） 筋肉量減少，筋力低下，身体機能低下をすべて認める

(Cruz-Jentoft et al, 2010)[8]

サルコペニアの程度

サルコペニアの程度は主に筋肉量減少の低下の程度で評価されてきた．筋肉量減少が若年の1～2標準偏差の場合にクラスⅠサルコペニア，若年の2標準偏差以下の場合にクラスⅡサルコペニアという分類がある[11]．若年の2標準偏差以下の場合にサルコペニアと診断することが多いため，クラスⅠはサルコペニア予備群ともいえる．

一方，EWGSOPのコンセンサス論文では，筋肉量減少，筋力低下，身体機能低下の有無で，サルコペニアの程度を3段階に分類している（**表4**）[8]．

老年医学とリハビリテーション栄養のサルコペニアの違い

老年医学とリハ栄養のサルコペニアの違いを**表5**，**図**に示す．老年医学にはfrailty（虚弱）という概念がある．Frailtyとは加齢に伴う種々の機能低下を基盤とし，種々の健康障害を起こしやすい状態を指し，加齢によるサルコペニアと密接にかかわりあっている[12]．栄養障害，疲労感，活動量，身体能力，筋力の5項目のうち3項目があてはまるとfrailty，1～2項目はprefrailtyと評価する[12,13]．

しかし，一般的にはfrailtyは身体的に明らかな機能障害を伴っていない状態を指すことが多く（少なくとも基本的ADLは自立している状態），明らかな機能障害がある場合は，disability（障害）として区別する[12]．

一方，リハ栄養の対象は，主にdisabilityである．たとえば廃用症候群では廃用性筋萎縮に，サルコペニアの原因である加齢，栄養，侵襲，悪液質，原疾患を合併することが多い．その結果，ADLの一部もしくは全部に介助を要する．リハ栄養のサルコペニアは，広義のサルコペニアと密接にかかわりあっている．つまり，老年医学では加齢による狭義のサルコペニア，リハ栄養では広義のサルコペニア（ミオペニア）が主な対象である．

摂食・嚥下障害の原因疾患とサルコペニア

摂食・嚥下障害の原因疾患は，機能的障害，器質的障害，その他の障害の3つに分類できる（**表6**）．このうち最も多い機能的障害は，麻痺と広義のサルコペニアに

表5 老年医学とリハ栄養のサルコペニアの違い

サルコペニア	老年医学	リハ栄養
内容	筋肉量減少（＋身体機能低下＋筋力低下）	筋肉量減少＋身体機能低下＋筋力低下
原因	加齢のみ	すべての原因（ミオペニア）
程度	前サルコペニア，サルコペニア，（重度サルコペニア）	重度サルコペニア，（サルコペニア）
類似概念	frailty（虚弱）	disability（障害）
嚥下機能	presbyphagia（老嚥）	dysphagia（嚥下障害）

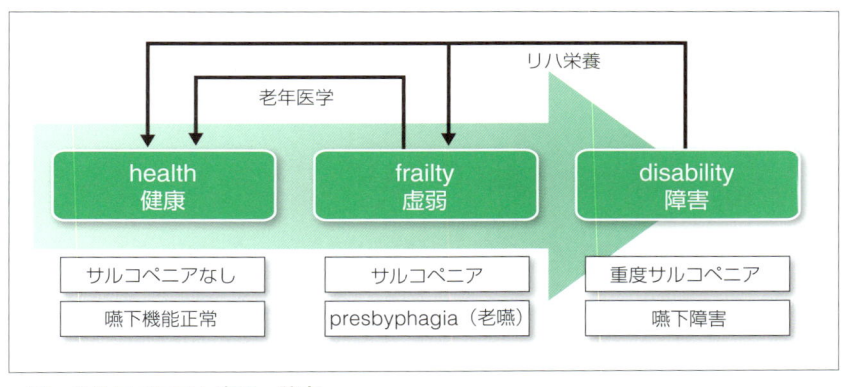

図 サルコペニアと虚弱・障害

health 健康 → frailty 虚弱 → disability 障害
- サルコペニアなし / 嚥下機能正常
- サルコペニア / presbyphagia（老嚥）
- 重度サルコペニア / 嚥下障害

老年医学：health→frailty
リハ栄養：health→disability

表6 摂食・嚥下障害の原因

機能的障害
　中枢神経疾患：球麻痺，偽性球麻痺
　末梢神経疾患：喉頭麻痺
　広義のサルコペニア：筋疾患など
器質的障害：外傷，腫瘍，術後，外部からの圧迫など
その他の障害：医原性，認知症，心因性など

分類できるが，摂食・嚥下リハで関心が高いのは前者である．これは，多発性筋炎，筋ジストロフィー，重症筋無力症など筋疾患による摂食・嚥下障害が，脳卒中などによる摂食・嚥下障害と比べて少ないためと考える．

しかし，広義のサルコペニアの摂食・嚥下障害は筋疾患以外でも生じ得る．表2のように筋疾患を含め原疾患は，サルコペニアの原因の1つでしかない．脳梗塞，誤嚥性肺炎，パーキンソン症候群などで摂食・嚥下リハを行った患者では，上腕筋周囲長が大きいほど摂食・嚥下機能が改善しやすく[14]，慢性閉塞性肺疾患で摂食・嚥下リハを行った患者では，摂食・嚥下機能が改善した群で大腿四頭筋の筋力がより強かった[15]．四肢の筋肉量，筋力が少ない場合に，摂食・嚥下機能は改善しにくいといえる．

筋疾患でなくても広義のサルコペニアが存在する場合，サルコペニアの摂食・嚥下障害を合併し，機能改善しにくい可能性がある．今まで，筋疾患以外でサルコペニアの摂食・嚥下障害が生じることは，あまり認識されていなかった．しかし，**表7**のように多くの疾患でサルコペニアを認める可能性がある．摂食・嚥下リハでは，広義のサルコペニアによる摂食・嚥下障害の存在を疑うことが重要である．

表7　主な摂食・嚥下障害の原因疾患と麻痺・サルコペニア

原因疾患	麻痺	サルコペニア	原因疾患	麻痺	サルコペニア
誤嚥性肺炎	○	◎	筋萎縮性側索硬化症	◎	◎
脳卒中	◎	○	慢性閉塞性肺疾患	△	○
認知症	○	○	慢性心不全	△	○
大腿骨頸部骨折	△	○	慢性腎不全	△	○
がん	○	◎	後期高齢者	△	○
パーキンソン病	◎	○	口腔乾燥	○	○
脊髄小脳変性症	◎	○	口腔衛生不良	○	○
強皮症・多発性筋炎	△	◎	義歯不適合	○	○

◎：認めることが多い，○：認める可能性がある，△：認めることは少ない

Presbyphagia（老嚥）

　摂食・嚥下にかかわる筋肉にサルコペニアを認めると，摂食・嚥下障害となり得る．高齢者で嚥下機能低下を認めることはよく知られているが，老人性嚥下機能低下として presbyphagia という概念がある[16-19]．虚弱高齢者の摂食・嚥下障害では喉頭前庭閉鎖，舌による移送の障害，舌骨の動きの遅れが問題である[20]．これより舌，舌骨上筋群の加齢によるサルコペニアが，presbyphagia に関連しているといえる．

　加齢以外に明らかな要因のない嚥下機能低下を原発性 presbyphagia，疾患，活動，栄養など加齢以外の要因を認める嚥下機能低下を二次性 presbyphagia と分類する．広義のサルコペニアの摂食・嚥下障害では，二次性 presbyphagia を認めることが多く，リハ栄養の評価と対応が重要である．

サルコペニアの疫学

　サルコペニアの有病割合は，サルコペニアの定義や診断基準などによって大きく異なる．Baumgartner らによる筋肉量減少のみでサルコペニアを診断する基準では，70 歳未満の 13〜24％，80 歳以上の 50％以上にサルコペニアを認めた[3]．わが国では骨格筋指数が男性 6.87 kg/m^2，女性 5.46 kg/m^2 以下の場合にサルコペニアと診断する基準がある[21]．本研究では 41 歳以上の男性 1.7％，女性 2.7％にサルコペニアを認めた．一方，同じ診断基準で 40 歳以上の地域在住男性の 25.0％，女性の 24.2％にサルコペニアを認めるという報告もある[22]．

　EWGSOP のコンセンサス論文による診断基準では，メキシコで 70 歳以上の在宅高齢者の 33.6％[23]，イタリアで 70 歳以上の老人ホーム入所者の 32.8％[24]にサルコペニアを認めた報告がある．

おわりに

　サルコペニアの定義・疫学，サルコペニアの摂食・嚥下障害について解説した．サ

ルコペニアの摂食・嚥下障害に関するエビデンスは不十分である．しかし，サルコペニアの摂食・嚥下障害というコンセプトを理解することで，摂食・嚥下リハやリハ栄養管理の質を向上できると考える．摂食・嚥下リハでは，広義のサルコペニアによる摂食・嚥下障害の存在を常に疑ってほしい．

文献

1) Rosenberg IH：Summary comments. *Am J Clin Nutr* **50**：1231-1233, 1989.
2) Rosenberg IH：Sarcopenia：Origins and Clinical Relevance. *J. Nutr* **127**：990S-991S, 1997.
3) Baumgartner RN et al：Epidemiology of sarcopenia among the elderly in New Mexico. *Am J Epidemiol* **147**：755-763, 1998.
4) Roubenoff R, Hughes VA：Sarcopenia：current concepts. *J Gerontol A Biol Sci Med Sci* **55**：M716-724, 2000.
5) Clark BC, Manini TM：Sarcopenia =/= dynapenia. *J Gerontol A Biol Sci Med Sci* **63**：829-834, 2008.
6) Manini TM, Clark BC：Dynapenia and Aging：An Update. *J Gerontol A Biol Sci Med Sci* **67A**：28-40, 2012.
7) Muscaritoli M et al：Consensus definition of sarcopenia, cachexia and pre-cachexia：Joint document elaborated by Special Interest Groups（SIG）"cachexia-anorexia in chronic wasting diseases"and "nutrition in geriatrics". *Clin Nutr* **29**：154-159, 2010.
8) Cruz-Jentoft AJ et al：Sarcopenia：European consensus on definition and diagnosis. *Age Ageing* **39**：412-423, 2010.
9) Fielding RA et al：Sarcopenia：an undiagnosed condition in older adults. Current consensus definition：prevalence, etiology, and consequences. International working group on sarcopenia. *J Am Med Dir Assoc* **12**：249-256, 2011.
10) Fearon K et al：Myopenia-a new universal term for muscle wasting. *J Cachexia Sarcopenia Muscle* **2**：1-3, 2011.
11) Janssen I et al：Low relative skeletal muscle mass（sarcopenia）in older persons is associated with functional impairment and physical disability. *J Am Geriatr Soc* **50**：889-896, 2002.
12) 葛谷雅文：高齢者診療におけるサルコペニアと虚弱の考え方. *Modern Physician* **31**：1288-1291, 2011.
13) Fried LP et al：Frailty in older adults：evidence for a phenotype. *J Gerontol A Biol Sci Med Sci* **56**：M146-156, 2001.
14) 若林秀隆：栄養アセスメントによる摂食・嚥下リハビリテーションの予後予測. 栄評治 **24**：554-557, 2007.
15) 若林秀隆：慢性閉塞性肺疾患（COPD）患者への摂食・嚥下リハビリテーションの進め方. *Expert Nurse* **25**：22-26, 2009.
16) Jahnke V：Dysphagia in the elderly. *HNO* **39**：442-444, 1991.
17) Humbert IA, Robbins J：Dysphagia in the elderly. *Phys Med Rehabil Clin N Am* **19**：853-866, 2008.
18) Ginocchio D et al：Dysphagia assessment in the elderly. *Nutr Ther Metabol* **27**：9-15, 2009.
19) Ney DM et al：Senescent swallowing：impact, strategies, and interventions. *Nutr Clin Pract* **24**：395-413, 2009.
20) Rofes L et al：Pathophysiology of oropharyngeal dysphagia in the frail elderly. *Neurogastroenterol Motil* **22**：851-858, 2010.
21) 真田樹義・他：日本人成人男女を対象としたサルコペニア簡易評価法の開発. 体力科学 **59**：291-302, 2010.
22) 下方浩史, 安藤富士子：サルコペニアの疫学. *Modern Physician* **31**：1283-1287, 2011.
23) Arango-Loperaa VE et al：Prevalence of sarcopenia in Mexico City. European Geriatric Medicine：http://dx.doi.org/10.1016/j.eurger.2011.12.001
24) Landi F et al：Prevalence and risk factors of sarcopenia among nursing home older residents. *J Gerontol A Biol Sci Med Sci* **67**：48-55, 2012.

第1章 サルコペニアの基本

2. サルコペニアの診断

武庫川女子大学生活環境学部食物栄養学科
雨海照祥

> **ポイント**
> ○サルコペニアの診断には骨格筋の量の減少および骨格筋の質の低下としての骨格筋力または身体機能の低下のいずれかを必要とする．骨格筋の質の低下には，筋力と身体機能としてのバランス機能が含まれる．
> ○サルコペニアでは，時間的に骨格筋の量の減少が質の低下に先行する．
> ○サルコペニアの診断基準として用いられる骨格筋量のカットオフ値の設定には，20～30歳代の「（平均値）－2（標準偏差）」（Tスコア）で設定されている．

サルコペニア診断の目的

「加齢による骨格筋の量の減少と質（筋力）の低下」であるサルコペニアの病態を正しく診断することで，治療によって軽快する可能性のある対象を，対象群のなかから過不足なく抽出できる可能性がある．サルコペニアを正しく診断することの重要性は，治療に要する物質的，人的，時間的，経済的資源を有効利用できることにある．この裏もまた正しい．

ここで注意すべきことが3つある．
①狭義のサルコペニアは「加齢による現象」である．
②加齢に伴う現象であるサルコペニアの対象は高齢者が極めて多い．しかし加齢に伴う骨格筋の質的・量的変化は遅くとも40歳代[1]ないし50歳代[2]から始まっており，対象が必ずしも高齢者に限定されない．
③サルコペニアは「治療によって軽快可能な可逆的変化」である[3]．

診断基準の大項目

サルコペニアの診断項目は，2つで構成される．すなわち骨格筋の量と質であり，本稿ではこれら2つの項目をサルコペニアの大項目とよぶ．また大項目は，それらを構成する小項目に細分化される．特に骨格筋の質は歩行速度や椅子立ち上がりテスト，これらとバランステストからなるShort Physical Performance Battery（SPPB）で評価される身体機能と，骨格筋力との2つの小項目とから成り立つ（表1）．

サルコペニアの診断基準は，診断することによって，どのアウトカムを改善したい

表1 サルコペニアの診断基準

		小項目	具体的な指標	必要条件
大項目	骨格筋の量	骨格筋量	ALM/H²**	○
	骨格筋の質	身体機能	歩行速度（通常），椅子立ち上がりテスト，Short Physical Performance Battery（SPPB）	△*
		骨格筋力	握力，膝伸展力 最大呼気流速	△*

* EWGSOP および ESPEN では，どちらか1つあればサルコペニアと診断される．
** ALM；Appendicular muscle mass（四肢の骨格筋総重量，kg），H；身長（m）

かで異なる．たとえば表1で骨格筋の質の指標としてあげている骨格筋力を何にするかは，どの身体機能，たとえば歩行速度や1 km 苦労せずに歩けるかなど，どの指標をアウトカムに設定するかによって異なってくる．

ここでこれら身体機能のアウトカムごとに，骨格筋力や骨格筋量の指標として膝伸展力，握力，下肢骨格筋力，下肢筋断面積をとり，それぞれの指標ごとに ROC（Receiver operator characteristic）カーブを作成し，統計学的に感受性（sensitivity）と特異性（specificity）が最大となる値を算出することにより，サルコペニアの診断用のカットオフ値を求めることができる[4]．

サルコペニアにおける骨格筋の変化の優先性

（1）サルコペニアの診断基準大項目の時間的優位性—量の減少 vs. 質の低下

サルコペニア診断において，常に議論となり得るのは，骨格筋の時間的変化が量と質，どちらが先か，あるいは同時進行かの問題である．高齢者の継時的観察研究では，たとえば Health ABC（the Health aging, body composituion）study では筋力の低下は骨格筋量減少の2～5倍早い[5]．またその他の研究でも筋力低下を筋量減少で説明できるのは全体の5%に過ぎないという[6,7]．同じ ABC study で，膝の伸展力の低下は大腿四頭筋量の減少で説明できるのはわずかに6～8%に過ぎない．これと同様の現象は，これらの30年以上前にも報告されている[8]．

以上の観察結果より，骨格筋の量の減少よりも質の低下が時間的に先であることがわかる．また，筋力低下の時間的優先性の説明として，加齢とともに神経，特に脊髄より上位すなわち大脳レベルでの神経の加齢的変化による骨格筋への中枢性の刺激および骨格筋内の発力能（intrinsic force-generating capacity）の低下で説明できる[9]．

しかし，サルコペニアの診断基準に用いられる骨格筋の質の指標（表1）は，いずれも type1（遅筋）であり，高齢者でも温存される．その結果サルコペニアで骨格筋量の減少に先立って発生する骨格筋力の低下は type2（速筋）の骨格筋であり，type1 の骨格筋の質の低下は量の減少後も温存される．

（2）サルコペニア診断基準小項目の空間的優位性

診断基準の大項目のうち，サルコペニアの個体で時間的により早く発現する骨格筋力の低下は，サルコペニアの早期診断に有用であることがわかる．では，部位によって骨格筋力低下の時期に差があるのを考察する．

①筋力低下の空間的優位性

20歳代の若年者と70歳以上の高齢者群との2群間の比較で，肘・膝の伸展，足首の背屈の3カ所の骨格筋力を横断的に検討した結果，肘・膝の伸展で2群間に有意差を認め，足首の背屈には差を認めなかった．高齢者での骨格筋力の減少の程度は，肘の屈曲力は若年群に比し70歳で15%[10]，90歳代で20%低下[11]，また膝の伸展筋力は80歳代で20%[12]低下した．

②筋力低下の空間的優位性に差が生じる理由

なぜこのような骨格筋によって加齢の影響の大きさに差が生じるのだろうか．一般に膝の伸展筋は若年者でも刺激されにくく，足首の背屈筋群は刺激されやすい．すなわち同じ力での神経刺激でも，骨格筋の神経・筋構成単位あたりで刺激を受けやすい（骨格筋の質が高い）筋群と受けにくい（骨格筋の質が低い）筋群とがある．したがって，加齢によるこれらの骨格筋力の低下の観察結果から，前者の骨格筋の質が高い敏感な骨格筋群は加齢によって筋力が低下しにくく，後者は低下しやすいと考えることができる[13]．

生体の部位でいえば，頸部筋群，僧帽筋下部，広背筋，腹筋，膝伸筋群，殿筋群など抗重力筋は，同じ神経刺激による単位面積あたりに受ける骨格筋のパフォーマンスが低く，加齢の影響を受けやすい[14]．したがって空間的筋力低下の優位性は，上肢，下肢という部位別というよりは，抗重力筋か骨格筋の質によって，加齢による影響の大きさが決定されるという，骨格筋の空間優位性のあることが推測される．

③加齢の影響の測定方法の優位性―1回測定法 vs. 繰り返し測定法

筋力測定を10回繰り返すと，若年者に比して高齢者で有意に肘の屈筋力が低下した（95% vs.79%）[15]．大脳刺激を介した観察でも全く同様の結果が得られ，この結果の説明として，繰り返しによる加齢での肘の屈筋群の筋力低下は，骨格筋自体よりも大脳レベルの神経細胞での疲労の影響が推測される[16]．したがって，高齢者の筋力低下によるサルコペニアあるいはその前段階であるプレサルコペニアの早期発見には，1回の筋力測定だけでは見逃される危険性があり，同じ測定法を繰り返すことがそれらを見落とさないために必要かもしれない．

サルコペニアの診断項目の測定指標

サルコペニアの診断基準の大項目である骨格筋の量と質の，小項目ごとに示した指標（表1）の測定方法を示す（**表2**）．

European Working Group on Sarcopenia in Older People（EWGSOP）では，サルコペニア診断のアルゴリズムを提唱している（**図1**）[18]．これによれば，サルコペニアの診断にはまず歩行速度0.8 m/s以下かどうかを評価する．次に骨格筋量の減少が必要とされる．すなわちEWGSOPはサルコペニアの診断アルゴリズムに，骨格筋の質の指標としての歩行速度が骨格筋量の指標の上位に位置していることがわかる．しかしこの上下関係は，必ずしもサルコペニア発症の順番を意味していない．むしろこのアルゴリズムの下位にある量の減少がサルコペニア発症では先にやってくるため，このアルゴリズムの量と質の上下関係は逆になる可能性があると思われる．

表2 サルコペニアの診断基準

	小項目	具体的な指標	測定方法	カットオフ値 男性	カットオフ値 女性	臨床的簡便性 feasibility
大項目 骨格筋の量	骨格筋量	ALM/H^2	DXA, CT MRI, BIA	7.26	5.45	△
		AMA	身体計測 (MAC,TSF)	24.3 cm^2	15.0 cm^2	◎
大項目 骨格筋の質	身体機能	歩行速度（通常）	レーン使用 (4 mまたは6 m)	<1 m/s[17]		◎
		椅子立ち上がりテスト				○
		SPPB*		≦8		○
	骨格筋力	握力（kg）	握力計	<30	<20	◎
		膝伸展力** (N/dm)	多用途筋力評価運動装置	435 (390.9)	287 (266.4)	△

* Short Physical Performance Battery（SPPB）.
** Lauretani論文：アウトカム指標を1 km問題なく歩ける場合のカットオフ値．一方，歩行速度 0.8 m/sとした場合のカットオフ値は括弧内．

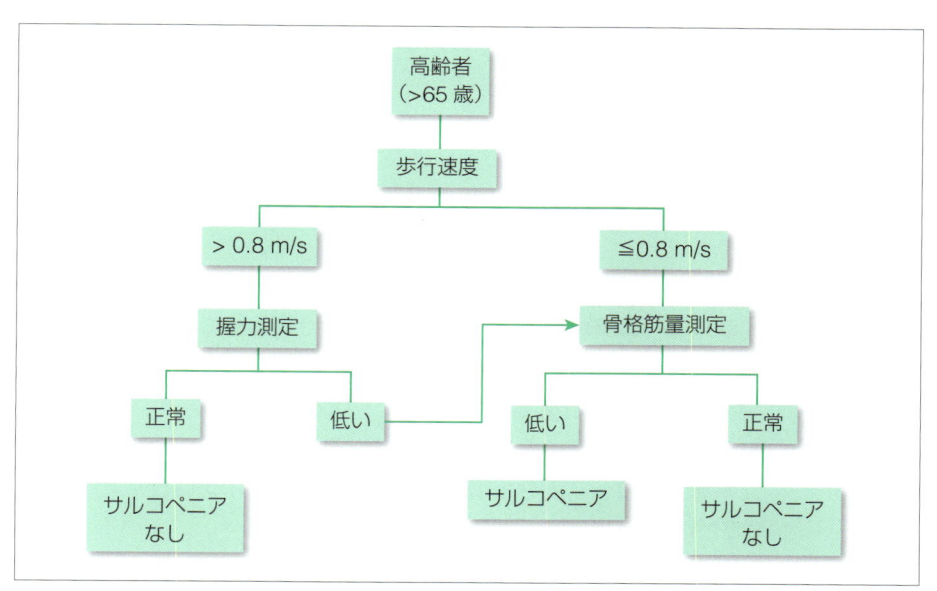

図1 サルコペニアの診断アルゴリズム　　　　　　　　　　　　　　（Cruz-Jentoft et al, 2010）[18]

（1）骨格筋の量（表2）

サルコペニアの診断において，骨格筋の量は四肢の骨格筋量（Appendicular muscle mass；ALM）を測定する．さらにALM（kg）は身長^{2}で割る[19]ことで，BMIと同じ次元となる．すなわち単位面積あたりにかかる重力（圧力）（N/m^2＝kg×m/sec^2/m^2）を示す．この単位面積あたりの圧力が，高齢者のアウトカムを決定する．

ALMの計測は容易ではないため，次の概算式[19]を用いることができる．

ALM（kg）＝0.2487×W＋0.0483×H－0.1584×HC＋0.0732×GS＋2.5843×Sex＋5.8828

この式において W：体重（kg），H：身長（m），HC：腸骨稜の上 1 cm での殿部周囲長（cm），GS：握力（kg），Sex：男性＝1，女性＝0，n＝149 である．この式の R^2＝0.91，標準誤差（SE）＝1.58 kg である．

(2) 骨格筋の質（表 2）

①身体機能

通常の歩行速度のカットオフ値には，0.8 m/s と 1 m/s の 2 つが提唱されている．サルコペニアを早期発見し早期治療する目的では，より早期の 1 m/s が妥当と考える．

また，SPPB は，椅子立ち上がりテスト，バランステスト，歩行速度，の 3 つのテストの総合評価指標であり，それぞれ 0〜4 点で評価され合計点 8 点でサルコペニアの小項目陽性と判定される．

ここでは特に SPPB や椅子立ち上がりテストなど，加齢の影響を受けやすいバランス能力をテストしている点が重要である[18]．

②骨格筋力

握力と膝伸展力はいずれも加齢の影響を受けやすく，70 歳代で 25％以上低下する．膝伸展力の測定装置は一般的ではないため，握力が一般的に用いられる．

(3) サルコペニアの異なる診断基準の比較

骨格筋の量と質によって診断するサルコペニアの診断基準も，各団体によって異なる診断基準が提唱されている．

それらを**表 3**[3]にまとめた．

サルコペニアの小項目のカットオフ値

(1) カットオフ値の設定方法

サルコペニアに伴う有害事象をアウトカム指標に設定することに，サルコペニアの診断意義がある．そこでサルコペニアのアウトカム指標を①老年症候群，②急性期病院への入院加療を必要とする転倒，の 2 つの事象をアウトカムとして，それぞれの有害事象の高齢者における発症率を試算してみる．この試算結果に最も近い高齢者の比率をサルコペニアの小項目の各指標のカットオフ値とする．

①アウトカム指標を「老年症候群」とした場合

老年症候群を転倒，尿失禁，せん妄，低栄養，褥瘡，機能障害のいずれか 1 つをもつ状態として定義すると，高齢者の 30％が老年症候群とされる．ここでの転倒は「本人の意思からではなく，地面またはより低い面に身体が倒れること」と定義されている[20]．

対象のサルコペニアの診断小項目が正規分布と仮定すると，標準正規分布表を用い，全体の 30％が含まれるのは，「平均値－0.6（標準偏差：SD）」にほぼ等しいことがわかる．

そこで上腕筋断面積が｛(30 歳の平均値)－(年齢 Y での平均値)｝/(年齢 Y での平均値)が－0.6 となる年齢 Y を JARD 2001 から求めてみると Y は 64 歳まで 0.05 であり，

表 3 サルコペニアの異なる診断基準の比較

	1	2	3	4
発表した団体	International Academy of Nutrition and Aging (IANA：栄養と加齢国際学術会議)	Society on Sarcopenia, Cachexia and Wasting Disorders Trialist Workshop	ESPEN, IAGG-ER, IANA	ESPEN
命名したグループ	IANA Sarcopmia Task Force	Sarcopenia with limited mobility：an international consensus	European Working Group on Sarcopenia in Older People (EWGSOP)	Special Interest Group：cachexia-anorexia in chronic wasting diseases
筆頭執筆者	Fielding RA	Morley JE	Cruz-Jentolf AJ	Muscaritoli M
発表誌	J Am Med Dir Assoc	J Am Med Dir Assoc	Age Aging	Clin Nutr
発表年度	2008	2009	2010	2010
対象	身体機能、筋力、健康状態が慢性的に低下した対象	60歳以上、身体機能、筋力、健康のいずれかが低下 除外対象：筋疾患、血管疾患の間欠性跛行、神経疾患、カヘキシア	65歳以上	高齢者
スクリーニング	身体機能 (歩行速度<1.0 m/s)	6分間歩行テスト：(カットオフ値：400m)または歩行速度<1.0 m/s (4-/6-トラックで)	歩行速度：≦0.8 m/sまたは>0.8 m/sならば握力を測定	≦0.8 m/s
診断基準	骨格筋量 (ALM/H²) +身体機能低下	身体機能低下+ALM		(1) 歩行速度>0.8 m/s：握力→骨格筋量を測定
基準値	ALM/H²：男性：≦7.23 kg/m², 女性：≦5.67 kg/m²	ALM≦ (同性、20〜30歳の) 平均値−2SD		骨格筋量：18〜39歳の 3rd NHANESの値
骨格筋の量：四肢骨格筋量 (または身長)	女性：≦5.67 kg/m²	ALM≦ (同性の 20〜30歳の) 平均値−2SD	(指標の指定なし)	(指標の指定なし)：ただし骨格筋量：18〜39歳の 3rd NHANESの値
骨格筋の質 ①骨格筋力			(指標の指定なし)	
②歩行速度	4-m 歩行速度<1.0 m/s	≦ (同性の 20〜30歳の) 平均値−2SD 6分間歩行テスト：(カットオフ値：400m)または歩行速度<1.0 m/s (4m または6mトラックで)	歩行速度	(1) 歩行速度>0.8 m/s：握力を測定→骨格筋量測定

(Cesari et al, 2012)[3]

69歳で初めて−0.50，74歳で−0.56となり30％の対象が含まれる．すなわち老年症候群30％とほぼ同等の上腕筋断面積（AMA）のカットオフ値は74歳代の平均値に相当することがわかる．この年齢はまさに高齢者のサルコペニアの対象と重なり，0.6SDの妥当性が立証されたことになる．

②アウトカム指標を「急性期病院への入院加療を必要とする転倒」とした場合

高齢者の受療率は6.8％[21]，また急性期入院患者における転倒のリスクは32％とされる．したがって入院加療を要する転倒の発生率は，6.8（％）×32（％）＝2.2％となり，これは正規分布をとっていると仮定した対象の「平均値−2（標準偏差）」の2.27％に等しい．

③アウトカム指標によって異なるカットオフ値

以上，2つのアウトカム指標から，いったいどれだけの対象を拾い上げたいのかという立場からみた場合，結果的に骨格筋量の「平均値−2（標準偏差）」は，より多数の高齢者が罹患する可能性のある「①老年症候群」をアウトカム指標としているのではなく，「②急性期病院に入院し加療を必要とする転倒」をアウトカム指標としている可能性が高いことがわかる．

いいかえるとサルコペニアの診断基準のうち，骨格筋量のカットオフ値の設定には，"入院を要する転倒"という，老年症候群よりも厳しい有害事象を想定したカットオフ値である可能性が示された．

④「老年症候群」抽出にAMAを用いたい場合のAMAのカットオフ値

したがって，AMAを用いて「老年症候群」の高齢者を抽出したい場合，AMAのカットオフ値を「平均値−0.6（標準偏差）」と，カットオフ値をよりゆるく設定する必要があることがわかる．

以上の検証より，アウトカム指標を何に設定するかによって，診断基準のカットオフ値が決定されることがわかる．

(2) カットオフ値の対象としての若年者— Zスコア vs. Tスコア

カットオフ値の算定の際，平均値と標準偏差のそれぞれの値を，どの年齢層でとるか．具体的には同年齢または若年者（20〜30歳）の2つの異なる年齢層が候補としてあげられる．

同年齢の平均値や標準偏差をとる場合とは，対象が同年齢層のなかでどれほどの位置になるかということである．栄養状態なら，同年齢で比較して低栄養なのかということであり，たとえば小児の低身長や低体重などの場合に用いられる．この場合，平均値との差のなかに，標準偏差がいくつ入るかで表すことができる（Zスコア）．しかしサルコペニアは同年齢層間の比較による定義ではないため，Zスコアは適当ではない．

一方，若年層での平均値や標準偏差を用いることの意味は，サルコペニアの問題が提起される高齢者が若年からどのように変化してきたかという継時変化を評価する場合に用いることが可能である（Tスコア）．Tスコアは，骨粗鬆症における骨密度（BMD）の評価の際にも用いられる．ここで余談だが，Tとスコアの間にハイフンを入れる場合と入れない場合とがある．BMDでは入れず[22]，ESPENでは入れている[23]．ちなみにTスコアのTは，このスコアの創案者Neer R.博士の仕事上の相棒であるTom

Kellyの頭文字からとったという[22]。

診断基準のカットオフ値の理論的根拠

　サルコペニアの小項目の各指標のカットオフ値を設定する際，その理論的根拠を文献的に渉猟しているものの，残念ながら今のところ適当な説明を探し出せていない．そこでカットオフ値を設定する際の，理論的根拠を考えてみる．

　ここでは特に，骨粗鬆症の診断基準に用いるBMDのカットオフ値の設定方法が参考になる．すなわちBMDのカットオフ値を設定する際にWHOが採用した方法である．骨粗鬆症の一次アウトカムを骨折（部位は問わない）に設定し，BMDがこの一次アウトカムに影響したかを検証したところ，骨粗鬆症では若年を基準として−2.5（標準偏差）においてアウトカムに有意差を生じた[22]．すなわち骨粗鬆症の診断基準のカットオフ値は，骨折という一次アウトカム指標から決定されることがわかる．サルコペニアのカットオフ値の決定に用いられたTスコアはこの方法を踏襲したと考えられる．

サルコペニアの早期診断のアウトカムへの影響の検証

(1) 早期の下肢骨格筋力の低下の診断がサルコペニアの早期診断と同義といえるか

　サルコペニアのアウトカム指標を，呼吸困難などの有害事象なしで1km歩けることに設定した場合，下肢の筋力，特に膝の伸展力がアウトカム予想に有用とされた[17]．すなわちサルコペニアの早期診断には下肢骨格筋力の測定が有用であることがわかる．このことにより，下肢の骨格筋力の低下の早期診断がサルコペニアの早期診断と同義である．

(2) 下肢骨格筋力低下の早期発見はサルコペニアのアウトカムを改善するか

　下肢骨格筋力低下が最も早期に始まることがわかったが，ではそれを早期に発見することで本当にサルコペニアのアウトカムが改善するのだろうか．この結果を検証することで，サルコペニア早期発見の意義としての筋力低下の意義の有無も明らかとなる可能性がある．

　サルコペアの重症度を骨格筋量をTスコア（若年者との比較）で評価し，クラスIを平均値より−1≦＜−2，クラスIIを−2≦として分類し，それらの身体障害の数を検討したところ，より軽少なクラスIに有意差を認めなかった[24]．すなわち障害数をアウトカムに設定した解析では，早期診断群であるサルコペニアのat risk群では障害数に有意差を認めず，サルコペニア群であるクラスIIで初めて障害数に有意差を認めた．この観察結果は，障害数というアウトカムの観点からはサルコペニアのat risk群の早期発見によって障害数を減じることはできない結果を示唆していると考えられる．したがって障害数のアウトカムの観点からは，サルコペニアの早期発見がアウトカムの改善につながるとはいえない．

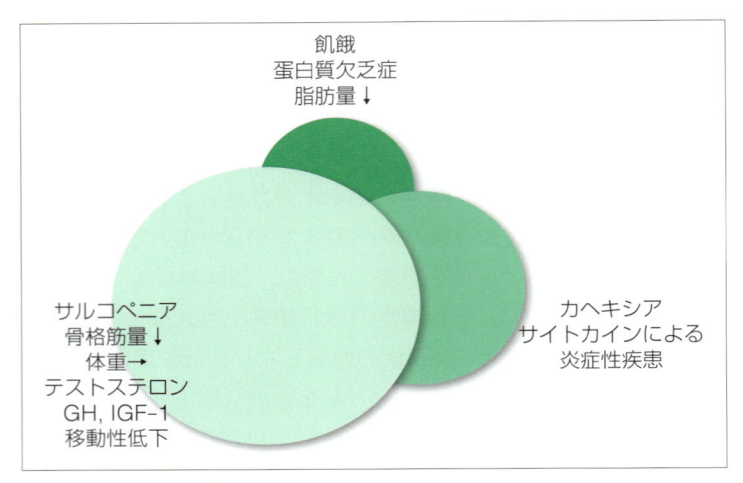

図2 体重減少の原因

表4 サルコペニアとカヘキシアの比較

	サルコペニア	カヘキシア
食欲低下	(−)	(+)（初期から）
摂食量減少	(−)	(+)
体重減少	(−)	(+)
BMIによる予後予測	(+)	(+)
FFM減少	(+)	(++)
血清アルブミン値低下	(−)	(+)
血清コレステロール値低下	(−)	(+)
コーチゾール増加	(−)	(+)
サイトカイン増加	不明	(+)
炎症性疾患	(−)	(+)
栄養療法の効果	(+)	(±)
臨床経過	カヘキシアへの移行なし	サルコペニアへの移行の可能性あり

サルコペニアとの鑑別に迷う病態と鑑別点

(1) カヘキシア

　カヘキシアは「炎症性疾患に伴う炎症性サイトカインにより体蛋白（骨格筋）とエネルギー貯蔵量の減少した病態」と定義される[25]．

　高齢者における骨格筋減少はサルコペニアが多く（**図2**），サルコペニアは原則的にサイトカインによる骨格筋量の減少でないことがカヘキシアと本質的に異なる．しかし，臨床的に炎症性疾患に罹患した高齢者において，両者の鑑別は決して容易ではない．しかし，栄養療法の効果がサルコペニアにはあり，カヘキシアでは進行例に対してはないことから両者の鑑別は臨床的に重要である．

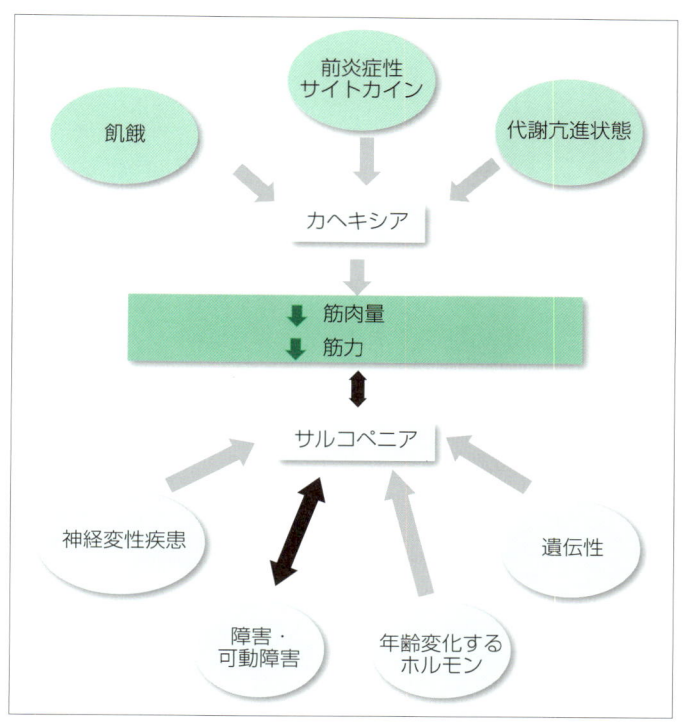

図3　筋肉減少のメカニズム　　　　　　　　　　　　　　　　（Clark et al, 2012)[26]

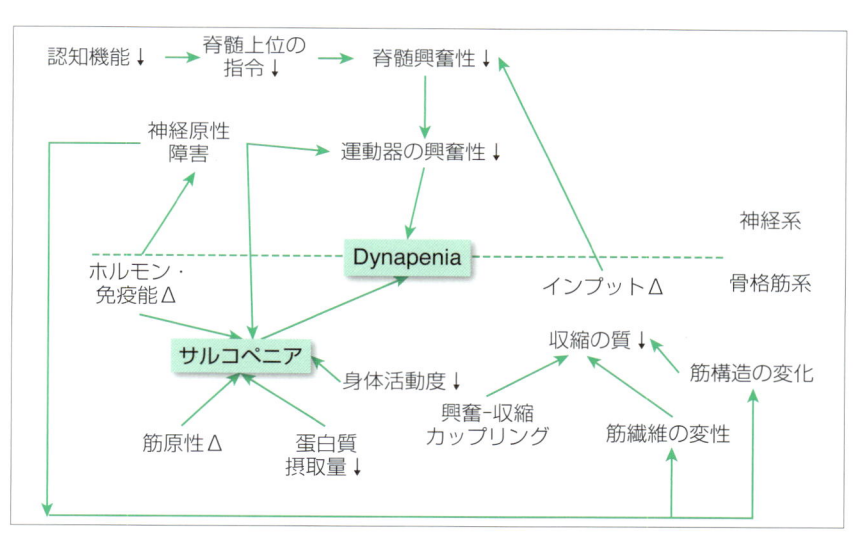

図4　Dynapenia の発症メカニズム　　　　　　　　　　　　　（Clark et al, 2012)[26]

　両者の鑑別（**表4**）および相関図（**図3**)[26] を示す．相互の移行はカヘキシアからサルコペニアへの移行のみの一方通行と考えられる．

（2）Dynapenia

　Dynapenia（ダイナペニア）は，骨格筋の筋力低下の原因が認知障害による大脳レベルでの神経障害による点がサルコペニアの発症と異なる（**図4**)[26]．したがって

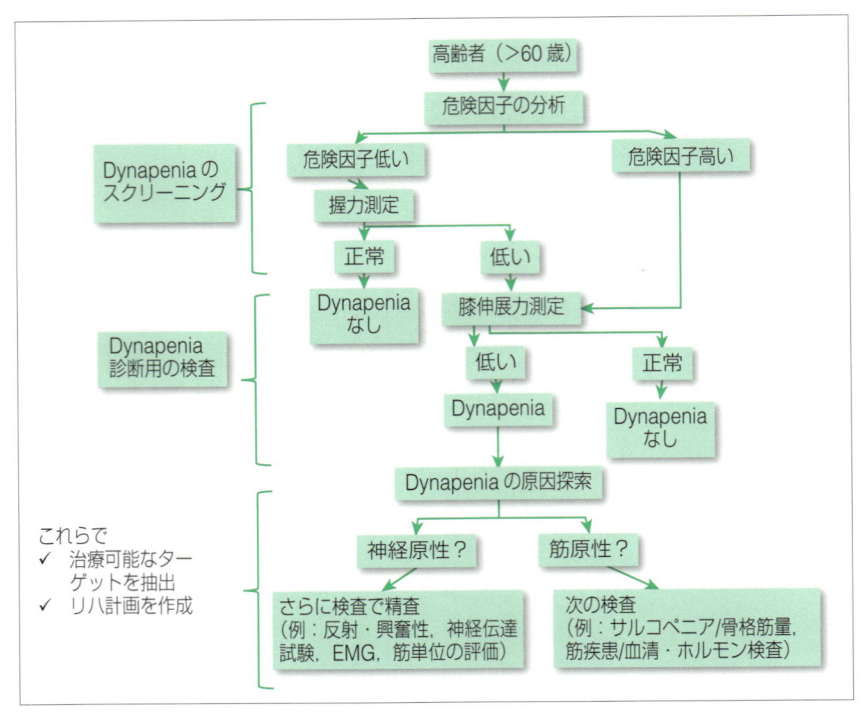

図5　Dynapeniaの診断アルゴリズム　　　　　　　　　　（Manini et al, 2012）[9]

　Dynapeniaとサルコペニアとは，発症の出発点こそ異なるものの図4でわかるようにサルコペニアを発症した高齢者では，骨格筋の量の減少と質の低下が二次的な骨格筋の質の低下としての二次的Dynapeniaと診断される．すなわちサルコペニアが骨格筋側の病態のみであるのに対し，Dynapeniaはサルコペニアの筋原性のみならず，一義的に神経原性の骨格筋の質の低下の二面性をもっている．
　Dynapeniaの診断のアルゴリズム（**図5**）[9]には，Dynapeniaのリスクファクターとして神経原性の病態評価がある点が，サルコペニアの診断のアルゴリズム（図1）と異なっている．
　さらに次の第三および第四段階でそれぞれ握力，膝の伸展力の評価があり最終的にDynapeniaの診断に至る．すなわちサルコペニアの骨格筋の量の評価は必要としないのがDynapeniaの定義である．

今後のサルコペニアの診断の可能性

　サルコペニアの診断項目は現在1つではない．サルコペニア診断の最終ゴールであるアウトカムを共通の指標，たとえば死亡率や転倒，骨折などに限定すれば，診断基準を1つにすることができるかもしれない．そうすることでサルコペニアという概念がさらに統一化され，この共通概念を共有することが可能と考えられる．

文献

1) Waters DL et al : Sarcopenia : current perspectives. *J Nutr Health Aging* **4** : 133-139, 2000.
2) Healing SV et al : An overview of sarcopenia : facts and numbers on prevalence and clinical impact. *J Cachexia Sarcopenia Muscle* **1** : 129-133, 2010.
3) Cesari M et al : Biomarkers of sarcopenia in clinical trials-recommendations from the International Working Group on Sarcopenia. *J Cachexia Sarcopenia Muscle*, 2012. [Epub ahead of print]
4) Lauretani F et al : Age-associated changes in skeletal muscles and their effect on morbility : an operational diagnosis of sarcopenia. *J Appl Physiol* **96** : 1851-1860, 2003.
5) Delmonico MJ et al : Longitudinal study of muscle strength, quality, and adipose tissue infiltration. *AM J Clin Nutr* **90** : 1579-1585, 2009.
6) Hughs VA et al : Longitudinal muscle strength changes in older adults : influence of muscle mass, physical activity, and health. *J Gerontol A Bio Sci Med Sci* **56** : 209-217, 2001.
7) Goodpaster BH et al : The loss of skeletal muscle strength, mass and quality in older adults ; the health, aging, and body composition study. *J Gerontol A Bio Sci Med Sci* **61** : 1059-1064, 2006.
8) Moritani T et al : Neural factors versus hypertrophy in the time course of muscle strength gain. *Am J Phys Med* **58** : 115-130, 1979.
9) Manini TM et al : Dynapenia and aging : an update. *J Gerontol A Bio Sci Med Sci* **67A** : 28-40, 2012.
10) Stevens JE et al : Are voluntary muscle activation deficits in older adults meaningful? *Muscle Nerve* **27** : 99-101, 2003.
11) Roots MR et al : Quadriceps muscle strength, contractile properties, and motor unit firing rates in young and old men. *Muscle Nerve* **22** : 1094-1103, 1992.
12) Harridge SD et al : Knee extensor strength, activation, and size in very elderly people following strength training. *Muscle Nerve* **22** : 831-839, 1999.
13) Shield A et al : Assessing voluntary muscle activation with the twitch interpolation technique. *Sports Med* **34** : 253-267, 2004.
14) Israel S : Age-related changes in strength and special groups. Strength and Power in Sport, Blackwell, Oxford, 2002, pp319-328.
15) Jakobi JM et al : Voluntary muscle activation varies with age and muscle groups. *J Appl Physiol* **93** : 457-462, 2002.
16) Hunter SK et sl : Recovery from supraspinal fatigue is showed in old adults after fatigueing maximal isometric constructions. *J Appl Physiol* **105** : 1199-1209, 2008.
17) Lauretani F et al : Age-associated changes in skeletal muscles and their effect on morbility : an operational diagnosis of sarcopenia. *J Appl Physiol* **96** : 1851-1860, 2003.
18) Cruz-Jentoft AJ et al : Sarcopenia : European consensus on definition and diagnosis. Report of the European Working Group on Sarcopenia in Older People. *Age Aging* **39** : 412-423, 2010.
19) Baumgartner RN et al : Epidemiology of sarcopenia among the elderly in New Mexico. *Am J Epidemiol* **147** : 755-763, 1998.
20) 安村誠司：高齢者の転倒・骨折の頻度．日医師会誌 **122** : 1945-1949, 2011.
21) 厚生労働省：平成22年度我が国の保健統計，2011.
22) Watts NB : T score and osteoporosis. *Menopausal med* **10** : 1-12, 2002.
23) Janssen I : Influence of sarcopenia on the development of physical disability : The cardiovascular health study. *J Am Griat Soc* **54** : 56-62, 2006.
23) Muscaritoli M et al : Consensus definition of sarcopenia, cachexia, and pre-cachexia : Joint document elaborated by Special Interest Group (SIG)" cachexia-anorexia in chronic wasting diseases" and "nutrition in geriatrics". *Clin Nutr* **29** : 154-159, 2010.
24) Janssen I : Influence of sarcopenia on the development of physical disability : The cardiovascular health study. *J Am Griat Soc* **54** : 56-62, 2006.
25) Thomas DR : Loss of skeletal muscle mass in aging : Examining the relationship of starvation, sarcopenia and cachexia. *Clin Nutr* **26** : 389-399, 2007.
26) Clark BC et al : Functional consequences of sarcopenia and dynapenia in the elderly. *Curr Opin Clin Nutr Metab Care* **13** : 271-276, 2010.

3. サルコペニアの原因

①加齢

名古屋大学大学院医学系研究科地域在宅医療学・老年科学
葛谷雅文

> **ポイント**
> ○サルコペニアの原因は多因子がかかわっている可能性が高い．
> ○加齢という生理的要因が背景にあることは間違いない．
> ○それ以外に介入可能な因子が存在する．

はじめに

　サルコペニアは高齢者における転倒，骨折につながる重要な老年症候群の一コンポーネントとして老年医学では捉えられている．さらに虚弱に直接関与しており，生命予後のみならず身体機能障害，要介護状態の大きな要因として理解されている．さらに骨格筋の萎縮はインスリン抵抗性，さらには水分の細胞内貯蔵として重要な骨格筋の減少は高齢者の水分代謝にも影響しており，高齢者の生理的な変化に直結している．

定義

　2009年にヨーロッパを中心とした老年医学，臨床栄養学に関連する学会よりサルコペニアの定義が報告された[1]．サルコペニアはもともとは「加齢とともに出現する骨格筋量ならびに筋力の低下」とされていたが，それを原発性とし，その他，廃用，疾病起因性，低栄養性によるものを二次性サルコペニアとすることを提唱した．しかし，下記のように加齢に伴うサルコペニアは多因子によって引き起こされることが推測されており，そのなかには二次性サルコペニアとして定義がされている因子も少なからず関連していると思われる．したがって，厳密に原発性と二次性を分けることは困難な場合がある．

加齢に伴って起こる筋肉での現象

　加齢とともに骨格筋は筋線維数の減少だけではなく，一つひとつの筋線維自体も萎縮する．主に減少する筋線維はタイプⅡ筋線維で，速筋といわれるものである．しか

し，最近ではタイプIIだけではなく，タイプI筋線維も80歳を超えると同様に減少してくるとする報告も多い[2]．興味深いことに四肢骨格筋の加齢に伴う減少は上肢よりも下肢でより著しいと報告されている[3]．

筋肉自体の減少に伴い，脂肪や細胞間質が増加する．実際CTやMRI検査では筋肉組織の減少に伴い，脂肪や細胞外線維などが筋肉間に浸潤しているのが観察される．したがって，二重X線吸収法などで計測される四肢骨格筋量よりも実際の骨格筋量はより減少していることが多い．下記にあるように筋肉間ならびに筋肉内の脂肪の沈着は炎症の引き金になる可能性があり，さらに骨格筋萎縮を加速するかもしれない．筋線維を支配している運動神経細胞（運動ニューロン）は脊髄にあって，ここから出た神経線維は幾重にも分枝して筋線維に到達する．運動ニューロンとそれが支配している筋線維をまとめて運動単位というが，加齢とともに，この運動単位が減少することが知られている[4]．さらに，骨格筋再生に重要で骨格筋細胞周囲に存在する筋芽細胞に分化する筋衛星細胞自体の数も減少と報告されている．さらに，加齢により筋衛星細胞の筋芽細胞への分化は抑制されているとの報告も多い[5]．

サルコペニアの病態

（1）筋肉蛋白の合成と分解能―栄養の問題

骨格筋細胞の萎縮または肥大はその蛋白質量に依存している．すなわち，筋肉蛋白の合成が増加し，分解が抑制されれば理論上筋肉は肥大し，逆に分解が亢進し，合成が抑制されれば筋肉は萎縮する．以前は加齢とともに筋肉での蛋白合成能は低下し，分解能は亢進しているとされた時期もあったが，現在ではそれらの能力は少なくとも未刺激の状態では加齢の影響を比較的受けにくいとされている．しかし，インスリン刺激による食後の筋肉蛋白質合成能は加齢により低下しており，加齢に関連する筋肉でのインスリン抵抗性との関連が指摘されている[6]．

筋肉蛋白の原料はアミノ酸である．高齢者でも筋肉での蛋白合成能は低下していないとされるが，アミノ酸の原料である蛋白質摂取量が不十分である可能性が指摘されている．実際にどれほどの蛋白質の摂取が必要かは未確定であるが，国で推奨されている量では不十分で，1.0 g/kg/日以上必要であるとの報告がある．日本では男性で60 g/日，女性で50 g/日が推奨量とされているが，実際にはこれに到達できていない高齢者が多いことも報告されている．また，インスリン様成長因子（insulin-like growth factor-I；IGF-I）は，筋肉細胞に存在するその受容体に結合し，筋肉蛋白合成にかかわるシグナルを誘導する．IGF-1の上流には成長ホルモンが存在し，IGF-1は主に肝臓で合成されるが，骨格筋でも合成されることが知られる．このIGF-1の合成自体が加齢とともに低下していることが報告されている．

（2）身体活動度の低下

運動などによる筋肉運動は筋肉細胞内で蛋白同化を誘導するシグナルを発生させる．逆に不活発な場合はそのシグナルは入らず筋肉は萎縮し，極端な場合は廃用性萎縮となる．加齢とともに運動量は低下するが，もしレジスタント運動を定期的に実施したとしても，程度は低いものの加齢とともに骨格筋萎縮は進行するといわれている[7]．

（3）神経関連

常に神経は脱落とその再生を繰り返しているが，加齢に伴いその再生が低下することが知られている．運動神経やその運動単位数は70歳代までは比較的保たれるが，その後減少することが報告されている．さらに神経筋肉接合部の数ならびに構造異常も加齢とともに増加する．骨格筋は神経からの正常な刺激が途絶えると萎縮に向かう．

（4）筋肉再生能の低下

筋衛星細胞は筋線維の筋形質膜と基底膜の間に存在している単核の細胞であり，普段は非活性化の状態であるが，成長段階や，損傷後の筋肉再生に際して筋衛星細胞は活性化し増殖し，分化したのち，最終的には既存の筋線維へ融合する（筋線維の肥大）．上記のように筋衛星細胞数は加齢に伴い減少することが報告されている．

（5）ホルモンならびに内分泌物質

男性では加齢とともに，女性においても閉経後テストステロン（testosterone）が減少し，そのホルモン減少率と骨格筋量，筋力の低下とは相関することが報告されている[8]．テストステロンは筋衛星細胞の数を増やし，実際，性腺機能低下患者へのテストステロン介入試験では骨格筋量が増加することが報告されている[9]．しかし，性腺機能低下のない高齢者への効果に関しては一定の見解がない．またDehydroepi-androstedione（DHEA）は同様に加齢とともに減少し，DHEAの補充は血中のテストステロンやIGF-1を増加させることが知られるが，まだ骨格筋への影響については明確でない．

エストロゲン（Estrogen）のサルコペニアへの関与は炎症を抑えるなどの効果が報告されてはいるが，今のところ明確でない．閉経後にホルモン補充療法を実施した研究においても骨格筋量，筋力への影響は一致していない．

成長ホルモンは骨だけではなく骨格筋の維持にも重要であり，その骨格筋に対する同化作用は肝臓由来のIGF-1に依存している．IGF-1は筋衛星細胞を増加・活性化させたり，骨格筋での蛋白合成を促進したりして筋肉量を増やす．しかし，成長ホルモン補充療法の骨格筋萎縮の予防，増強効果に関しては意見の一致をいまだみない．

（6）炎症の存在

炎症の存在は感染症のみならず，悪性腫瘍や臓器不全などでも誘発され，骨格筋の萎縮を誘導し，悪液質（cachexia）とよばれる．高齢者ではさらに軽微な慢性的な炎症状態が存在することが知られる．実際，高齢者の単球から炎症誘発性のサイトカインであるInterleukin-6（IL-6）やIL-1，Tumor Necrosis Factor（TNF）-αなどの産生が増加していることが報告されている．その増加機構はいまだに十分解明されているわけではないが，脂肪組織の増加や性ホルモンの低下が関連していると想定されている．それらの炎症誘導性サイトカインは筋肉細胞において異化作用を誘導する．

（7）ビタミンD

ビタミンDの投与により転倒が減少することが報告されている．加齢とともに減少する血中ビタミンDレベルは，骨格筋量と相関することが知られる．しかしそのビタミンDによる骨格筋量，筋力への介入効果は一致していない．しかし，最近のメタアナリシスではビタミンDの血中濃度が低下している（≦25 nmol/l）研究でビタミンDの投与により下肢筋力の改善が有意に認められている[10]．

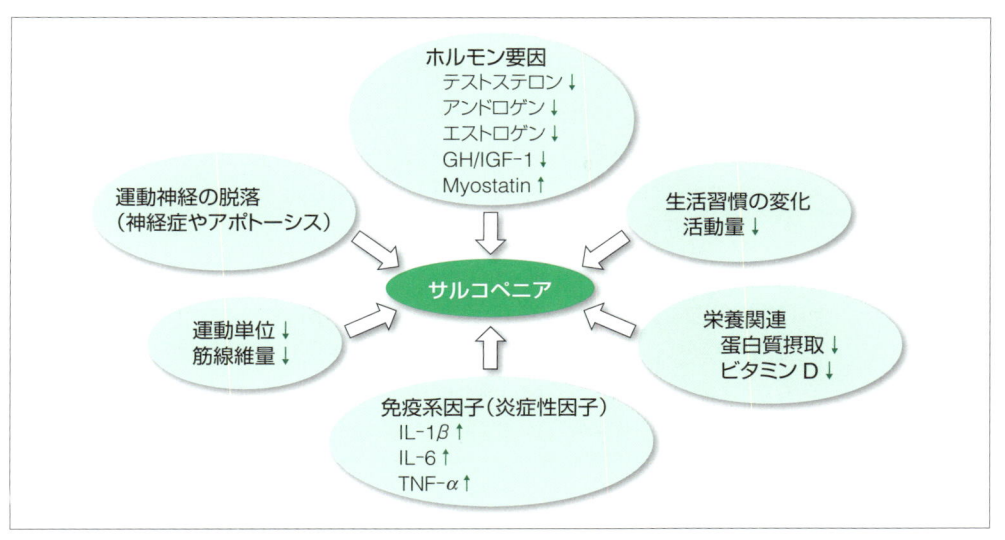

図　サルコペニアの種々の要因

おわりに

　その他加齢によるサルコペニアの要因としてミトコンドリア機能障害，アポトーシス，遺伝因子，レニン・アンジオテンシン系など多くの可能性のある候補因子が存在しているが，いずれも確定的ではない．サルコペニア自体の研究もまだ日が浅いこともあり，前述したように確定的でないものが多く存在している．いずれにしろ，サルコペニアの原因，特に加齢に伴うサルコペニアの要因は単独因子によるものではなく，今のところ多因子が複雑に関与しあって，誘導されるものであることが想定されている（図）．

文　献

1) Cruz-Jentoft AJ et al：European Working Group on Sarcopenia in Older People. Sarcopenia：European consensus on definition and diagnosis：Report of the European Working Group on Sarcopenia in Older People. *Age Ageing* **39**：412-423, 2010.
2) Andersen JL：Muscle fibre type adaptation in the elderly human muscle. *Scand J Med Sci Sports* **13**：40-47, 2003.
3) Janssen et al：Skeletal muscle mass and distribution in 468 men and women aged 18-88 yr. *J Appl Physiol* **89**：81-88, 2000.
4) Lexell J et al：Distribution of different fiber types in human skeletal muscles：effects of aging studied in whole muscle cross sections. *Muscle Nerve* **6**：588-595, 1983.
5) Bigot A et al：Replicative aging down regulates the myogenic regulatory factors in human myoblasts. *Biol Cell* **100**：189-199, 2008.
6) Guillet C et al：Impaired anabolic response of muscle protein synthesis is associated with S6K1 dysregulation in elderly humans. *FASEB J* **18**：1586-1587, 2004.
7) Hameed M et al：Sarcopenia and hypertrophy：a role for insulin-like growth factor-1 in aged muscle? *Exerc Sport Sci Rev* **30**：15-19, 2002.
8) Szulc P et al：Hormonal and lifestyle determinants of appendicular skeletal muscle mass in men：the MINOS study. *Am J Clin Nutr* **80**：496-503, 2004.
9) Sih R et al：Testosterone replacement in older hypogonadal men：a 12-month randomized controlled trial. *J Clin Endocrinol Metab* **82**：1661-1667, 1997.
10) Stockton KA et al：Effect of vitamin D supplementation on muscle strength：a systematic review and meta-analysis. *Osteoporos Int* **22**：859-871, 2011.

②活動（廃用）

NTT東日本関東病院リハビリテーション科
稲川利光

> **ポイント**
> ○サルコペニアは廃用につながり，廃用はサルコペニアにつながる．
> ○病気になってからではなく日頃からサルコペニアの予防が大切．
> ○疾患の予防-栄養管理-運動（リハ）は生活再建の輪！

はじめに

高齢化が進むなかで，廃用（廃用症候群）の予防は大きな課題である．入院してくる高齢者では，原疾患以外にいくつかの慢性的な疾患を合併していることが多い．また，このような高齢者は，入院してきた時点ですでに低栄養状態でADLは低く，筋の萎縮や関節拘縮などといった廃用を伴っていることがしばしばである．高齢化が進むなか，廃用症候群の患者は年々増加し[1-4]，当院もその対策に追われている．

本項ではサルコペニアの原因としての廃用症候群について述べる．

要介護の原因と廃用

2010年度の厚生労働省「国民生活基礎調査」によると，介護が必要になった原因は，①脳血管疾患（脳卒中）21.5％，②認知症15.3％，③高齢による衰弱13.7％，④関節疾患10.9％，⑤骨折・転倒10.2％などとなっている（**表**）．したがって，要介護とならないためのポイントは，「脳血管疾患（生活習慣病）」の予防と「高齢による衰弱」や「関節疾患」「骨折転倒」の予防につながる身体機能の維持ということになる．しかし，表に示すように，心疾患や呼吸器疾患，糖尿病，悪性新生物などで，要介護となる場合もあり，これらを合計すれば，全体の12％にも及び，原疾患をもとに進行する廃用症候群の影響は大きいものと思われる．どのような疾患であっても，治療と並行して行う「廃用の予防」と「ADLの維持」が必要であることがうかがえる．

疾病の治療と廃用症候群

当院では，7～8年ほど前までのリハ対象者は脳卒中などの脳血管障害や骨折などの整形外科疾患の患者がほとんどであったが，この数年で廃用症候群の患者が急増している．「がんの治療はうまくいったけれど，食べられなくなった」「骨折は治癒したが四肢の拘縮が進んでしまった」「手術は無事に終わったけれど歩けない」など，重

表　介護が必要となった主な原因の構成割合

(単位：%)

	総数	脳血管疾患(脳卒中)	認知症	高齢による衰弱	関節疾患	骨折・転倒	心疾患(心臓病)	パーキンソン病	糖尿病	呼吸器疾患	悪性新生物(がん)	視覚・聴覚障害	脊髄損傷	その他	不明	不詳
総数	100	21.5	15.3	13.7	10.9	10.2	3.9	3.2	3	2.8	2.3	2.1	1.8	7.5	0.9	0.9
要支援者	100	15.1	3.7	15.2	19.4	12.7	6.1	2.4	3.5	3.5	2.3	2.5	1.9	9.1	1.6	1
要介護者	100	24.1	20.5	13.1	7.4	9.3	3.2	3.6	2.8	2.5	2.2	1.9	1.7	6.6	0.4	0.7

介護が必要となった主な原因をみると，要支援者では「関節疾患」が 19.4％で最も多く，次いで「高齢による衰弱」が 15.2％となっている．要介護者では「脳血管疾患（脳卒中）」が 24.1％で最も多く，次いで「認知症」が 20.5％となっている．

(2010 年厚生労働省国民生活基礎調査より)

篤な生活障害を呈する患者が増えている．

　特に高齢者では治療の対象となる疾患の背景に，脳卒中や骨関節疾患，心疾患や呼吸器疾患などいくつもの合併症があり，ある疾患の発症を契機に他の疾患を併発することが多々ある．病気によるストレス，治療によって加わる侵襲，不必要な安静，不十分な栄養といったことが相乗して患者の心身の機能は容易に低下する．こうなると，疾患の治療は終わったけれど元の生活には戻れない，といった状況となる．

　このような患者は，原疾患の治療と同時にリハを受けるのだが，高齢で障害も複雑化しており，期待するほどリハの効果はあがらない．ADL の到達点は低く，栄養状態の改善も不十分なまま在宅に戻っていく[5,6]．在宅で栄養状態を改善させるのは容易ではなく，患者は寝たり起きたりしながら過ごしているうちに廃用が進み，病状を悪化させたり，新たな病気を併発させたりして再入院となることが多い．患者の疾病予防，栄養の改善，廃用予防は，地域と病院とで取り組むべき重要な課題である．

廃用症候群と栄養

　廃用症候群の患者の栄養状態に関して当科で行った調査がある．対象は 2009 年 4 月～2010 年 3 月の 1 年間で，当科でリハを行った廃用症候群 665 名（年齢 75±12 歳）である．入院時にアルブミン（Alb）が 3.5 以下の低栄養状態の患者は廃用症候群全体の 80％以上に及んでいた．死亡退院を除いた 462 名（年齢 74±11 歳）において，入院から退院までの間に，① Alb が 0.3 mg/dl 以上向上した群（向上群），② 0.3 mg/dl 以上低下した群（低下群），③ 0.3 mg/dl 未満の増減に留まった群（維持群）の 3 群に分けてそれぞれの群で ADL の変化をみたところ，②の低下群や，③の維持群に比べて，①の向上群において入院中の ADL が有意に改善しており再入院率も低かった（**図 1**）[5,6]．この調査結果を通じて，廃用症候群の患者は，入院してきた時点ですでに低栄養の状態であり，ADL の改善に向けては，疾病の治療と同時に，早期からのリハと十分な栄養管理が必要であることがうかがわれた．そして，リハスタッフと病棟看護師・栄養士・歯科医師などとの連携強化の重要性が指摘された．

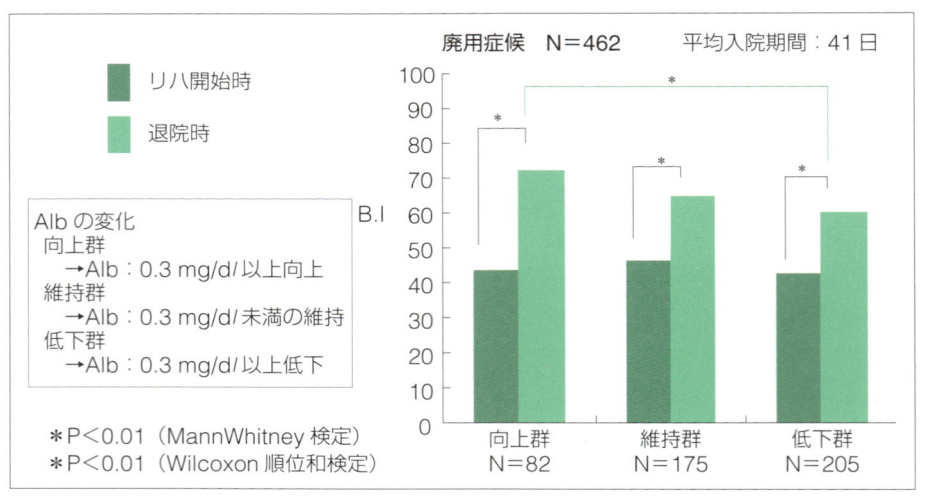

図1 廃用症候群のリハ開始時と退院時におけるAlbの変化とADL（死亡退院を除く）

廃用症候群の病態

（1）下肢筋力の低下と転倒

　筋力は25～30歳くらいで最大となり，その後，歳をとるごとに低下し，50～60歳以降はその割合が大きくなる．脳卒中や骨関節疾患を伴うことで，活動性が低下すれば，筋力はさらに低下する．

　筋肉は使わないと萎縮する．全く使わないと筋力は1日に3～5％ずつ低下するといわれている．臥床状態では**図2**に示すような抗重力筋の筋力低下がみられる[7]．特に腸腰筋や大腿四頭筋，前脛骨筋といった下肢の前面にある筋力の低下は顕著である（図2）．立ち上がりで「よっこらしょ…」の言葉が出るようになれば，廃用の始まりを意識すべきであろう．歩行時につまづくようになれば廃用はかなり進んでいるものと考え，何らかの対策を講じる必要がある．さらに廃用が進めば，股関節や膝関節の屈曲と躯幹の前傾にて，重心の位置は変化して姿勢を立て直すことが難しくなる．当然，転倒の危険性は増大する．転倒すれば，それを機に臥床することとなり，筋力はますます低下する．

　高齢者ではわずか1日の臥床であっても歩行が不安定になることはわれわれがしばしば経験することである．臥床は極力避ける．やむなく臥床を強いられれば，その後の転倒には最大の注意が必要となる．たった1度の転倒で寝たきりになることは多い．

　このような筋力低下は運動や活動性の低下で生じるが，呼吸器疾患や循環器疾患などによる運動耐容能（体力）の低下や，がんによる悪液質，感染症による栄養障害などが影響していることも多々ある（**図3**）．

（2）骨の脆弱化や関節拘縮

　骨は重力による刺激を受けて生じた微細な骨破壊を修復するために，骨再生を繰り返すことで強度を保っている．これを骨のリモデリング機構というが，臥床や運動の

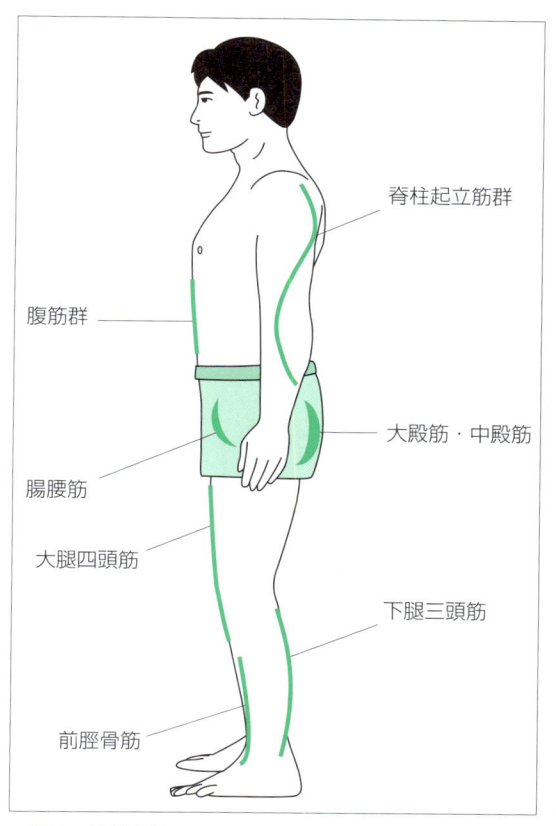

図2 抗重力筋

　立位をとるときに無意識に働いている筋．臥床が続くと，ほかの筋に比べて優位に筋力が低下する．
　筋力低下は下肢により早くみられ，特に下肢前面の筋（腸腰筋・大腿四頭筋・前脛骨筋）に顕著で，立ち上がりの困難や歩行時のつまづきが早期から出現．抗重力筋の筋力の低下は姿勢にも影響する．

（稲川・他，2012）[7]

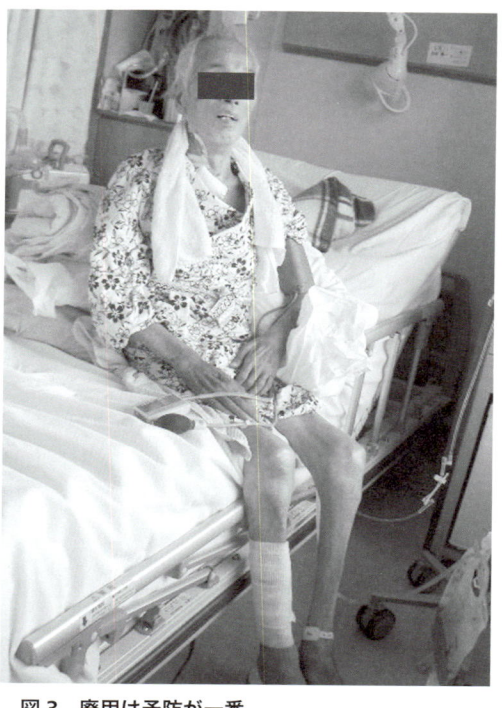

**図3 廃用は予防が一番
　　　寝かせず，起こして，栄養補給！**

　低栄養状態に加えて，不必要な安静を強いられると抗重力筋の萎縮は急速に進む．
　ここまで進んだ廃用では，まずは，栄養の改善が必要．リハは座位や立位の保持，移乗動作など，負荷がかからない運動から進めていく．

低下により重力の影響を受けなくなると，リモデリング機構が破綻し，骨はもろくなり骨折しやすくなる．

　安静臥床は内分泌の働きにも影響する．安静臥床の状態では血中カルシウムが上昇し，それによって副甲状腺ホルモンの分泌は抑制され，破壊された骨の再吸収は抑えられたままになってしまう．そうなると，骨芽細胞が新たな骨の再生を行う場がなくなり，骨は徐々にもろくなっていく．

　関節可動域の制限は早期から起こりやすい障害である．軽度の関節拘縮であっても，それが一度生じると改善することは容易ではない．関節の不動や固定した状態が3〜4週間程度であれば，可動域の制限は関節包や関節内の結合組織の増殖や癒着が制限の主体であるため，まだ，元に戻る可能性はある．しかし，それ以上に期間が経過すれば，関節軟骨の線維化や潰瘍などが生じ，可動域の改善は困難となる．

(3) 姿勢の変化と腰痛

　臥床した状態では，脊柱の生理的な彎曲が減少し，腰痛や背部痛が出現しやすくな

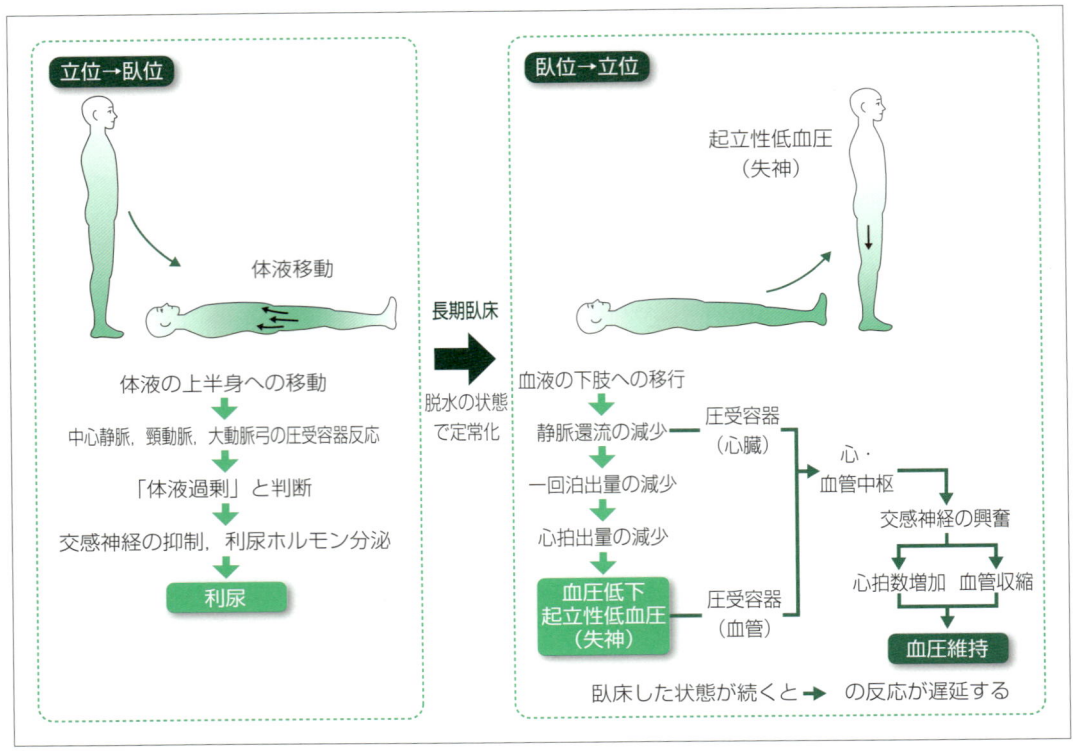

図4　廃用症候群：臥床による循環動態の変化　　　　　　　　　　　　　　　　（稲川・他，2012)[7]

る．このような痛みに加えて，四肢や体幹の筋力の低下が加わるので，患者は起居動作が困難となり，ますます臥床傾向となる．腰痛や背部痛は臥床して数日〜1週間の時期に出現することが多く，それまでに離床を促すなど，早い時期からの対策が必要である．

（4）循環動態への影響

　立位では一定量の血液を全身に分配して，安定した体液分布を保っているが，立位から臥位に移れば，下半身に分布していた多量の血液は上半身に移行し，心臓や肺には多量の血液が戻ってくることとなる．ここでは，下半身の組織にある体液も血液内に移行するので，移動する血液量としては 2,000 ml にも及ぶといわれている．そうなれば，臥床した状態の身体は「体液が過剰の状態だ」と判断し，交感神経を抑制して利尿を進めていく．臥床した状態では利尿が進むということであり，体液のバランスは負の方向に傾く．臥床期間が長くなれば，体液は負のバランス，つまり脱水の状態で定常化する．

　このような長期臥床の患者を臥位から座位あるいは立位へ起こすと，体液が下半身に急速に移行し，心臓への静脈環流量は減少して血圧は急速に低下するため起立性低血圧をきたし，場合によっては意識消失（失神）に至ることもある．そのほかにも循環動態の低下により，深部静脈血栓症，肺塞栓症，浮腫，褥瘡などが発症しやすくなる（**図4**)[7,8]．

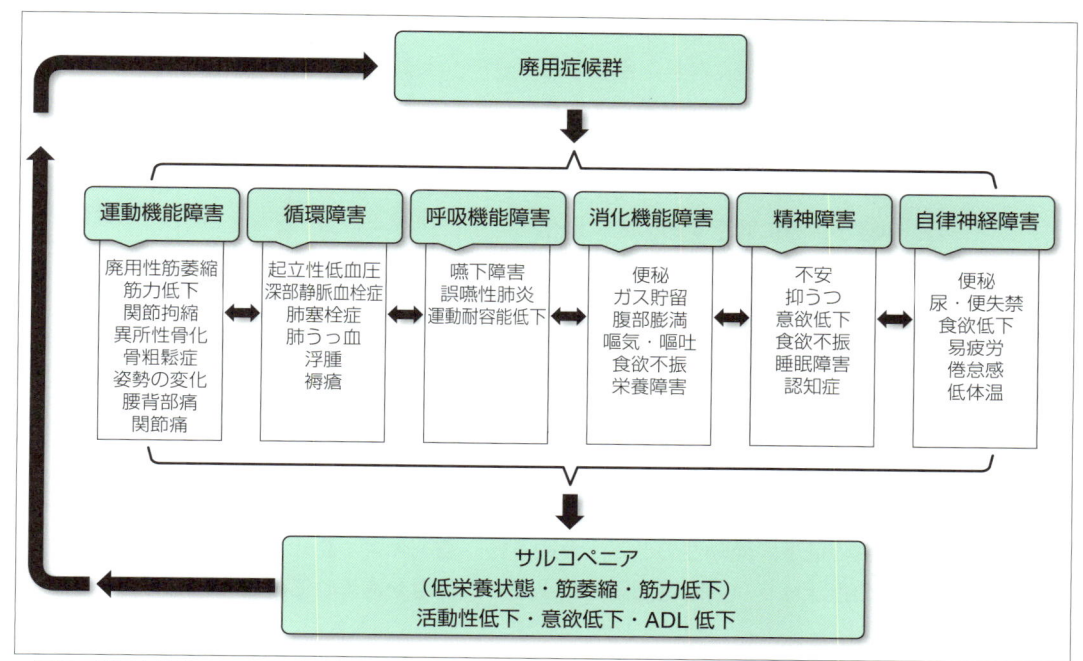

図5 廃用とサルコペニアの悪循環
サルコペニアは廃用につながり，廃用はサルコペニアにつながる．身体機能と低栄養とは同時に改善しなくてはならない．

(5) 肺うっ血と横隔膜の挙上

先に述べたように，重力の循環動態に及ぼす影響は大きく，立位から臥位になるときには静脈還流量は増え，肺の血流量が増加する．健常人では 400 ml ほど増加するといわれているが，この状態は心不全の患者においては肺うっ血を助長することとなる．

肺うっ血の状態では気道内の分泌物が増加し，肺胞の酸素化が妨げられるため，患者は横になって休むことが苦しくなり，つらいながらも身体を起こすことを好む，いわゆる起座呼吸の状態となる．さらに仰臥位の状態では腹腔内の臓器が横隔膜側に上昇し，横隔膜の運動が妨げられるので，呼吸状態はさらに悪化し，患者の活動性は大きく低下する．

(6) 呼吸状態と嚥下機能

呼吸は嚥下機能にも密接に関係している．息こらえは口腔や咽頭内圧を上昇させて食物を飲み込む力となり，飲み込んだ直後の呼気や，むせたときの咳漱は誤嚥を未然に防ぐための大切な機能である．呼吸機能が低下すると息こらえや咳漱が不十分となり，嚥下機能は低下し，誤嚥性肺炎の危険性は増す．廃用症候群では呼吸機能の低下のみでなく咽頭や喉頭の嚥下に直接かかわる筋群の低下もあるので，廃用による嚥下障害は非常に深刻な問題となる．誤嚥性肺炎を起こせば，全身の体力は消耗し，嚥下にかかわる筋の筋力や呼吸機能はさらに低下して嚥下障害はますます悪化する．

(7) 消化管への影響

長期臥床によって，副交感神経よりも交感神経の興奮が有意となる．交感神経が有意となれば，腸管の蠕動運動は抑制される．加えて，臥位の状態では摂取した食物に

重力が働かないので，食物の腸内の残留時間が長くなり，便秘やガスの貯留による腹部膨満などの症状が出現する．このような状態では精神的なストレスが増えて交感神経がさらに興奮するので，消化管の動きはますます低下する．やがて，自律神経全体に乱れが生じるようになり，心身ともに重大な影響を受けることになる．

(8) 精神活動面への影響

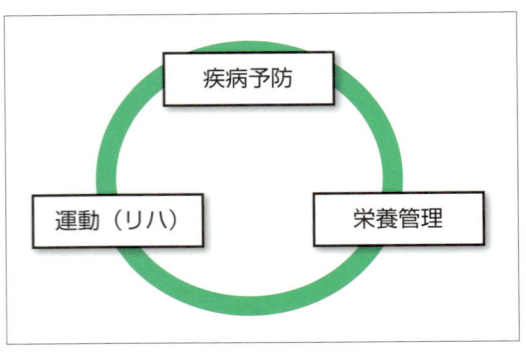

図6 生活再建の輪
　疾病予防―栄養管理―運動（リハ）は生活を構築する重要な要である．

　精神活動面での廃用は，身体的・精神的・社会的な刺激がなくなることで出現する．症状としては，不安や抑うつ，意欲の低下，発動性の低下，食欲不振，睡眠障害，認知症の進行などがみられ，これらの症状はリハの阻害因子となりさらに廃用を進ませてしまう．

元気なときからサルコペニアと廃用の予防を！

　ここまで述べてきた廃用症候群の主な症状を図5にまとめた．

　廃用症候群対策の難しいところは，図5に示すような個々の障害が互いに影響しあいながら複雑な病状を呈していることである．患者の病状と生活全体とを総合的にとらえながら，全体を紐解くような改善策を考えていかなくてはならない．

　サルコペニアは廃用につながり，廃用はサルコペニアにつながる．どちらが先ともいえない状況で，身体機能と低栄養とを同時に改善しなくてはならない．疾病を発症してから対策を練る，というのではなく，病気になったとしても"へこたれない"対策（生き方）を今から身につけておくことが私たちの重要な課題なのだろう．

　廃用に陥る前の予防こそが第一に重要であることはいうまでもない．疾病予防―栄養管理―運動（リハ）は生活を構築する重要な要なのである（図6）．

文献

1) 林　泰史・他：リハビリテーション医療の現状と課題．日医師会誌 **140**：5-17, 2011.
2) 田中一成，佐浦隆一：急性期病院におけるリハビリテーション．医事新報 **4410**：85-88, 2008.
3) 水落和也：急性期病院におけるリハビリテーション．日医師会誌 **140**：61-65, 2011.
4) 黒木洋美：廃用症候群の現状と課題―急性期病院における現状と課題―．地域リハ **5**：15-19, 2010.
5) 稲川利光：廃用症候群へのリハビリテーション―栄養状態とADLの関係などについて―．リハ医学 **45**：S236, 2008.
6) 稲川利光：栄養管理とリハビリテーションについて．リハ医学 **47**：S176, 2010.
7) 稲川利光，斎竹一子編：ベッドサイドリハビリテーション実践ガイド．学研メディカル秀潤社，2012, pp34-37.
8) 稲川利光：長期臥床による廃用症候群．リハビリテーション看護．メディカ出版，2009, pp154-161.

③栄養（飢餓）

横浜市立脳血管医療センター栄養科
熊谷直子

> **ポイント**
> ○飢餓によって体蛋白が生命活動を維持するためのエネルギー源として動員され，それがサルコペニアの原因となる．
> ○飢餓はマラスムス型，クワシオコル型に分類され，臨床の場では混合型が多い．栄養補給時には，refeeding 症候群発症リスクを念頭に置く．
> ○低栄養の評価には「不十分なエネルギー摂取」「体重減少」「体組成変化」「身体機能」が有用である．サルコペニアと統合した評価と，その適切な治療が，臨床転帰に影響を与える．

はじめに

　成人の栄養不良（症候群）は，炎症反応の存在の有無，その程度，経過時間が重要な因子となる．病因によって，①飢餓（炎症を伴わない）による栄養不良，②慢性疾患（軽度〜中等度炎症を伴う）による栄養不良，③急性疾患または傷害（中等度〜高度炎症を伴う）による栄養不良，以上3つの分類で栄養不良を体系的に診断し，アプローチするよう提唱している[1-3]．

　本稿では，①飢餓による栄養不良（以下，栄養不足による低栄養；undernutrition と表記する）に関連するサルコペニアについて述べる．

飢餓，低栄養（症候群）とは―なぜ飢餓がサルコペニアの原因となるのか

　生命活動を維持するために，人は絶えずエネルギーを消費する．通常，食事摂取は間欠的であり，食事後の代謝はエネルギーを貯蔵し，身体の構成成分を合成（同化；anabolism）をする．空腹時は貯蔵されたなかから必要とされるエネルギーを産生（異化；catabolism）し，生命活動を保つ．

　飢餓とは，生体に必要な栄養の供給不足状態をいう．主に必要とするエネルギーに対し，供給されるエネルギーが不足している状態である．飢餓が連続すると，低栄養状態となる．体外からの供給が不足する分，体内に貯蔵されるグリコーゲン，脂肪，体蛋白を，生命活動を維持するためのエネルギー源として動員する．まずは肝臓のグリコーゲン分解からまかなわれるが，12〜24時間で枯渇する．脳や血球へグルコース供給目的に血糖を維持するため，脂肪組織や体（筋・腸管）蛋白を分解し，その材料から糖新生によりグルコースが供給される．飢餓が長期に及ぶと，体蛋白や臓器機能の維持を図るために体蛋白の崩壊が抑制され，エネルギー源となる体構成成分が切

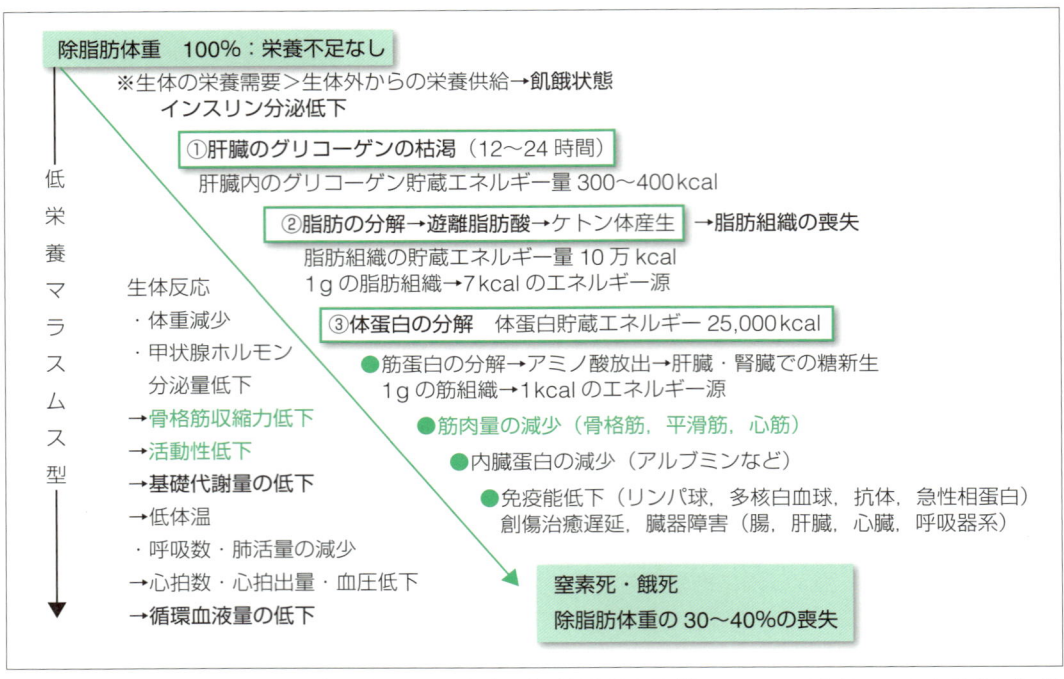

```
┌─────────────────────────────────────────────────────────────────────┐
│ 除脂肪体重　100％：栄養不足なし                                      │
│   ※生体の栄養需要＞生体外からの栄養供給→飢餓状態                    │
│     インスリン分泌低下                                               │
│   ┌──────────────────────────────────┐                              │
│低 │①肝臓のグリコーゲンの枯渇（12〜24時間）│                          │
│栄 └──────────────────────────────────┘                              │
│養   　肝臓内のグリコーゲン貯蔵エネルギー量 300〜400 kcal             │
│マ  ┌──────────────────────────────────────────┐                    │
│ラ  │②脂肪の分解→遊離脂肪酸→ケトン体産生│→脂肪組織の喪失            │
│ス  └──────────────────────────────────────────┘                    │
│ム   　脂肪組織の貯蔵エネルギー量 10万 kcal                           │
│ス   　1 gの脂肪組織→7 kcal のエネルギー源                           │
│型  ┌────────────────────────────────────────┐                      │
│    │③体蛋白の分解　体蛋白貯蔵エネルギー 25,000 kcal│                 │
│生体反応└────────────────────────────────────────┘                   │
│・体重減少    ●筋蛋白の分解→アミノ酸放出→肝臓・腎臓での糖新生        │
│・甲状腺ホルモン   1 gの筋組織→1 kcal のエネルギー源                 │
│ 分泌量低下   ●筋肉量の減少（骨格筋，平滑筋，心筋）                   │
│→骨格筋収縮力低下                                                    │
│→活動性低下  ●内臓蛋白の減少（アルブミンなど）                       │
│→基礎代謝量の低下                                                    │
│→低体温     ●免疫能低下（リンパ球，多核白血球，抗体，急性相蛋白）    │
│・呼吸数・肺活量の減少  創傷治癒遅延，臓器障害（腸，肝臓，心臓，呼吸器系）│
│→心拍数・心拍出量・血圧低下  ┌────────────────────┐                 │
│→循環血液量の低下           │窒素死・餓死          │                 │
│                            │除脂肪体重の30〜40％の喪失│             │
│                            └────────────────────┘                 │
└─────────────────────────────────────────────────────────────────────┘
```

図1　飢餓時の身体構成成分の自己消費過程と生体反応（低栄養症候群）　　（文献4〜7）を参考に作成）

表1　絶食時のエネルギー基質の変化（70 kg 男性）

1日のエネルギー源の利用量	24時間の絶食時	5〜6週間の絶食時
基礎代謝量	1,800 kcal	1,500 kcal
筋肉蛋白分解→筋組織喪失	75 g→筋組織重量300 gに相当	20 g→筋組織重量100 gに相当
脂肪組織分解→脂肪組織喪失	160 g	150 g
グルコース生成	180 g	80 g
脂肪酸生成	120 g	150 g
グリセロール生成	16 g	15 g
ケトン体生成	60 g	57 g

(Cahill, 1970)[8]

り替わる．脳や心筋，骨格筋などの重要臓器は，脂肪組織が分解された遊離脂肪酸とケトン体をエネルギー源として利用するようになる[4]．

　飢餓から低栄養状態，餓死（窒素死）に至るまでの過程を**図1**[4-7]に示す．図1に示された生体反応をもつ病態を低栄養症候群といい，この過程を早期診断し治療することが，有害事象の発生を抑える．

　一切の栄養供給のない状態でのエネルギー基質の変化を**表1**に示す[8]．1日で300 gもの筋組織が失われ，1週間では2 kgもの筋肉が失われることになる．炎症反応を伴い，蛋白異化が亢進すれば，さらなる筋萎縮を生じる．基礎代謝量は，飢餓によって約20〜25％減少する．患者が，ベッド上安静指示のもと，不十分な栄養療法（絶食など）により，身体機能が落ちてしまう理由がここにもある．

表2　低栄養（症候群）の病型

	マラスムス型（marasmus） PEM；protein energy malnutrition	クワシオコル型（kwashiorkor） protein malnutrition
原因	エネルギー，蛋白の欠乏	主に蛋白の欠乏
医原的原因	絶対的な栄養摂取量の不足 飢餓	摂取量の不足，肝疾患 蛋白異化亢進（炎症性疾患の存在）
体重減少	高度	軽度，ときに増加（浮腫・腹水）
筋肉，脂肪の減少	高度	軽度〜中等度
血中アルブミンなど内臓蛋白	正常〜軽度低下 （脱水補正後低下）	低下
特徴	身体測定データの異常が顕著	血液データの異常が顕著 脂肪肝（肝肥大），浮腫・腹水あり

（東口，2010）[9]を改変

低栄養（症候群）の病型—マラスムス型とクワシオコル型

　エネルギーのみ供給できていても低栄養状態に陥ることがあり，エネルギー源となる内容も重要である．マラスムス型，クワシオコル型の2つの典型的な低栄養状態の病型がある（表2）[9]．実際の臨床現場では，混合型であるマラスムス型クワシオコルであることが多い．

　マラスムス型は慢性的な飢餓に対し適応した変化であるため，栄養補給により緩やかに是正を図る．一方で，クワシオコル型は，予後が極めて悪くなりやすい．早期診断が重要である．生体外部からの供給不足（絶食や食思不振など）だけでなく，栄養素の消化・吸収の阻害，代謝障害などによって，二次的に低栄養状態に陥ることも念頭に置き，栄養診断をする必要がある．

治療上の注意— refeeding 症候群

　炎症反応を伴わない低栄養であれば，必要栄養量を補充し，消化・吸収・代謝されることで改善する[2]．高度な低栄養状態にある場合に栄養補給を行う際は，refeeding症候群の発症リスクを必ず念頭に置き，栄養補給を行う必要がある．その病態を図2に示す[10]．栄養管理開始時，栄養状態を改善すべく，十分な栄養補給を行いたくなるところだが，グルコース量が減少状態にあったため，インスリン分泌が減少し，脂肪組織がエネルギー源として使われている状態にある．急に栄養補給を行うと，グルコースやアミノ酸によりインスリン分泌が増加し，異化状態であったものが急激に同化状態に移行する．グルコースとともにリン，カリウム，マグネシウムなどの細胞内取り込みが促進される．血液中のリンが不足状態になり，ATPの合成が行えず，ATPをエネルギー源とする臓器の障害が引き起こされる．電解質異常は栄養投与開始後2〜3日以内，循環器系合併症は7日以内に，せん妄・その他神経症状はそれ以降に出現する[11]．経静脈栄養での報告例が多く，心停止を含む致死的合併症によって死亡例も報告されている．

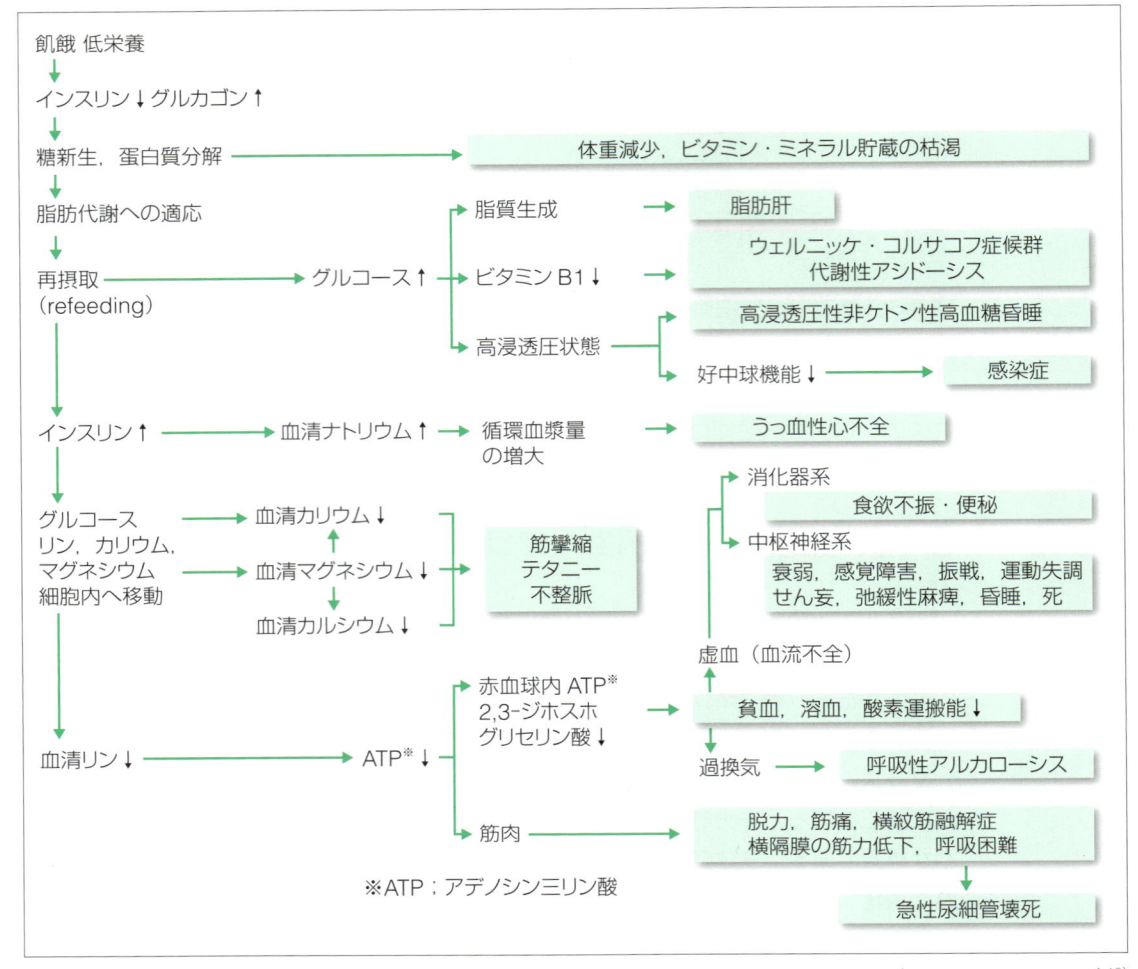

図2 refeeding症候群の病態生理 　　　　　　　　　　　　　　　　　　　　　　　　　　　　　　　　　　　　（Boateng et al, 2010）[10]

表3 refeeding症候群の発生リスクを高める条件

- 慢性の低栄養（マラスムス）：飢餓状態・消化吸収障害の遷延
- 急性の低栄養（クワシオコル）：高度侵襲状態
- 慢性的アルコール依存状態
- 制酸薬・利尿剤の長期使用
- がん患者
- コントロール不良な糖尿病患者
- 血液透析患者
- 妊婦

（Crook et al, 2001）[11]

表4 refeeding症候群のハイリスク患者の選択基準

次の項目の1つ以上を満たす患者
- BMIが16 kg/m² 未満
- 意図しない体重減少が過去3〜6カ月で15%を超える
- 10日間以上の栄養摂取がわずかであるか，もしくは全くなし
- 栄養投与を開始する前の血清K, P, Mgのいずれかが低値

次の2つ以上の項目を満たす患者
- BMIが18.5未満
- 意図しない体重減少が過去3〜6カ月で10%を超える
- 5日間以上の栄養摂取がわずかであるもしくは全くなし
- アルコール依存症，またはインスリン，抗がん剤，制酸剤，利尿剤投薬患者

（National Institute for Health and Clinical Excellence）[12]

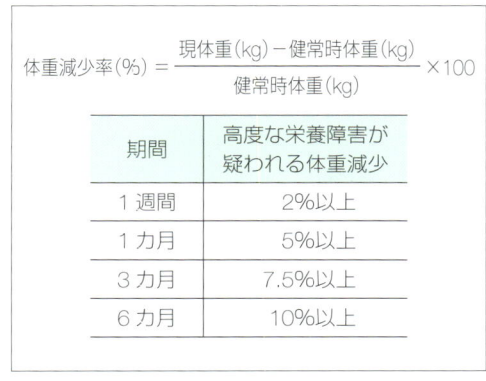

$$体重減少率(\%) = \frac{現体重(kg) - 健常時体重(kg)}{健常時体重(kg)} \times 100$$

期間	高度な栄養障害が疑われる体重減少
1週間	2%以上
1カ月	5%以上
3カ月	7.5%以上
6カ月	10%以上

図3 体重減少率による評価
(Blackburn et al, 1977)[16]

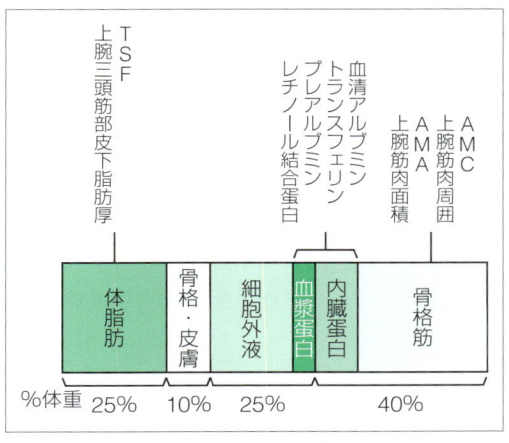

図4 身体構成成分とその評価法
(Blackburn et al, 1977)[16] を改変

上腕三頭筋部皮下脂肪厚 TSF ─ 体脂肪 25%
─ 骨格・皮膚 10%
─ 細胞外液 25%
血清アルブミン トランスフェリン プレアルブミン レチノール結合蛋白 ─ 血漿蛋白
内臓蛋白
上腕筋周囲 AMA 上腕筋肉面積 AMC ─ 骨格筋 40%
%体重

　詳細な栄養アセスメントにより，高リスク患者を同定することが予防に重要である．栄養摂取歴，飲酒歴，体重の変動，病歴，薬歴を確認する．同時に，血清電解質・微量元素の確認，バイタル確認（心拍数，血圧，呼吸数，体温），敗血症の有無，循環血液量の評価にて，高リスク患者を同定する（**表3, 4**）[11,12]．予防的治療として，ビタミン補充後，微量栄養素や電解質の補正を行い，モニタリングしながら，7～10日にて必要栄養量に達するような漸増的なエネルギーの回復を主体とする．具体的治療法に関する詳細は文献10)，13)や成書14)をご覧いただきたい．

低栄養（症候群）の評価指標

　内臓蛋白での指標としてよく用いられる血清アルブミン値だけで評価すると，炎症反応の影響を受けるなどして特異度が低くなり，かつマラスムス型低栄養を見落としやすい．身体測定指標だけで評価すればクワシオコル型低栄養を見逃す危険がある．低栄養の同定，あるいは発生リスク予測には2つ以上の指標を用い，評価する必要性がある．低栄養の評価指標として有用な指標を下記に列記する．サルコペニアリスク評価と統合した評価に基づき，適切な治療を行うことが，臨床転帰に影響を与える．

(1) 不十分なエネルギー摂取 (insufficient energy intake)

　目標エネルギー設定(50～)60%以下の摂取，10日間の持続で低栄養を発症する[15]．

(2) 体重減少 (weight loss)

　体重は，エネルギーの需要量と摂取量（供給量）のバランスを表す大切な栄養評価指標である．評価において信頼性の高い計測値を得るためには，浮腫や腹水，胸水，脱水など細胞外液量の増減の有無を評価のうえ，測定値を解釈する．体重減少率は低栄養の予後を評価するうえでも重要である（**図3**）．

(3) 体組成 (body composition) ─ 皮下脂肪減少，筋肉量減少，体内貯留水分（浮腫等）

　体重は，脂肪組織，骨格，骨格筋，内臓蛋白，血漿蛋白，細胞外液の合計重量であ

る．体重の増減を評価するにあたって，どの体組成が増減したのかを把握する必要がある[17,18]．Blackburnら[16]は身体構成成分を図4のように区分し，各区分を間接的に推定する指標を設定した．その各指標から栄養状態を総合的に評価する方法を提唱している．下腿周囲長（calf circumference；CC）は体格指数（body mass index；BMI）[19,20]や除脂肪体重[19]，上腕筋肉周囲（AMC）[20]と相関し，臨床現場での利用意義は高い．

（4）身体機能（physical function）

握力は身体機能や栄養状態の評価指標として簡便であり，有用である[21]．

文 献

1) Jensen GL et al : Malnutrition syndromes : a conundrum vs continuum. *JPEN* **33** : 710-716, 2009.
2) Jensen GL et al : Adult starvation and disease-related malnutrition : a proposal for etiology-based diagnosis in the clinical practice setting from the International Consensus Guideline Committee. *Clin Nutr* **29** : 151-153, 2010.
3) White JV et al : Consensus Statement : Academy of Nutrition and Dietetics and American Society for Parenteral and Enteral Nutrition : characteristics recommended for the identification and documentation of adult malnutrition（undernutrition）. *JPEN J Parenter Enteral Nutr* **36** : 275-283, 2012.
4) 日本静脈経腸栄養学会：静脈経腸栄養ハンドブック，南江堂，2011.
5) Steffee WP : Malnutrition in hospitalized patients. *JAMA* **244** : 2630-2635, 1980.
6) Barendregt K et al : Simple and stress starvation. In : Basics in Clinicl Nutrition, 3rd ed, Sobotka L（ed）, Publishing House Galen, Prague, 2004, pp107-113.
7) Barendregt K : Basics in Clinical Nutrition Ⅲ rd, ESPEN, 2005, pp18-20.
8) Cahill GF Jr : Starvation in man. *N Engl J Med* **282** : 668-675, 1970.
9) 東口髙志：実践!臨床栄養，医学書院，2010．pp82-86.
10) Boateng AA et al : Nutrition Refeeding syndrome : Treatment considerations based on collective analysis of literature case reports. *Nutrition* **26** : 156-167, 2010.
11) Crook MA et al : The importance of the refeeding syndrome. *Nutrition* **17** : 632-637, 2001.
12) National Institute for Health and Clinical Excellence : http://www.nice.org.uk/
13) Khan LU et al : Refeeding syndrome : a literature review. *Gastroenterol Res Pract* 1-6, 2011.
14) 大村健二：栄養塾 症例で学ぶクリニカルパール，医学書院，2010．pp223-231.
15) Koudrup J et al:ESPEN guideline for nutrition screening 2002. *Clin Nutr* **21** : 173-183, 2002.
16) Blackburn GL et al : Nutritional and metabolic assessment of the hospitalized patient. *JPEN* **1** : 11-22, 1977.
17) Keys A : Chronic undernutrition and starvation with notes on protein deficiency. *JAMA* **138** : 500-511, 1948.
18) Sacks GS et al : Use of subjective global assessment to identify nutrition-associated complications and death in geriatric long-term care facility residents. *J Am Coll Nutr* **19** : 570-577, 2000.
19) Bonnefoy M et al : Usefulness of calf circumference measurement in assessing the nutritional state of hospitalized elderly people. *Gerontology* **48** : 162-169, 2002.
20) Portero-McLellan KC et al : The use of calf circumference measurement as an anthropometric tool to monitor nutritional status in elderly inpatients. *J Nutr Health Aging* **14** : 266-270, 2010.
21) Norman K et al : Hand grip strength : outcome predictor and marker of nutritional status. *Clin Nutr* **30** : 135-142, 2011.

④侵襲および炎症

神戸市立医療センター中央市民病院麻酔科/NST
東別府直紀

> **ポイント**
> ○侵襲，そしてそれにより引き起こされる炎症は必然的にサルコペニアにつながる．
> ○炎症によるサルコペニアは栄養療法のみでは改善できない．
> ○炎症の原因の除去，経腸栄養，運動療法が必要である．

はじめに

アメリカ栄養士会，アメリカ静脈経腸栄養学会のアセスメントに関する共同声明[1]では，栄養リスクありとされる症例群は，3種類に分けられる．急性の重度の炎症がある群，軽度から中等度の炎症がある群，そして炎症がない慢性の飢餓群である．なぜわざわざ炎症の有無で分けるのだろうか．それは，炎症があると体蛋白，脂肪，グリコーゲンなどを分解する異化相になり，蛋白の合成・分解とも増加し，アルブミンは血管外に漏出するためである．炎症があると，体外から栄養を入れても，糖質の利用は障害されてATP，すなわちエネルギーになりにくく，その反面アミノ酸をエネルギー源とされやすくなっている．すなわち，高血糖にはなってもアルブミンなどの蛋白の合成には向かない状態である[2]．このような状態では，栄養投与しても筋肉は保持できず，エネルギーバランスに関係なく，集中治療室（ICU）での筋肉の減少は生じる[3]．

一般的にICUに入室するような重症患者では筋肉が経時的に消耗していくことが知られている．外傷，敗血症にかかり3週間経つまでに平均16％の体蛋白が失われ，体重は約3kg減少する．これは重症故に動けないことだけが原因ではない．単に臥床しているだけの健常人と比べ，5～10倍の除脂肪体重が失われ，1日につき0.5～1％ずつ減っていくのである．特に骨格筋が2％/日失われ，40日続けば，40％失い，餓死した健常人と同じ状態になる[4]．

本稿では，上記のような侵襲による急性の重度の炎症がどのように栄養状態に影響していくのか解説する．

侵襲と炎症

Cuthbertsonら[5]による，侵襲への体の反応は，①干潮期（侵襲後～24時間まで），②異化期（侵襲後3～10日），③同化期（侵襲後10～60日）の3期に分けられる．

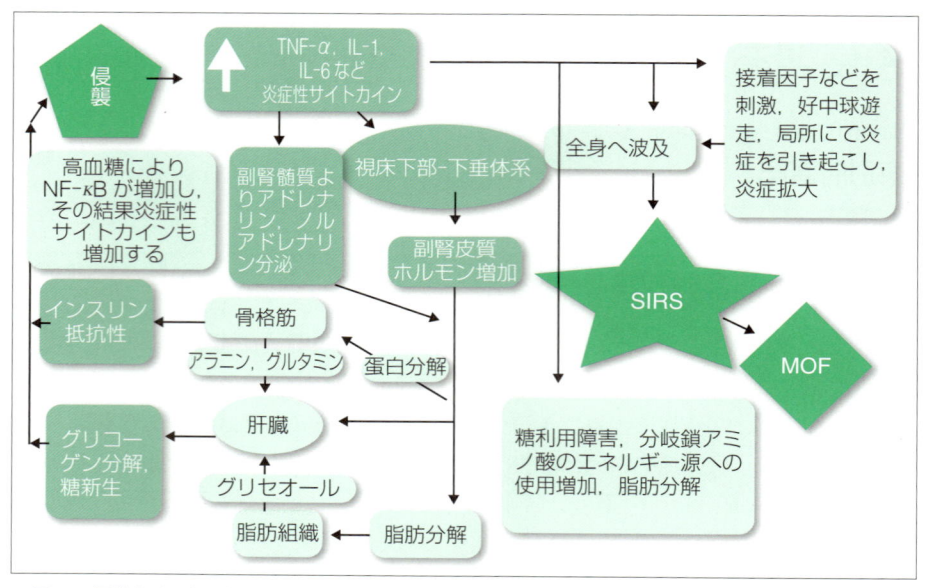

図1 侵襲および炎症性サイトカインによる局所, 全身への影響
SIRS：systemic inflammatory response syndrome, MOF：multiple organ failure, NF-κB：nuclear factor Kappa B. (Collier et al, 2008)[7] を改変

　侵襲とは，多発外傷や大手術などに代表される人体への侵害刺激である．それに対して人体は炎症を起こす．炎症とは，古典的には発熱，発赤，腫脹，疼痛の4つが特徴とされてきたが，これはサイトカインを介した疾病もしくは侵襲への生体反応ともいえる[6]．侵襲により，炎症性サイトカインが分泌され，それらが神経内分泌系へ影響する．具体的には，副腎髄質からアドレナリンやノルアドレナリン，そして視床→下垂体→副腎皮質へと刺激され，ステロイドホルモンを上昇させる．その結果，筋肉や脂肪を分解していく．骨格筋では糖の取り込みが低下し，耐糖能異常が起こる．骨格筋が分解された結果，アラニン，グルタミンが分泌され，肝臓へ取り込まれる．また，脂肪組織からはグリセロールが分泌され，これも肝臓に取り込まれる．肝臓ではこれらを原料としてグルコースをつくり高血糖となり，この高血糖により細胞核内でNF-κBが増加し，その結果，炎症惹起性サイトカインが増え，また侵襲となっていく（**図1**）[7]．

　組織では，細胞性反応としてはリンパ球，単球，好中球が動員され，炎症反応は増幅していく．なぜならば，炎症性サイトカインにより，血管の内皮細胞および好中球の表面に発現しているICAM（intercellular adhesion molecule），selectinなどの接着分子が刺激され，これらにより好中球血小板は内皮細胞に接着し，好中球が血管外に出ていく．また，血流をうっ滞させて血管の透過性を亢進させ，局所の浮腫を増加させる．そして組織に遊走した好中球からさらに炎症性サイトカインが放出され，酸化ストレスがさまざまな組織に生じ，傷害された臓器からさらに炎症が生じていく．このように炎症性サイトカインが高まると局所でさらにサイトカインが増加し，悪循環を起こす．そしてそれは全身に波及する．この状態をSIRS（systemic inflammatory response syndrome）という．

SIRSの定義は，種々の侵襲に対する全身性炎症反応で，以下の2項目以上が該当するときである．
①体温＞38℃もしくは＜36℃
②心拍数＞90/分
③呼吸数＞20/分，またはPaCO$_2$＜32 Torr
④白血球数＞12,000/mm^3 もしくは＜4,000/m^3 あるいは未熟顆粒球＞10%

SIRSはICU入室患者の50%以上で起きているとされ，栄養障害の原因でもある．さらにSIRSから発展して多臓器不全，MOFとよばれる状態へ陥る可能性がある．

炎症性サイトカインと栄養状態への影響

炎症性サイトカインは交感神経刺激やその他の内分泌系，免疫系への刺激により，安静時消費エネルギーを増大させる．そして，耐糖能異常，高血糖も起こすのは上に述べたとおりである．さらに具体的な作用として，糖の利用障害，アミノ酸のエネルギーとしての使用があげられる．

炎症性サイトカインは，グルコースがピルビン酸からアセチルCoAになり，クエン酸回路を回してATPを産生するのを抑制する．つまり糖の利用を抑制する．また，骨格筋を分解し，蛋白を崩壊させ，グルタミン，アラニン，トリプトファン，フェニルアラニンなどのアミノ酸を出す．また，脂肪組織を分解させ，グリセロールを血中に放出する．糖原性アミノ酸とよばれるグルタミン，アラニン，そしてグリセロールは肝臓で分解され，糖分となり，高血糖の原因となり，残りの窒素は尿中に排泄される．これらから，侵襲期の尿中窒素排泄量は侵襲の程度の指標になるといわれる．

なお，侵襲期にはアルブミンの検査結果（＝血中濃度）は増えない．なぜならば，侵襲下では蛋白は合成も上昇するが分解も大きく，かつ侵襲下ではアルブミンは血管外へと出ていくためである．たとえば高度熱傷患者では，栄養投与量は十分足りていても，アルブミンが上昇してくるには数カ月かかる．それはCRPの値と鏡像のような関係となる（**図2**）．

酸化ストレス

酸化ストレス（oxidative stress）とは活性酸素が産生され障害作用を発現する生体作用と，生体システムが直接活性酸素を解毒したり，生じた障害を修復する生体作用との間で均衡が崩れた状態と定義される．O_2^-などの酸化物質ROS（reactive oxygen species）は酸素の活性化された状態であり，生命の維持に不可欠である．たとえば活性窒素種であるNO$^-$もROSの1つであり，これは血管拡張など，生体の恒常性のために非常に重要な機能を担っている．しかしそれらがバランスを崩して過剰になるとさまざまな障害を起こし，たとえば細胞膜の脂質がペルオキシ化し，細胞自体を壊死させる．また膵炎の場合，酸化ストレスの度合いが低いときは炎症反応を起こしにくい細胞死であるアポトーシスが起こるが，重度の酸化ストレスの場合はミトコンドリア機能不全を起こし，炎症反応を引き起こす細胞死である壊死が増える．過剰だと

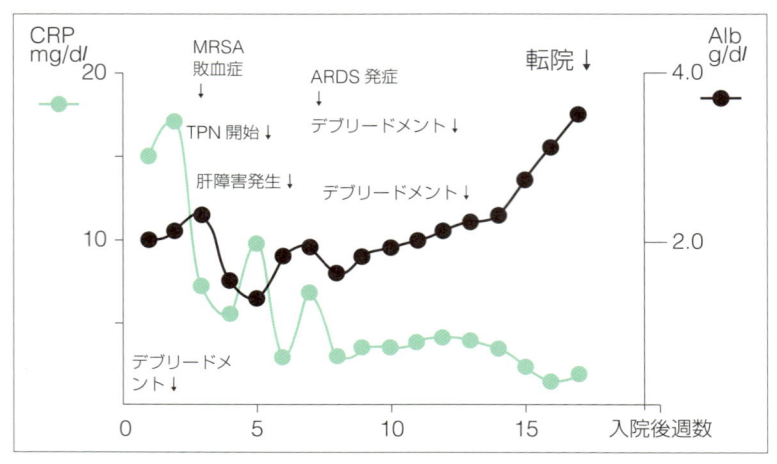

図2 熱傷患者の入院後の週数とCRP，アルブミンの関係
Alb：アルブミン，CRP：C-reactive protein.
熱傷患者であり，立て続けに起こったさまざまな侵襲（デブリードメント，敗血症）により炎症反応は持続し，炎症反応が高い間はアルブミンが上昇しなかった．
（当院臨床検査室・山城明子氏提供）

斯様に有害な酸化物質の活性を抑えるにはSOD（superoxcidedismutase）やグルタチオンペルオキシダーゼやカタラーゼなどの酵素が必要になるが，抗酸化物質とよばれるビタミンC，ビタミンE，またセレンなどもそれらの酵素が活動する際に必要である．

高酸化ストレス状態は慢性炎症，急性炎症状態どちらにもみられる．たとえば多発外傷などで抗酸化物質の低下などがみられ，抗酸化剤の投与にて予後を改善しようという試みがあるがまだはっきりした臨床的なデータは出ていない[8]．

以上の影響を抑えるためには，感染巣のドレナージや肺炎の抗生剤での治療など，炎症の原因を減らすことが第一である．また，必要な臓器に適切な酸素を供給することも重要である．そして，経腸栄養投与により腸管血流を増加させ虚血再灌流障害を減らすことは，抗炎症作用があるともいわれている．分子シャペロンであるheat shock protein（HSP）が経腸栄養にて増加するといわれ，また抗炎症作用をもつn-3系脂肪酸を投与できるのはわが国では経腸栄養のみである[9]．

具体的には，HSP 40, 70, 72, 90が酸化障害により生じた蛋白障害を減らす．また，Toll様受容体4（TLR4）経由でNF-κBが活性化して炎症反応が増強するのをHSP 40, 70, 72, 90およびn-3系脂肪酸は抑制する．n-3系脂肪酸は代謝酵素がn-6系脂肪酸と競合することにより，n-6系脂肪酸から代謝されてできる炎症惹起性のエイコサノイドの産生を抑制し，炎症を抑える．

さらにresolvinというn-3系脂肪酸が代謝されて合成される物質は，白血球に作用して白血球の血管内皮への付着を阻止し，炎症反応を低減する．また，マクロファージの貪食を強化し，IL-6，TNF-αなどの炎症性サイトカインの血中濃度を下げる効果がある[10]．

これらに加え，急性期の侵襲下ではまだ研究中であるが，運動療法によっても炎症反応が抑制することが期待されている．慢性炎症に対しては運動療法による抗炎症作

用はほぼ確立している[11].

重症患者におけるニューロミオパチー

(1) 定義

古くから ICU 入室患者において長期間持続する運動障害が発生することが知られ，それは ICUAW（Intensive care unit acquired weakness，直訳すると ICU にて発症した筋力低下：ICU 無力症）とよばれていた．そのなかで，多発神経症（polyneuropathy および myopathy）の存在が確認できた場合，重症疾患ニューロパチー，ミオパチー（critical illness polyneuropathy；CIP, critical illness myopathy；CIM）とよばれる病態とされる．これら 2 つの鑑別が難しく，critical illness neuromyopathy（重症疾患関連ニューロミオパチー）ともよばれている（図3）[12].

(2) 原因について

Critical illness（重症疾患）とは，外傷，敗血症，それらから引き起こされる多臓器不全の状態といわれる．これらの患者の多くは，SIRS を引き起こしている．

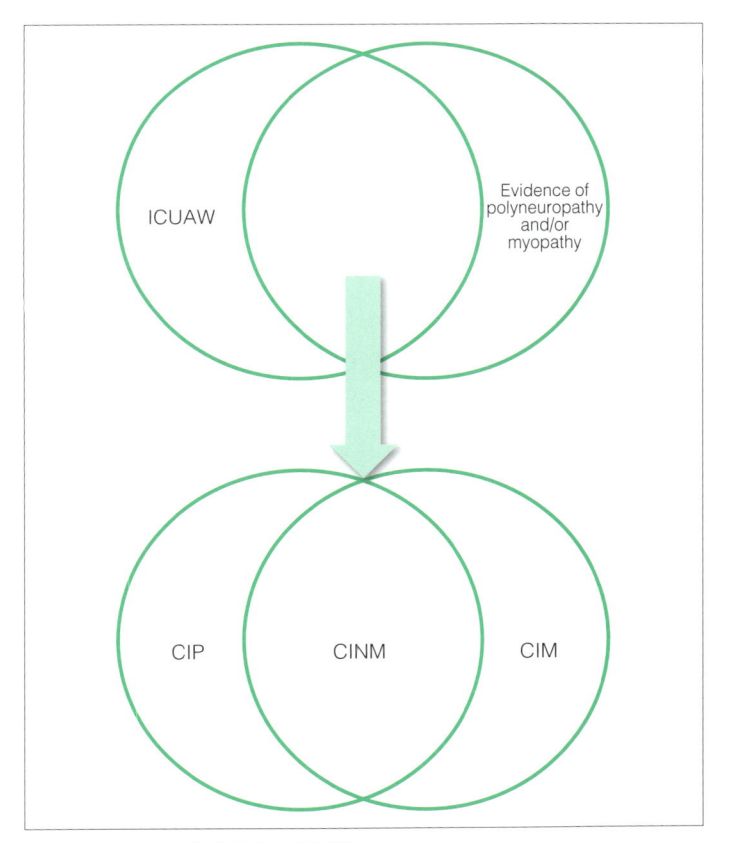

図3　ニューロミオパチーの定義
ICUAW のうち，ニューロパチーやミオパチーに明確に罹患しているとき，重症疾患関連多発ニューロパチー（CIP）や重症疾患関連ミオパチー（CIM），重症疾患関連ニューロミオパチー（CINM）と定義される．
(Stevens et al, 2009)[12]

CIP，CIMのリスク因子は多臓器不全の存在，筋肉の不動，高血糖，筋弛緩薬，ステロイドの使用の5つがあげられる[13]．

(3) ICUAWの診断基準

①重症疾患罹患後に発症した全身の筋力低下であること．

②筋力低下は全身性で（近位筋と遠位筋の両方が罹患），左右対称であり，弛緩性で，かつ脳神経はおおむね正常であること（たとえば，表情筋は正常で，左右対称にゆがめられる）．

③24時間超の間隔をあけて2回以上評価したうえで，MRCで評価した筋力の合計点が48点未満もしくは平均MRCが4点未満であること．

④人工呼吸器管理が必要であること．

⑤筋力低下の原因として，重症疾患に関連しない疾患が除外されていること．

最低限，1, 2, 3があって，4か5があればICUAWと診断される．

※ MRC（Medical Research Council）sumscoreとは，徒手筋力テストであり，MMTと同じである．具体的には両側の肩外転，肘屈曲，手伸展，股屈曲，膝伸展，足背屈をMRCでそれぞれ評価し，60点満点とする[12]．

(4) 予後

ICUAWの後遺症として精神的，肉体的影響が数年残る．1年後，2年後でも歩行障害など，生活の制限がかかり，5年後では観察上は健常者の76%ぐらい歩けるほど回復しているが患者本人は弱くなったと感じているという報告がある[14]．

(5) 治療

早期のリハ介入により，退院時の予後が改善したという報告もある．ICUにおける早期のリハ介入は安全かつ効果的であるという報告もあり，ICUでの早期リハは強く求められる．TPNはICUAWのリスクと指摘されているため，避けるべきであろう[15]．

血糖値を80～110 mg/dlにコントロールする厳格な血糖管理により，筋肉の減弱を防げる可能性を指摘されていたが血糖コントロールは筋肉の減弱に関連はなく，ステロイドの使用は筋肉減弱と関連があるというデータがあり，今後のさらなる研究が待たれる[16-20]．

謝辞

本稿執筆に際し，近畿大学医学部麻酔科学講座 中尾慎一先生に御助言をいただいたことを厚く御礼申し上げます．

文献

1) White JV et al : Academy Malnutrition Work Group ; A.S.P.E.N. Malnutrition Task Force ; A.S.P.E.N. Board of Directors : Consensus statement : Academy of Nutrition and Dietetics and American Society for Parenteral and Enteral Nutrition : characteristics recommended for the identification and documentation of adult malnutrition (undernutrition). *JPEN J Parenter Enteral Nutr* **36** : 275-283, 2012.
2) 深柄和彦，安原 洋：外科におけるSIRSと栄養．栄評治 **28** : 42-45, 2011.
3) Reid CL et al : Muscle wasting and energy balance in critical illness. *Clin Nutr* **23** : 273-280, 2004.
4) Lightfoot A et al : Muscle in defense. *Crit Care Med* **37** : S384-390, 2009.
5) Cuthbertson DP : Observations on the disturbance of metabolism produced by injury to the limbs. *QJM* **1** : 233-246, 1932.
6) Jensen GL : Inflammation as the key interface of the medical and nutrition universes :

7) Collier B et al : Glucose control and the inflammatory response. *Nutr Clin Pract* **23** : 3-15, 2008.
8) Preiser JC : Oxidative stress. *JPEN J Parenter Enteral Nutr* **36** : 147-154, 2012.
9) McClave SA : Drivers of oxidative stress in acute pancreatitis : the role of nutrition therapy. *JPEN J Parenter Enteral Nutr* **36** : 24-35, 2012.
10) Spite M et al : Resolvin D2 is a potent regulator of leukocytes and controls microbial sepsis. *Nature* **461** : 1287-1291, 2009.
11) Calle MC, Fernandez ML : Effects of resistance training on the inflammatory response. *Nutr Res Pract* **4** : 259-269, 2010.
12) Stevens RD et al : A framework for diagnosing and classifying intensive care unit-acquired weakness. *Crit Care Med* **37** : S299-308, 2009.
13) de Jonghe B et al : Intensive care unit-acquired weakness : risk factors and prevention. *Crit Care Med* **37** : S309-315, 2009.
14) Herridge MS et al : Five-year pulmonary, functional and quality of life outcomes in ARDS survivors. *Proc Am Thor Soc* **3** : A831d, 2006.
15) Waldhausen E et al : Critical illness polyneuropathy due to parenteralnutrition. *Intensive Care Med* **23** : 922-923, 1997.
16) Derde S et al : Muscle atrophy and preferential loss of myosin in prolonged critically ill patients. *Crit Care Med* **40** : 79-89, 2012.
17) Morris PE et al : Early intensive care unit mobility therapy in the treatment of acute respiratory failure. *Crit Care Med* **36** : 2238-2243, 2008.
18) Needham DM : Mobilizing patients in the in- tensive care unit : Improving neuromuscular weakness and physical function. *JAMA* **300** : 1685-1690, 2008.
19) Schweickert WD et al : Early physical and occupational therapy in mechanically ventilated, critically ill patients : A randomised controlled trial. *Lancet* **373** : 1874-1882, 2009.
20) Bailey P et al : Early activity is feasible and safe in respiratory failure patients. *Crit Care Med* **35** : 139-145, 2007.

⑤悪液質

愛生会山科病院消化器外科
荒金英樹

> **ポイント**
> ○悪液質は背景疾患に起因する複合的な代謝症候群であり，主に骨格筋の減少を引き起こす．
> ○前悪液質，悪液質，不応性悪液質といった病期が提唱され，病期に応じた早期からの適切な介入が重要とされる．
> ○悪液質には栄養療法にリハや精神心理療法，社会的なサポートなどの多方面からの介入が必要である．

悪液質とは

悪液質（cachexia）はがんだけではなく，種々の慢性消耗性疾患により引き起こされる栄養代謝障害であり，ギリシャ語で kako's（悪い）と he'xis（コンディション）を語源とし，その病態は古くから知られている．わが国では疾患に起因した代謝栄養障害の終末期と捉えられていたが，近年，それとは大きく異なる定義が欧米を中心に支持されるようになってきた．本稿ではサルコペニアの原因の1つである悪液質の新しい定義，病態を紹介し，その治療法についての考え方を紹介する．

定義

悪液質は多様な背景疾患から生じる症候群であり，2006年に欧米を中心とした専門家らによりワシントンで開催されたコンセンサスミーティングで「背景疾患により引き起こされる複合的な代謝症候群．筋肉の減少を主体とし，脂肪の減少の有無は問わないことを特徴とする」と定義された[1]．2011年には European Association for Palliative Care（EPAC）と European Society for Clinical Nutrition and Metabolism（ESPEN）が共同で主催する European Palliative Care Research Collaborative（EPCRC）により，がんに起因する悪液質について，前述の定義に「通常の栄養サポートでは改善は困難で，進行性に機能的悪化をきたし，食事摂取の低下と代謝異常による負のエネルギー，蛋白バランスを引き起こす病態」と付記された[2]．これは背景疾患により引き起こされる代謝栄養障害に基づいての定義であり，悪液質を背景疾患の重症度，終末期像として考えるわが国で従来から支持されている考え方とは異なっている．

表1 飢餓と悪液質の鑑別

	飢餓	悪液質
食欲不振	なし	あり
基礎代謝	低下	正常〜亢進
蛋白分解	+	+++
脂肪と骨格筋の動員	脂肪＞骨格筋	脂肪＝骨格筋
インスリン抵抗性	なし	+〜+++
CRP, TNF-α, IL-6	−	++
酸化ストレス	−	+

(Cachexia Special Interest Group Meeting, 2007)[8] (赤木, 2008)[9] を改変

病態

飢餓がエネルギーや蛋白質などの栄養素の欠乏であるのに対し、悪液質はがんだけではなく慢性閉塞性肺疾患、慢性心不全、慢性腎不全、肝不全、AIDS、リウマチなど慢性の炎症による代謝異常が病因の主体であり、炎症性サイトカイン（TNF-α, IL-1, IL-6, IFN-γ など）と抗炎症性サイトカイン（IL-4, IL-12, IL-15 など）の不均衡が病態に関与していると考えられる[3]。なかでも CRP の高値を伴った IL-6 の高値は体重の減少に関連すると報告されている[4]。

骨格筋の減少については、ミオスタチンに代表される筋合成の負の調節因子の過発現[5]や、MyoD などの正の調節因子の低発現[6]、IGF-1 シグナル経路の障害による筋合成の低下[7]、悪性腫瘍では proteolysis inducing factor（PIF）、TNF-α、アンギオテンシン II によるユビキチン-プロテアソーム系の活性化による筋融解の促進[3] などの知見が報告されている。

飢餓が脂肪組織の減少が主で、骨格筋の大きな喪失を伴わないのに対し、悪液質は骨格筋の喪失を早期から引き起こす点で飢餓と異なる病態と考えられている[8,9]（**表1**）。しかし、悪液質による食欲の低下は、二次的なエネルギーや各栄養素の欠乏を引き起こし、臨床的には悪液質と飢餓との鑑別は必ずしも容易ではない。

病期（図1）

悪液質の定義から示されるように、悪液質を背景疾患により早期から引き起こされる栄養代謝障害ととらえ、原疾患の治療により悪液質の改善は可能で、原疾患の治療のためにも悪液質への介入は早期から行うべきであるという理念が盛り込まれている。さらに、悪液質の前段階の pre-cachexia（前悪液質）の概念は、早期介入の重要性を一層明確にした[10]。その一方で、悪液質が早期から終末期まで幅広い病態を含むことから、がん患者の終末期像として refractory cachexia（不応性悪液質）という病態が新たに提唱され、栄養治療の限界、いわゆる栄養治療上の「ギア チェンジ」の考え方が盛り込まれた[2]。

これらの各ステージの診断基準に関しては多くの議論があるが、悪液質への早期介

前悪液質 pre-cachexia	悪液質 cachexia	不応性悪液質 refractory cachexia
体重減少≦5% 食欲不振 代謝変化の発生	体重減少≧5% または BMI<20 かつ 体重減少 >2% サルコペニアに体重減少 >2% 食事摂取量の低下に全身性の炎症反応	悪液質診断基準を満たす 異化亢進状態 抗がん治療に抵抗性 Performance status の低下 予後予測 3 カ月未満 人工栄養が適さない

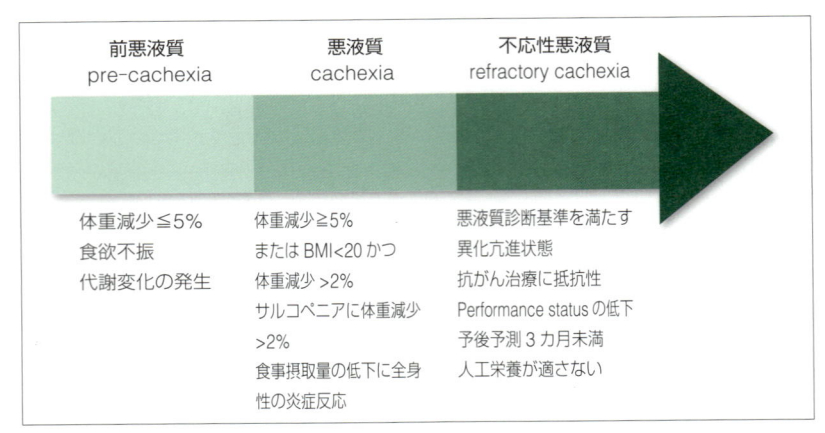

図1 悪液質の分類 (Fearon et al, 2011)[2] を改変

入と終末期での栄養療法の限界を意識付けするうえで臨床的にも有用と考える．以下に各病期について概説する．

(1) 前悪液質 (pre-cachexia)

悪液質の前段階の病期であり，代謝異常が軽度な段階から栄養療法に加え，多方面からの介入により，悪液質への進行を遅らせ，治療による原疾患の改善を図ることがこの時期の治療の目的となる．この時期では特に体重減少を伴わない筋肉量の減少，筋力の低下をきたす「サルコペニア型肥満」などの病態にも考慮する必要がある[11]．

(2) 悪液質 (cachexia)

悪液質の診断基準とともに，悪液質とサルコペニアとの関係を**図2**に示す[11,12]．この時期では異化亢進が進み，血液生化学検査上の異常に加え，身体症状も出現してくる．原疾患の治療が困難な場合，悪液質に対する介入は栄養療法，薬物療法単独での効果は一層難しく，多職種による多方面からの介入，サポートが必要となる．また，根治が困難な進行がんのような病態では，続く refractory cachexia（不応性悪液質）に注意した慎重なモニタリングが必要である．

(3) 不応性悪液質 (refractory cachexia)

がん悪液質の終末期像に相当し，「治療抵抗性で高度に進行または急速に増大するがんにより，体重減少の回復が不可能と思われる病態」と定義された[2]．その診断基準（図1）には多くの議論があるが，日常診療のなかでこうした病態を念頭に入れ，栄養療法等の反応をみながら診断していくには有用な概念である．この時期では栄養療法から症状のコントロールが中心となり，患者，その家族の Quality of life（QOL）を重視したサポートが重要となる．

エネルギー代謝

がん患者のエネルギー代謝は，膵がんや肺がんでは亢進しているとの報告がある一方，大腸がんでは変化が少なかったなど，がん腫によりその程度はさまざまである[13,14]．また，多くのがん腫で高度進行がんとなった時期では代謝が亢進する傾向に

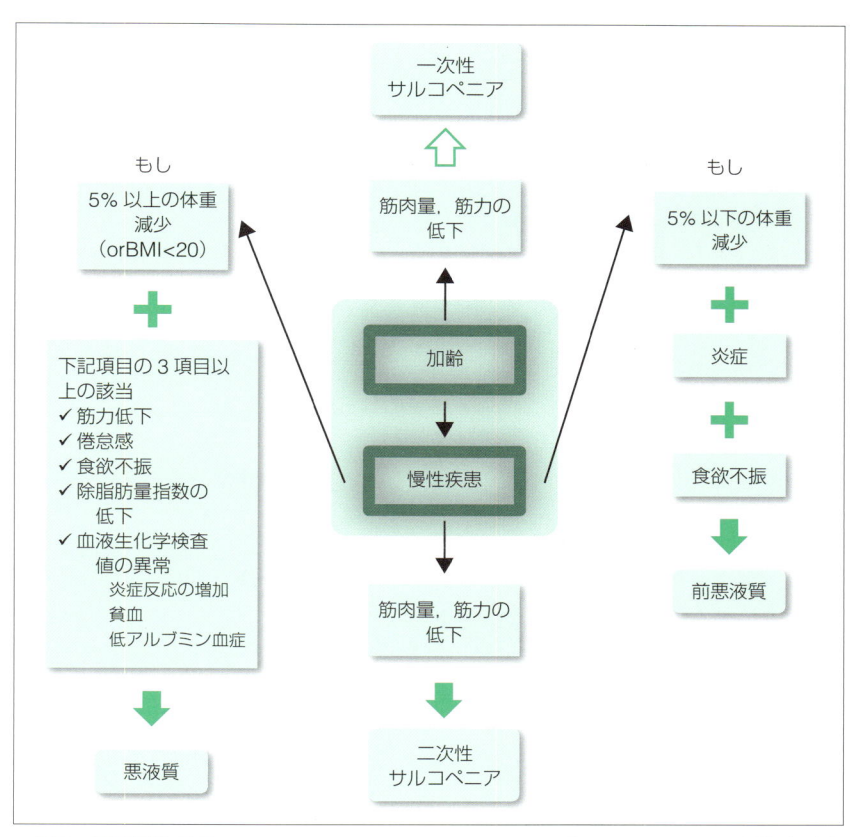

図2　悪液質とサルコペニア　　　　　　　　　　　　　　　　　　　　　　　(Prado et al, 2008)[11] を改変

あった[15].しかし,臨床現場で眼前の患者の安静時エネルギー消費量(REE)を推察することは難しく,総エネルギー消費量(TEE)を実体重換算で歩行可能患者では30～35 kcal/kg/日,寝たきり患者では20～25 kcal/kg/日と設定し[16],その後の栄養状態の変化に応じて適宜,増減させる.特に経管栄養や経静脈栄養を利用した人工栄養の場合にはrefractory cachexiaの可能性を十分に注意し,過栄養,過水分負荷による身体症状の出現にも十分に注意をする必要がある[17].

介入方法

悪液質への治療は適切な病期の診断と,早期からの介入が重要となるが,中心となるのは食欲不振への対策である.特にがん治療中では悪液質だけではなく,さまざまな要因で食欲の低下をきたすことが多く,その原因をアセスメントし,適切な対応を立てることが第一に重要である.こうした二次的要因で生じた食欲不振の原因を除去したのち(表2),以下に紹介するような介入を検討する(図3).

(1) 栄養カウンセリング

栄養カウンセリングの効果は栄養摂取量,栄養状態の維持,改善の面に加え,QOLの面でも持続的な効果があるとされている[18,19].具体的なカウンセリングの内容は,

表2　食欲不振をきたす二次的要因

食事内容	自宅，施設で提供している食事の確認
食事姿勢	座位の保持，両手の使用は可能かなど
口腔内の状況	歯牙，義歯，歯肉などの確認
消化管の状態	嘔気，嘔吐，下痢症状など
	嚥下障害の有無
味覚・嗅覚の異常	
疼痛コントロールの状況	疼痛の有無，食事との関連など
ビタミン，微量元素，電解質異常	ビタミンB_1，亜鉛欠乏などの可能性
抑うつ症状	睡眠状況の確認，昼夜逆転など
服用薬剤	

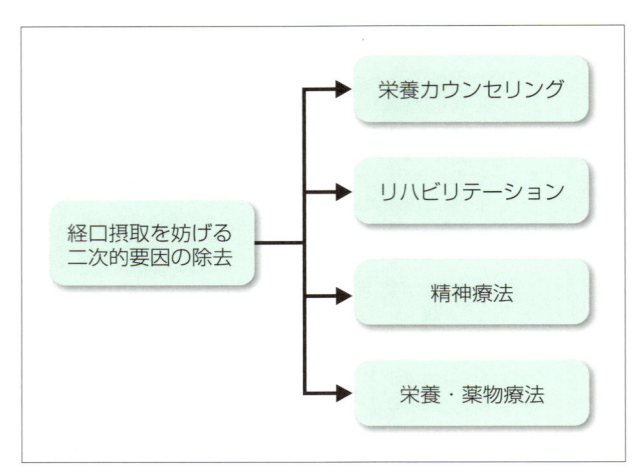

図3　悪液質への介入

アメリカ栄養士会が独自のガイドラインを作成しているが[20]，アメリカの食習慣や食文化の影響が強く，同ガイドラインをわが国でそのまま導入することは難しい．わが国の食文化に合わせた独自のガイドラインが待たれる．

(2) リハビリテーション

悪液質が骨格筋を特有に障害する疾患であることを考慮すると，リハと栄養療法などとの併用は今後，重要となると考える．悪液質へのリハの介入は病期の適切な診断に加え，ICF（国際生活機能分類）による栄養状態を含めた障害の程度を評価，リハの計画を立てることが一層必要である[21]．2010年にはわが国でがんリハが診療報酬で認められるようになり，多くの施設でがん患者へのリハが導入されてきている．今後，新たな知見が得られることが期待される．

(3) 精神療法

がんなどの疾患の場合には患者のみならず，その家族も抑うつ症状の有病率が高く[22]，早期からの精神心理療法，社会的サポートは重要である．その効果は精神的，身体的諸症状の改善だけでなく，QOLやがん治療の効果へも反映されると報告されている[23]．なかでも，進行がんの患者でrefractory cachexiaへの進行をきたした場合には，経口摂取は著明に低下し，そのことは本人のみならず家族へ多大な心理的な負担となる．日本緩和医療学会，日本老年医学会では，がん患者[17]，高齢者[24]の終末

期患者における人工栄養への考え方，倫理的配慮についてそれぞれガイドラインで述べており，そうした配慮は多くの医療，介護関係者に一層必要とされると考える．

(4) 栄養・薬物療法

現在，EPAやCOX2阻害剤，L-カルニチン，グレリンなどの薬剤や栄養素，ホルモン剤が悪液質に対して効果が期待されているが，高いエビデンスレベルで証明されているものは乏しく，悪液質を引き起こす原疾患の治療が，最も有効な悪液質の治療となる．したがって，悪液質に対する治療の考え方は，原疾患の治療をサポートするための栄養療法であり，臨床現場では原疾患，悪液質を背景にした飢餓などにも遭遇する事例が多く，一般的な栄養補給が重要である．しかし，今後，背景疾患に応じて悪液質を病期別に絞り込み，リハとの併用などによる臨床試験により，EPAなどに代表される栄養剤などで，悪液質の治療へ新たな知見が得られることが期待される．

おわりに

悪液質，サルコペニアについては近年，病態の解明とともに定義，病期分類と多くの整備がなされてきた．こうした背景を基に今後，栄養療法をはじめとした薬物療法，理学療法などのさまざまな検討が改めてなされていくと考えられる．しかし，悪液質の病態を考えるとき，薬剤や栄養剤単独で悪液質が改善することは困難と予想され，カウンセリングやリハ，社会的なサポートなど複合した介入が必要となるであろう．臨床の現場ではそうした臨床試験の結果を待つことなく，今からでもチームによる多面的な介入が必要とされている．そうした介入の効果は患者，家族のみならず，医療，介護関係者にとってもさまざまな効果があがるものと期待している．

文 献

1) Evans WJ et al：Cachexia：a new definition. *Clin Nutr* **27**：793-799, 2008.
2) Fearon K et al：Definition and classification of cancer cachexia：an international consensus. *Lancet Oncol* **12**：489-495, 2011.
3) Tisdale MJ：Mechanisms of cancer cachexia. *Physiol Rev* **89**：381-410, 2009.
4) DeJong CH et al：Systemic inflammation correlates with increased expression of skeletal muscle ubiquitin but not uncoupling proteins in cancer cachexia. *Oncology reports* **14**：257-263, 2005.
5) Aversa Z et al：Changes in myostatin signaling in non-weight-losing cancer patients. *Ann surg oncol* **19**：1350-1356, 2012.
6) Pajak B et al：Crossroads of cytokine signaling-the chase to stop muscle cachexia. *J Physiol Pharmacol* **59**(Suppl 9)：251-264, 2008.
7) Penna F et al：Muscle atrophy in experimental cancer cachexia：is the IGF-1 signaling pathway involved? *Int J cancer* **127**：1706-1717, 2010.
8) Cachexia Special Interest Group Meeting, 29th ESPEN Congress. 2007.
9) 赤水尚史：がん悪液質の病態．静脈経腸栄養 **23**：607-611, 2008.
10) Muscaritoli M et al：Consensus definition of sarcopenia, cachexia and pre-cachexia：Joint document elaborated by Special Interest Groups (SIG) "cachexia-anorexia in chronic wasting diseases" and "nutrition in geriatrics". *Clin Nutr* **29**：154-159, 2010.
11) Prado CM et al：Prevalence and clinical implications of sarcopenic obesity in patients with solid tumours of the respiratory and gastrointestinal tracts：a population-based study. *Lancet Oncol* **9**：629-635, 2008.
12) Muscaritoli M et al：Muscle atrophy in aging and chronic diseases：is it sarcopenia or cachexia? *Intern Emerg Med*, 2012.

13) Knox LS et al：Energy expenditure in malnourished cancer patients. *Ann Surg* **197**：152-162, 1983.
14) Dempsey DT et al：Energy expenditure in malnourished gastrointestinal cancer patients. *Cancer* **53**：1265-1273, 1984.
15) Cao DX et al：Resting energy expenditure and body composition in patients with newly detected cancer. *Clin Nutr* **29**：72-77, 2010.
16) Arends J et al：ESPEN Guidelines on Enteral Nutrition：Non-surgical oncology. *Clin Nutr* **25**：245-259, 2006.
17) 日本緩和医療学会：終末期がん患者に対する輸液治療のガイドライン，第1版，2006．
18) Ravasco P et al：Dietary counseling improves patient outcomes：a prospective, randomized, controlled trial in colorectal cancer patients undergoing radiotherapy. *J Clin Oncol* **23**：1431-1438, 2005.
19) Isenring EA et al：Nutrition intervention is beneficial in oncology outpatients receiving radiotherapy to the gastrointestinal or head and neck area. *Br J Cancer* **91**：447-452, 2004.
20) 中尾 豊・他日本語版監修：がん栄養療法ガイドブック，第2版，メディカルレビュー社，2011．
21) 大野 綾，辻 哲也：悪性腫瘍のリハビリテーション栄養．MB Med Reha **143**：107-116, 2012．
22) Fujisawa D et al：Unmet supportive needs of cancer patients in an acute care hospital in Japan--a census study. *Support Care Cancer* **18**：1393-1403, 2010.
23) Temel JS et al：Early palliative care for patients with metastatic non-small-cell lung cancer. *N Engl J Med* **363**：733-742, 2010.
24) 日本老年医学会：高齢者ケアの意思決定プロセスに関するガイドライン，2012．

⑥原疾患（神経疾患など）

京都第一赤十字病院リハビリテーション科
巨島文子

> **ポイント**
> ○神経疾患によるサルコペニアは，疾患そのものによるものと二次性サルコペニアに分類される．
> ○神経疾患には筋量，筋力，運動機能の低下を特徴とする疾患がある．
> ○サルコペニアの診断指標や検査法が適さない神経疾患がある．

はじめに

　サルコペニアという用語は，ギリシア語で「肉（flesh）」を表す sarx（sarco）と「喪失（loss）」を意味する penia を組み合わせた「筋肉の喪失」という意味である[1]．サルコペニアの概念は必ずしも確定されていないが，筋肉量の減少を必須条件としたうえで筋力の低下，あるいは運動機能の低下がある場合にサルコペニアと診断している[2]．これは ADL と QOL を低下させる主要な原因となる．評価や診断が特に困難ではあるが，廃用症候群とともに神経疾患に合併しやすい病態であり，予防することが重要である．

神経疾患とサルコペニア

　サルコペニアは慢性的な炎症などにより筋蛋白の分解が筋蛋白の合成を上回ることによって筋萎縮が生じる病態で，廃用症候群と異なり，回復が困難とされている．また，加齢，蛋白質やビタミンDの摂取量，ホルモン分泌の変化などさまざまな因子が影響している[3]．

　加齢の変化による生理的な要因で起こるものは原発性サルコペニア，その他，廃用・疾病起因性・低栄養性などにより引き起こされるものは二次性サルコペニアと分類されている[2]．しかし，多因子がかかわっており，原発性と二次性を厳密に分けることは困難であり，複合的な病態として考える必要がある[3]．

　神経疾患によるサルコペニアは，疾病起因性で二次性サルコペニアに分類されることが多い[2]．しかし，神経疾患そのものに起因するサルコペニアだけでなく，神経疾患による運動機能の低下から廃用や低栄養をきたす場合もある．認知症の合併，不安，抑うつ症状などの精神症状，食欲低下，便秘など自律神経障害，嚥下障害や誤嚥性肺炎，炎症，免疫・内分泌不全などの因子がかかわり，病態は複雑である（**図**）．また，一般的な身体計測方法では評価が困難な疾患もある．

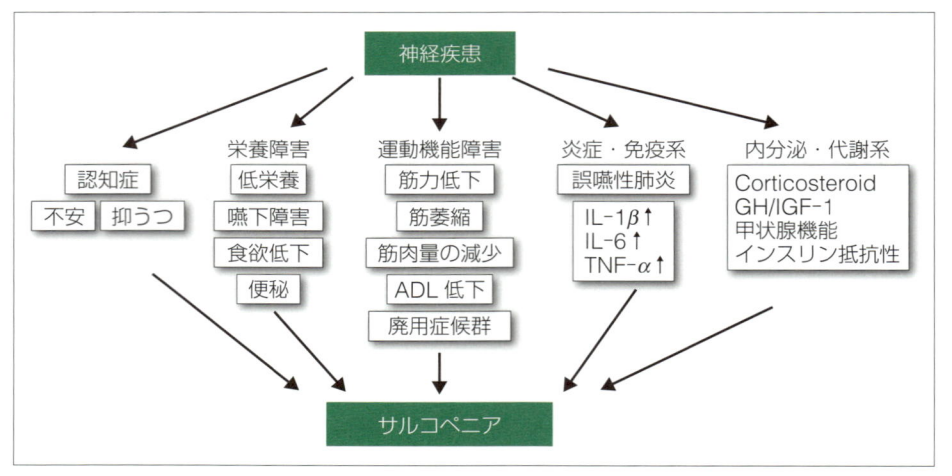

図　サルコペニアと神経疾患

表1　サルコペニアステージ

ステージ	筋肉量	筋力	運動能力
前サルコペニア	↓		
サルコペニア	↓	↓ or ↓	
重度サルコペニア	↓	↓	↓

　原疾患に対する有効な治療がなくても，これらの病態に対する予防法や治療法を試みることが可能であり，廃用症候群とともに念頭に置くべき概念である．

神経疾患におけるサルコペニアの評価・診断

　サルコペニアは筋量と筋力，運動機能を指標として診断されている[2]．サルコペニアの重症度は3段階に分類されているが（**表1**），神経疾患には筋量，筋力，運動機能の低下を特徴とする疾患がある．主に運動麻痺をきたす疾患を**表2**に示す[4]．サルコペニアの診断指標や検査法が適さない疾患がある．
　筋量は筋力と密接に結びついている．健常者では筋肉の断面積は筋力に相関し，下腿周囲長計測や筋CT，MRIで四肢体幹の筋肉の断面積を評価することが筋量の評価につながる．また，二重エネルギーX線吸収測定（DXA）法，生体インピーダンス法でも同様の値が推定できる．しかし，筋疾患患者では骨格筋が脂肪細胞に変性し，筋量自体が少なくなっており，健常者での除脂肪組織の大部分が骨格筋であるという前提が成り立たない[5]．
　筋力は関節運動を伴わない等尺性収縮で評価する．筋力評価は本来，生活機能障害に直接関連し得る下肢筋力で評価することが望ましい．しかし，測定には関節のどの方向の運動をどの肢位で行うかに注意する必要があり，筋疾患では罹患筋の分布が重要である．サルコペニアの評価での身体計測としては一般的に握力が用いられることが多いが，前腕の筋萎縮，筋力低下をきたす疾患（筋強直性ジストロフィーなど）な

表2　運動麻痺をきたす疾患

A　筋疾患
1. 筋ジストロフィー症
   デュシェンヌ型，ベッカー型，大腿四頭筋型，先天性，肢帯型，顔面肩甲上腕型，エメリ・ドレフュス型，遠位型
2. 遠位型ミオパチー　3. 筋強直症候群　4. 先天性ミオパチー　5. 代謝性筋疾患
6. 内分泌・代謝性筋疾患障害　7. ミトコンドリア病　8. 炎症性筋疾患　9. 中毒，寄生虫疾患
10. 神経原性筋疾患
    ①神経原性筋萎縮症　②脊髄性筋萎縮症　③筋萎縮性側索硬化症
    ④若年性一側性筋萎縮症

B　神経筋接合部
1. 重症筋無力症　2. 先天性筋疾患　3. Lambert-Eaton 症候群
4. 中毒疾患（有機リン・ボツリヌス・フグなど）

C　末梢神経障害
1. 免疫性疾患（ギラン・バレー症候群など）　2. 代謝性疾患（糖尿病，甲状腺疾患など）
3. 炎症性疾患　4. 中毒性疾患（重金属，有機物，薬物など）
5. 変性疾患（Charcot-Marie-Tooth 病など）　6. 血管障害（膠原病など）　7. 腫瘍性疾患

D　神経叢障害　1. 腫瘍性　2. 血管性　3. 炎症性　4. 外傷性

E　神経根障害　1. 腫瘍性　2. 炎症性　3. 脊椎疾患　4. 外傷性　5. 脱髄性（多発性硬化症）

(1) 脊髄障害
1. 血管障害（脊髄梗塞など）　2. 腫瘍およびそれに類似した疾患（脊髄腫瘍など）　3. 外傷性
4. 先天性　5. 炎症性（梅毒，サルコイドーシスなど）　6. 脱髄性（多発性硬化症など）
7. 代謝性または変性疾患（アルコール性，運動ニューロン病など）

(2) 脳幹および大脳半球　1. 血管障害　2. 腫瘍性　3. 外傷性　4. 先天性　5. 炎症性
　　　　　　　　　　　　6. 脱髄性　7. 代謝性　8. 変性疾患

どでは握力が低下しやすい．また，肢位や疼痛により測定が困難であったり，疲労により測定値が変化したりする場合があり，疾患により筋力を評価する方法を検討する必要がある[6]．

サルコペニアの診断では運動機能の評価法として一般的に歩行速度が用いられているが，神経疾患には立位・歩行が困難な疾患があり，その場合評価法を工夫しなければならない．

神経疾患と栄養管理

神経疾患では認知症の合併，不安，抑うつ症状などの精神症状，これに伴う食欲低下，便秘など自律神経障害，嚥下障害により栄養不良をきたすことがある．

また，筋萎縮性側索硬化症（ALS）では病初期に急激な体重減少をきたすことで知られており，これは何らかの代謝亢進が存在するとされる[7]．一方，人工呼吸器管理下の終末期 ALS 患者では，必要エネルギーは少なくてもよいことが知られている[8]．

多系統萎縮症も嚥下障害，声帯麻痺，中枢性低換気など，生命にかかわる合併症を併発する時期には急激に BMI が減少していくことが知られている．しかしながら，PEG を造設し，気管切開をした後の安定期には BMI は増加へと転ずることが多く，急激な肥満に至る症例もある[9]．

栄養不良の予防には以上のような疾患の病態に即した栄養管理が重要である．

表3　嚥下障害の原因と疾患

A 器質性嚥下障害（搬送路の異常と周辺病変の圧迫によるものを含む）
　炎症，腫瘍，腫瘤，外傷，異物，奇形，瘢痕狭窄
B 運動障害性嚥下障害（搬送機構の異常）
　(1) 核上性（偽性球麻痺）
　　　脳血管障害：多発性脳梗塞など
　　　変性疾患：パーキンソン病など，腫瘍，中毒，外傷
　　　炎症性疾患：膠原病，ベーチェット病，多発性硬化症，脳炎など
　(2) 核性（球麻痺）および核下性
　　　脳血管障害：延髄梗塞（ワレンベルグ症候群など）
　　　変性疾患：筋萎縮性側索硬化症など
　　　炎症性疾患：脳幹脳炎，多発性硬化症，脳神経炎
　　　腫瘍　中毒　外傷
　(3) 神経筋接合部および筋疾患
　　　重症筋無力症，筋ジストロフィー症，筋炎，など
　(4) 内分泌・代謝性疾患：甲状腺疾患・アミロイドーシスなど
　(5) その他：食道けいれん，アカラシアなど
　(6) 加齢に伴う変化
　(7) 薬剤性
C 機能性嚥下障害（搬送路にも搬送機構にも異常のないもの）
　(1) 嚥下時痛をきたす疾患：急性咽喉頭炎，多発性口内炎など
　(2) 心因性：ヒステリー，拒食症など

（吉田，1993）[10] を改変

表4　神経機序から見た嚥下障害の分類

期（stage）
　　中枢神経系からの嚥下運動出力の時間的推移
位相（phase）
　　食塊の口腔から咽頭，食道への移動の状態
　(1) 口腔期障害
　(2) 咽頭期障害（進の分類）
　　1．惹起遅延型
　　2．停滞型
　　　嚥下パターンの出力の異常
　　　嚥下の出力の低下・脱落による異常
　　3．惹起不全型
　　　孤束核の障害
　　　咽喉頭の知覚異常

（進，1994）[11]

神経疾患と嚥下障害

　神経疾患では栄養不良の原因となる嚥下障害をきたす疾患も多数存在する（**表3**）[10]．嚥下動態については進の分類が理解しやすい（**表4**）[11]．
　惹起遅延型は皮質延髄路の障害において認められる．口腔期障害を主とし，咽頭期嚥下運動の惹起が遅延するが，嚥下運動自体は保たれている．停滞型は球麻痺である．Stage の進行に対して食塊が咽頭腔に停滞し，咽頭期嚥下運動自体の異常が認められる．嚥下パターンの出力の異常は延髄を含む下位脳幹・網様体の障害に認められる．

延髄の central pattern generator（CPG）の障害であり各筋群の運動が連動して起こらず，定常的な運動が困難となる．この典型例は延髄外側症候群（Wallenberg 症候群）である．

また，嚥下の出力低下，脱落による異常は運動ニューロンの障害・嚥下関連筋の障害であり，運動神経疾患（筋萎縮性側索硬化症）や重症筋無力症，筋疾患などにみられる．また，惹起不全型は咽喉頭感覚の脳幹への入力の低下を示す障害である．喉頭感覚を含めた末梢感覚による求心性入力の障害は不顕性誤嚥にかかわる．

これらの嚥下障害の病態を把握し，阻害因子の除去，口腔ケア，食品調整，体位の調整，リハ訓練，手術治療など治療を行う．

おわりに

リハにあってはサルコペニアという概念の把握は重要であるが，サルコペニアは加齢など生理学的に生じる病態を表す言葉であり，必ずしも疾病ではない．疾病としてサルコペニアの病態をきたすこともあるが，疾病から生ずる派生的な廃用や低栄養により二次的にきたす場合もある．サルコペニアの概念は必ずしも正しく理解されていないが，この病態のなかには可逆性の要素が含まれていることから，病態に即した治療を行うことが重要である．さらなる疾患概念の確立と評価法，治療法の開発が待たれる．

文献

1) Baumgartner RN, Waters DL：Principles and practice of Geriatric Medicine, 4th ed, Jhon Wiley & Sons Ltd, 2006, pp909-933.
2) Cruz-Jentoft AJ et al：Sarcopenia：European consensus on definition and diagnosis：Report of the European Working Group on Sarcopenia in Older People. *Age Ageing* **39**：412-423, 2010.
3) 重本和宏：サルコペニアの発症機序．神経内科 **75**：584-588, 2011.
4) 水野美邦編：筋力低下および筋萎縮．神経内科ハンドブック，第 4 版，医学書院，2011, pp289-297.
5) 中山貴博：筋ジストロフィーの筋量を測る．神経内科 **65**：9-11, 2006.
6) 大矢 寧：筋ジストロフィーの筋力を測る．神経内科 **65**：3-8, 2006.
7) Bouteloup C et al：Hypermetabolism in ALS patients：an early and persistent phenomenon. *J Neurol* **256**：1236-1242, 2009.
8) 清水俊夫：呼吸筋補助・経管栄養下の ALS 患者の必要エネルギー量の検討．臨神経 **31**：255-259, 1991.
9) 清水俊夫：総論 神経難病患者の栄養ケア．臨床栄養 **119**：250-255, 2011.
10) 吉田義一：嚥下障害 日常診療における対応．耳展 **36**：185-193, 1993.
11) 進 武幹：嚥下の神経機序とその異常．耳鼻 **40**：239-422, 1994.

第1章 サルコペニアの基本

4. サルコペニアの対応

①リハビリテーション栄養

横浜市立大学附属市民総合医療センターリハビリテーション科
若林秀隆

> **ポイント**
> ○リハ栄養とは障害者の機能，活動，参加を最大限発揮できるような栄養管理を行うことである．
> ○栄養ケアなくしてリハなし．リハにとって栄養はバイタルサインである．
> ○サルコペニアの対応には，リハ栄養の考え方が有用である．

リハビリテーション栄養とは

リハ栄養とは，栄養状態も含めて国際生活機能分類（International Classification of Functioning, Disability and Health；ICF）で評価を行ったうえで，障害者や高齢者の機能，活動，参加を最大限発揮できるような栄養管理を行うことである．ICFは生活機能を，健康状態，心身機能・身体構造，活動，参加，個人因子，環境因子の6つの概念に分類して，障害者や高齢者を全人的に評価するツールである（**図1**）[1]．

ICFの心身機能のなかには，栄養関連の項目が含まれている．心身機能の第1レベルに，消化器系・代謝系・内分泌系の機能が，第2レベルに，摂食機能，消化機能，

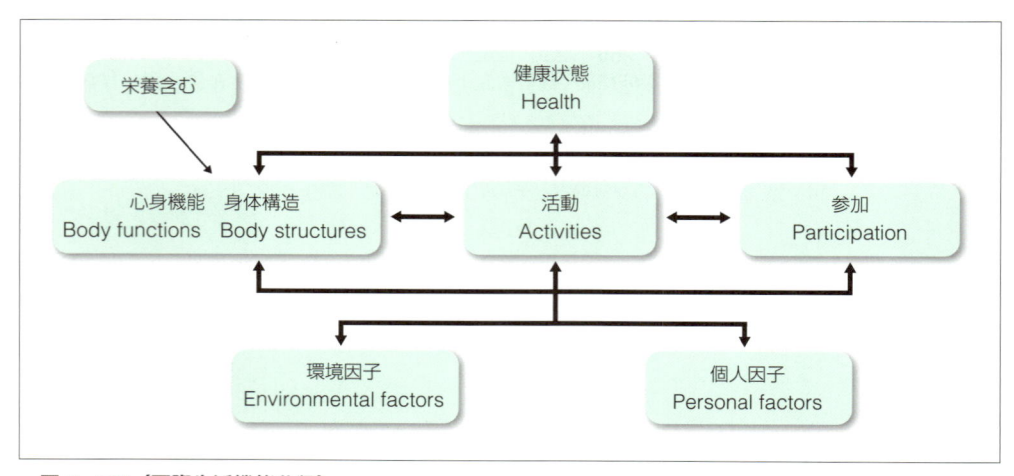

図1　ICF（国際生活機能分類）

同化機能，体重維持機能，全般的代謝機能，水分・ミネラル・電解質バランスの機能がある（表1）[1]．つまり，障害者や高齢者をICFで全人的に評価するためには，栄養評価が必要である．栄養ケアなくしてリハなし，リハにとって栄養はバイタルサインである．

リハ栄養の主な内容は，低栄養や不適切な栄養管理下におけるリスク管理，機能訓練の時間と内容が増加した状況での適切な栄養管理，筋肉量・筋力・持久力などのさらなる機能改善の3つである．以下，順番に解説する．

リスク管理としてのリハビリテーション栄養

機能訓練を行っている患者には，栄養障害を認めることが多い．施設別に低栄養の高齢者の割合を簡易栄養状態評価法（mini nutritional assessment；MNA®）で調査した研究では，病院よりリハ施設のほうが低栄養の割合が高かった（病院38.7％，リハ施設50.5％）[2]．

脳卒中後では栄養障害を8.2％から49.0％に認めた[3]．日本の慢性期脳卒中患者では，381例（平均年齢68歳）中69％が低栄養であった[4]．高齢者の大腿骨頸部骨折では，約半数の患者で受傷時から低栄養を認めた[5]．急性期病院の廃用症候群の入院患者では，91％が低栄養であった[6]．また，1割程度はリハ科併診時の1日エネルギー摂取量が300 kcal以下であった．

以上のように脳卒中，大腿骨頸部骨折，廃用症候群といった機能訓練を行う機会の多い疾患・障害では，低栄養や不適切な栄養管理を認めることが少なくない．そのため，リハでは栄養評価が必要である．

栄養を評価せずに脳卒中，大腿骨頸部骨折，廃用症候群などで低栄養の高負荷の機能訓練を長時間行うと，栄養状態がさらに悪化して，かえって機能が低下する可能性がある．リハのリスク管理として，すべての患者で栄養障害の可能性を考慮すべきある．

表1　ICFの栄養関連の項目

b510	摂食機能
b5100	吸引
b5101	咬断
b5102	臼磨
b5103	口中での食物の処理
b5104	唾液分泌
b5105	嚥下
b51050	口腔内嚥下
b51051	咽頭内嚥下
b51052	食道期嚥下
b5106	逆流と嘔吐
b515	消化機能
b5150	胃腸での食物の移動
b5151	食物の破砕
b5152	栄養の吸収
b5153	食物への耐性
b520	同化機能
b530	体重維持機能
b540	全般的代謝機能
b5400	基礎代謝率
b5401	炭水化物代謝
b5402	蛋白質代謝
b5403	脂肪代謝
b545	水分・ミネラル・電解質バランスの機能
b5450	水分バランス
b5451	ミネラルバランス
b5452	電解質バランス

（障害者福祉研究会，2002）[1]

表2　身体活動のメッツ

メッツ	身体活動
1.0	横になって静かにテレビを観る，睡眠
1.3	座って静かにする，立位で静かにする
1.5	座位：会話をする，食事をする
1.8	トイレ：座位，立位，しゃがんでの排泄
2.0	整容，家の中を歩く，シャワーを浴びる
3.0	歩行（4.0 km/時，平らで固い地面）
3.5	レジスタンス（ウェイト）トレーニング：複合的エクササイズ，さまざまな種類のレジスタンストレーニングを8～15回繰り返す，階段を降りる，歩行（4.5～5.1 km/時，ほどほどの速さ，平らで固い地面）
4.0	階段を上る：ゆっくり
4.3	歩行（5.6 km/時，速い，平らで固い地面，運動目的で歩く）
6.0	レジスタンストレーニング（ウェイトリフティング，フリーウェイト，マシーンの使用），パワーリフティング，ボディービルディング，きつい労力
8.8	階段を上る：速い

(Ainsworth et al, 2011)[7]

機能訓練を考慮したリハビリテーション栄養

　機能訓練によるエネルギー消費量の目安として，メッツ（metabolic equivalents；METs）がある．これは運動時の酸素消費量を，安静時の酸素消費量（3.5 ml/kg/分）で割った数値で，運動の強さの指標となる．主な身体活動のメッツを**表2**に示す[7]．
　メッツから身体活動のエネルギー消費量は以下の式で計算できる．
　　エネルギー消費量（kcal）＝1.05×体重（kg）×メッツ×運動時間（h）
　回復期リハ病院では週7日，毎日2～3時間の機能訓練を行われていることが少なくない．機能訓練によるエネルギー消費量を栄養管理で考慮しないと，常食を全量経口摂取していても体重が減少することがある．回復期リハ病院では急性期病院での栄養管理を継続するのではなく，機能訓練を考慮した栄養管理が必要である．

訓練効果を高めるリハビリテーション栄養

　主に低栄養の患者に対して機能訓練と栄養療法を併用することで，機能やADLをより改善できるというランダム化比較試験のエビデンスがいくつかある．低栄養の脳卒中入院患者に，介入群は1本240 kcal，蛋白11 g，対照群は1本127 kcal，蛋白5 gの栄養剤を入院期間中8時間おきに提供した結果，介入群でFIM総得点・運動得点，2分間・6分間歩行距離が有意に改善した[8]．また，介入群で自宅退院が多い傾向（63% vs. 43%）であった．
　栄養リスクのある急性期脳卒中患者に個別の栄養サポートを行ったところ，通常の栄養サポート群と比較して，QOLと握力は個別の栄養サポート群で有意に高かった[9]．
　大腿骨頸部骨折の入院患者に，介入群は3日間1,000 kcal/日の静脈栄養，その後7

表3 リハ栄養評価のポイント

・栄養障害を認めるか評価する．何が原因か評価する．
・サルコペニア（広義）を認めるか評価する．何が原因か評価する．
・摂食・嚥下障害を認めるか評価する．
・現在の栄養管理は適切か，今後の栄養状態はどうなりそうか判断する．
・機能改善を目標としたリハを実施できる栄養状態か評価する．

表4 サルコペニアへの対応

加齢	・筋トレ・BCAA
活動	・早期離床・経口摂取
飢餓	・適切な栄養管理
侵襲・悪液質・原疾患	・疾患治療・栄養・運動

日間食事＋400 kcal/日の経口栄養剤，対照群は通常の病院の食事とした結果，介入群で骨折に関連した合併症が少なく，術後4カ月以内の死亡が少なかった[10]．

低栄養の慢性閉塞性肺疾患患者に低強度運動療法と1日400 kcalの栄養剤経口摂取を12週間行った結果，通常の食事のみの対照群と比較して体重，呼吸機能，大腿四頭筋筋力，6分間歩行距離，QOL，CRPに有意な改善を認めた[11]．

レジスタンストレーニング終了後30分以内に，分岐鎖アミノ酸（BCAA）2 g以上，蛋白質10 g程度を糖質と一緒に摂取すると，筋肉の蛋白合成量が増加する．そのため，BCAAを2 g以上含む栄養剤を機能訓練室で飲むことで，筋肉量と筋力の増加を目指す取り組みが行われている[12]．回復期リハ病棟では，すべての低栄養患者に機能訓練室で栄養剤を提供することが，訓練効果を高めるために望ましいと考える．

リハビリテーション栄養評価とサルコペニアの対応

リハ栄養評価のポイントは**表3**の5つである．これらを評価しなければ，レジスタンストレーニングや持久力増強訓練などの積極的な機能訓練を実施できるかどうかを判断できない．積極的な機能訓練を実施できるのは，今後の栄養状態が維持もしくは改善すると予測される場合だけである．今後の栄養状態が悪化すると予測される場合，積極的な機能訓練は禁忌であり，機能維持もしくは機能悪化の軽減を目標とする．

サルコペニアの原因別の対応を**表4**に示す．サルコペニアの原因によって，レジスタンストレーニングが必要な場合と禁忌の場合がある．飢餓によるサルコペニアの場合，適切な栄養管理が治療となる．侵襲，悪液質，原疾患によるサルコペニアの場合には，疾患の治療が最も重要である．つまり，サルコペニアの原因を1つずつ評価したうえで，原因に見合ったリハ栄養の対応が求められる．

文献

1) 障害者福祉研究会：ICF 国際生活機能分類—国際障害分類改定版—，中央法規，2002，p17，85-89.
2) Kaiser MJ et al：Frequency of malnutrition in older adults：a multinational perspective using the Mini Nutritional Assessment. *J Am Geriatr Soc* **58**：1734-1738, 2010.
3) Foley NC et al：A review of the relationship between dysphagia and malnutrition following stroke. *J Rehabil Med* **41**：707-713, 2009.
4) 横山絵里子，中野明子：血管性認知障害のリハビリテーション—慢性期脳卒中の栄養状態と認知機能，運動機能の検討—．脳卒中 **32**：634-640, 2010.
5) Akner G, Cederholm T：Treatment of protein-energy malnutrition in chronic nonmalignant disorders. *Am J Clin Nutr* **74**：6-24, 2001.
6) 若林秀隆，佐鹿博信：入院患者における廃用症候群の程度と栄養障害の関連：横断研究．臨床リハ **20**：781-785, 2011.
7) Ainsworth BE et al：2011 Compendium of physical activities：a second update of codes and MET values. *Med Sci Sports Exerc* **43**：1575-1581, 2011.
8) Rabadi MH et al：Intensive nutritional supplements can improve outcomes in stroke. *Neurology* **71**：1856-1861, 2008.
9) Ha L et al：Individual, nutritional support prevents undernutrition, increases muscle strength and improves QoL among elderly at nutritional risk hospitalized for acute stroke：a randomized, controlled trial. *Clin Nutr* **29**：567-573, 2010.
10) Eneroth M et al：Nutritional supplementation decreases hip fracture-related complications. *Clin Orthop Relat Res* **451**：212-217, 2006.
11) Sugawara K et al：Effects of nutritional supplementation combined with low-intensity exercise in malnourished patients with COPD. *Respir Med* **104**：1883-1889, 2010.
12) 澤田篤史：北海道済正解小樽病院におけるリハビリテーション直後のプロテイン摂取の取り組み．リハビリテーション栄養ケーススタディ—臨床で成果を出せる 30 症例（若林秀隆編著），医歯薬出版，2011, pp13-20.

②運動療法

厚生連海南病院リハビリテーション科
飯田有輝

> **ポイント**
> ○サルコペニアは筋量と筋力が低下した病態であり，運動療法はその優れた治療法の1つである．
> ○レジスタンストレーニングと持久性トレーニングでは，筋の代謝や組織学的変化に与える影響は異なる．
> ○病態により運動療法の方法や強度を考慮し，適切な負荷量を設定する．

サルコペニアと運動療法

　サルコペニアは，筋量と筋力ならびに機能が徐々にかつ全身的に低下する現象で，筋減弱症とも表現される．サルコペニアの診断基準は，①筋量が減少していることに，②筋力低下，もしくは，③運動機能低下が伴うこととされ，その原因には，加齢に伴う原発性と，活動低下，飢餓，疾病に由来する二次性がある[1]．サルコペニアの対応は，病態を把握し，いかに筋蛋白同化作用を促進し異化作用を抑えていくかが鍵である．運動療法は栄養管理などと併せて適切に処方されれば優れた効果があり，筋量や筋力を増加させるための重要な治療手段となる（**図1**）[2]．本稿では，サルコペニアの病態と運動療法の効果について基本的な考え方を概括したい．

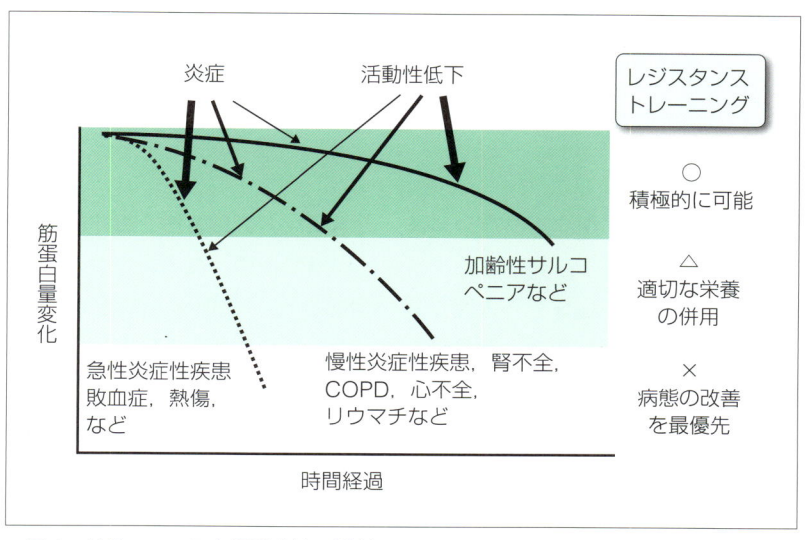

図1　サルコペニアと運動療法の関係

サルコペニアの分類別にみた運動療法

(1) 原発性サルコペニアと運動療法

　原発性サルコペニアは加齢に伴い徐々に発生する筋量減少ならびに筋力低下である．原因は，活動量低下，低栄養，内分泌系の変化，支配運動単位の減少，酸化ストレスの増加，筋衛星細胞の減少などにより，筋量を一定に維持する制御機構が機能不全に陥った状態と考えられている[3]．高齢者では，筋蛋白代謝の指標である窒素平衡は平常時でも負であり，安静臥床が続くと十分な食事摂取下でも，筋蛋白合成，筋量，筋力はさらに低下する[4]．一般に，原発性サルコペニアには積極的なレジスタンストレーニングが推奨されている．しかし高齢者では筋蛋白合成能は低下しており，運動負荷後も同化作用は低い状態である[5]．したがって，トレーニング時に，蛋白合成を促進するアミノ酸やビタミンやホルモンの摂取ならびに薬物投与を併用し，同化作用を促すと効果的である[6]．

(2) 二次性サルコペニアと運動療法

①廃用症候群

　安静臥床など不活動を続けることで，下肢の抗重力筋を中心に筋力低下が発生する．1週間の不活動で10〜15％程度の筋力低下が発生するとされ，筋力維持には最大筋力の20〜30％，筋力増強には30％以上が必要となる[7]．また，20日間の臥床で最大酸素摂取量が約30％低下すると報告されている[8]．若年健常者ではトレーニングにより安静以前の状態に戻ることが示されているが，高齢者では時間がかかり困難であることが多い．対応策は，可及的早期に離床を進め，これらの病態を招聘しないよう予防することである．

②飢餓

　インスリンやアミノ酸などのホルモンや栄養素を十分に摂取できないと筋蛋白産生能は50％にまで低下する[9]．また，飢餓状態では分子レベルでシグナル伝達系の低下を認め，蛋白合成能が安静時以下まで抑制される[10]．このため，飢餓時は運動療法の適応ではない．しかし，アミノ酸の供給によりただちに蛋白合成が認められることから[10]，適切な栄養介入により飢餓が是正され次第，速やかに運動療法を開始するべきである．

③疾病

　侵襲：重症感染症や熱傷，大手術などの侵襲後，異化亢進が骨格筋に及び，全身性の筋力低下が発生する[11]．異化作用の指標となる炎症性サイトカインは，強い侵襲に身体がさらされると産生量が増加し[12]，細胞内シグナル伝達系を介して筋蛋白分解，アポトーシスなどを誘発する[13,14]．このような異化作用で失われる筋蛋白の量は1日に75g以上とされるが，集中治療室（ICU）で管理されるような重症患者では1日に250gにも及び，筋線維では1日に750〜1,000gの喪失になるとされる[15]．また，重症患者では神経伝達速度の低下もみられ筋力発揮に影響を及ぼす．対策として，炎

表1 運動様式の違いによる負荷と強度

レジスタンストレーニング

負荷	強度		回数		頻度
	%1RM	Borg指数	1セット当たり（回）	セット数（回）	1週当たり（日）
軽度	20〜40	10〜11	8〜15	1〜3	2〜3
中等度	40〜60	11〜13	8〜15	1〜3	2〜3
高強度	60〜80	13〜16	8〜15	1	2〜3

持久性トレーニング

負荷	強度			時間（分）	頻度	
	%peak $\dot{V}O_2$	カルボーネン係数	Borg指数		1日当たり（回）	1週当たり（日）
軽度	20〜40	0.3〜0.4	10〜11	5〜10	1〜3	3〜5
中等度	40〜60	0.4〜0.6	11〜13	15〜30	1〜2	3〜5
高度	60〜70	0.6〜0.7	13	20〜60	1〜2	3〜5

症などの異化状態を見極め，厳格な栄養管理と疾病に対するリスク管理を行い，早期離床を促すことが重要である．

悪液質：悪液質は，がんをはじめ，心不全や腎不全，糖尿病などの慢性疾患が進行し，全身性に異化作用が亢進した低栄養状態である．背景には炎症性サイトカイン産生増加や神経内分泌系異常などがあり，運動療法のみの改善効果は期待できない．特に不応性悪液質はエネルギー消費量も著減すること[16]から運動療法は禁忌と考え，ADLや機能の維持を目的とする．前悪液質ならびに悪液質では，体重減少が落ち着いていれば適正な栄養管理のもと，運動療法を行う．負荷量は相対的に考えるべきだが，高強度の設定（最大負荷の60〜80%）であれば抗炎症効果が期待できる．

運動療法の実際

運動療法は，レジスタンストレーニングと持久性トレーニング，およびウォーミングアップとクールダウンで構成される．運動様式の違いによる負荷と強度を**表1**に示す．

(1) レジスタンストレーニング

レジスタンストレーニングは，筋力や筋持久力および基礎代謝率を増加させ，活動時の主観的疲労度が減少する．その結果，日常生活における活動範囲を広げる．また，炎症性サイトカインの産生抑制効果も示されている[17]．対象となる筋は，抗重力筋として働く下肢筋群や日常生活上よく用いる上肢筋群などである．

サルコペニアの患者でレジスタンストレーニング施行上留意すべき点は運動強度であり，栄養や代謝の状態に見合った負荷量となるよう注意する．レジスタンストレーニングの強度は1回反復できる最大の負荷量（1 repetition maximum；1 RM）に対する割合で処方される．具体的な処方強度は1RMの30〜50%で，1回の筋収縮時間は3〜5秒，10〜15回を1セットとして1〜3セット行う．主観的運動強度を用いる場合は，Borg指数（**表2**）で11〜13（ややきつい）を上限とし，痛みや不快感のな

表2 Borg指数

6	
7	非常に楽
8	
9	とても楽
10	
11	楽
12	
13	ややきつい
14	
15	きつい
16	
17	とてもきつい
18	
19	非常にきつい
20	

表3 カルボーネン法

〈カルボーネンの式〉
目標心拍数＝(予測最大心拍数－安静時心拍数)×定数＋安静時心拍数
＊予測最大心拍数＝220－年齢
＊定数：低栄養患者の場合0.3～0.5
例：年齢70歳，安静時心拍数80拍/分の患者で定数を0.4とした場合，運動時の目標心拍数は？
予測最大心拍数＝220－70＝150
目標心拍数＝(150－80)×0.4＋80＝28＋80＝108
108拍/分の心拍数がこの患者の適正な運動強度になる．

(アメリカスポーツ医学会，2011)[18]

い最大運動範囲とする．しかし急激に強めのトレーニングを開始するのではなく，最初の数週間は結合組織が運動に適応するまで，軽い重垂バンド(0.5～1.0 kg)やフリーウェイトなどを用いた低強度とし，筋や骨関節系だけでなく心臓への負担にも配慮しながら徐々に負荷量を上げていく．単関節の運動ではなく，多関節運動が望ましい．

(2) 持久性トレーニング

持久性トレーニングは，心肺機能など運動耐容能やさまざまな代謝異常を改善する．また，嫌気性代謝閾値(anaerobic threshold；AT)レベル以下の有酸素運動(表1，中等度の負荷)は，①乳酸の持続的上昇が少なく代謝性アシドーシスを起こしにくい，②換気亢進や息切れが生じにくく長時間運動可能である，③血中カテコラミンの増加が少なく心臓や代謝に悪影響が少ない，などから低栄養に対する運動強度として好ましいと考えられる．具体的には最大酸素摂取量の40～60％，最大心拍数の50～70％とする．最大心拍数予備法が有用であり，カルボーネンの式(表3)を用い，定数＝0.3～0.5で求めた心拍数を目標にして運度負荷を行う[18]．自覚的運動強度では，Borg指数で11～13(ややきつい)がATレベルと関連し運動強度として望ましい．

運動方法は，トレッドミルや自転車エルゴメータ，ウォーキングなどを用いる．1回30分以上で，頻度は週3回程度行うことが推奨される．しかし，高齢者や低栄養患者では高負荷と低負荷を繰り返すインターバルトレーニングや，1回10分間ほどの運動を1日に数回行う低負荷高頻度トレーニングでもよい[18]．運動強度の増加にあたっては慎重に行い，まず負荷量よりも時間を増やす．

(3) ウォームアップ，クールダウン

運動の実施にあたり，ウォームアップ，クールダウンを行う．ウォームアップは主運動に先んじて，ストレッチ体操ならびに低強度の運動を5～10分ゆっくりと行っておくことで，運動筋の血液循環の促進，運動中の骨格筋障害ならびに筋疲労予防を図る[18]．クールダウンは，急激に運動を停止せず徐々に強度を減少させることにより，静脈還流低下の予防，乳酸代謝の促進，カテコラミン上昇の抑制を目的とする．

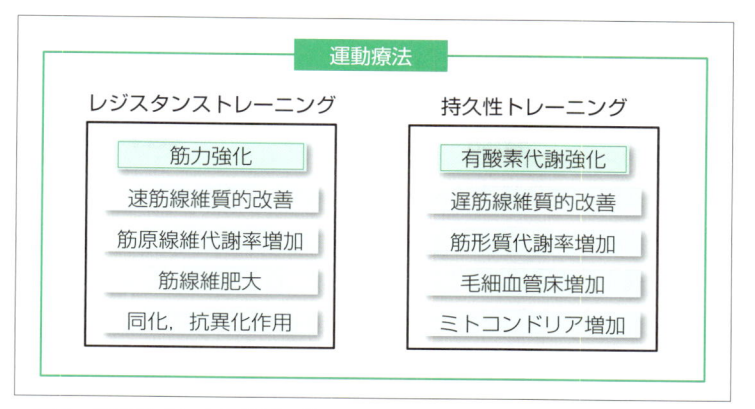

図2 運動様式による効果の違い

(4) 運動時のエネルギー消費量

運動時のエネルギー消費量は，活動強度が安静時の何倍に相当するかを示す単位メッツ（p58参照）を用いて，以下の式から求めることができる[18]．

運動中のエネルギー消費量（kcal）＝1.05×体重（kg）×メッツ×運動時間（h）

たとえば，体重50 kgの患者が4メッツの運動を20分間行うと，上記の式から運動により70kcalのエネルギーを消費したことになる．低栄養の患者に運動療法を行う場合，エネルギーの消費量と摂取量の出納バランスが適正に保たれるよう検討しながら進めていくことが重要である．

(5) レジスタンストレーニングか持久性トレーニングか

運動療法にはレジスタンストレーニングと持久性トレーニングがあるが，この2つの運動様式が骨格筋局所の代謝や組織学的変化に与える影響は大きく異なる（図2）[19]．

レジスタンストレーニングは筋線維を肥大させ筋力を増加させるが，持久性トレーニングは筋形質中の毛細血管やミトコンドリアの増加により有酸素代謝能を改善させる．どちらの運動様式でもインスリン感受性は改善するが，高強度のレジスタンストレーニングでは運動時に一過性のインスリン抵抗性増大を認め[20,21]，結果的に全身性のインスリン過剰状態となり筋蛋白合成を惹起する．ただし，このようなインスリンによる筋蛋白合成は非活動筋では認められない[22]．また，筋量維持に重要な役割をもつインスリン様成長因子1の分泌は，レジスタンストレーニングで認められる[22]．

持久性トレーニングでは，インスリン抵抗性や耐糖能の改善に加えて，心肺機能や血管内皮機能の改善がみられる．高齢者では，レジスタンストレーニングと持久性トレーニングを組み合わせることで，レジスタンストレーニング単独の場合の半分の負荷量で同等の効果が得られると報告されており[23]，2つの運動様式を組み合わせて行うことの重要性が示されている．

(6) トレーニング期間

筋肥大により筋力は増大するが，筋肥大が起きるには一定期間のトレーニングが必要である．トレーニング開始後すぐの筋出力増加は，神経に対する筋線維の参加率，すなわち運動単位参画パターンの改善によるものであり，筋肥大を得るには2週から1カ月以上トレーニングを続ける必要がある[24]．若年健常者と比較して，高齢者で

は運動単位の改善は同程度だが，筋肥大効果は低下している．

また，よく鍛錬された者でも完全に運動をしなくなると，トレーニングで得られた効果は4週ほどで半減し，10週ほどでトレーニング開始前に戻るとされる[25]．しかし，運動頻度が減っても運動強度を保てばトレーニング効果は維持されることが示されている[18]．運動強度を保ちつつ，週2～3回のトレーニングを続けることが必要である．

おわりに

サルコペニアの病態と運動療法の具体的方法について述べた．運動療法は単に廃用症候群からの脱却だけではなく，サルコペニアの優れた予防・治療手段の1つであるという認識が重要である．サルコペニアの対応として，原疾患の治療に併せ，適正な栄養管理，摂食・嚥下リハ，運動療法，ならびに薬物療法が重要であり，これらのうちどれが欠けても治療効果は小さくなると考えられる．増加しつつあるこの複雑な病態に対し，より高い治療効果を発揮するためには多職種チームによる包括的介入が重要になることは間違いない．

文献

1) Cruz-Jentoft A et al : Sarcopenia : European consensus on definition and diagnosis. Report of the European Working Group on Sarcopenia in Older People. *Age Ageing* **39** : 412-423, 2010.
2) Thomas DR : Loss of skeletal muscle mass in aging : Examining the relationship of starvation, sarcopenia and cachexia. *Clin Nutr* **26** : 389-399, 2007.
3) Muscaritoli M et al : Consensus definition of sarcopenia, cachexia and pre-cachexia : Joint document elaborated by Special Interest Groups(SIG)"cachexia-anorexia in chronic wasting diseases"and "nutrition in geriatrics". *Clin Nutr* **29** : 154-159, 2010.
4) Kortebein P et al : Effect of 10 days of bed rest on skeletal muscle in healthy older adults. *JAMA* **297** : 1772-1774, 2007.
5) Kumar V et al : Age-related differences in the dose-response of muscle protein synthesis to resistance exercise in young and old men. *J Physiol* **587** : 211-217, 2009.
6) Fiatarone MA et al : Exercise Training and Nutritional Supplementation for Physical Frailty in Very Elderly People. *N Engl J Med* **330** : 1769 -1775, 1994.
7) 佐浦隆一・他：無動・不動による影響（廃用症候群を吟味する—無動・不動，低活動，臥床の影響の理解と予防）．*MB Med Reha* **72** : 5-11, 2006.
8) Saltin B et al : Response to exercise after bed rest and after training. *Circulation* **38** (5S) : Ⅶ 1-78, 1968.
9) Rannels DE et al : Effect of starvation on initiation of protein synthesis in skeletal muscle and heart. *Am J physiol Aug* **235** : E126-E133, 1978.
10) Davis TA et al : Developmental changes in the feeding-induced stimulation of translation initiation in muscle of neonatal pigs. *Am J Physiol Endocrinol Metab* **279** : E1226-E1234, 2000.
11) Puthucheary Z et al : Structure to function : muscle failure in critically ill patients. *J Physiol* **588** : 4641-4648, 2010.
12) Iida Y et al : Body mass index is negatively correlated with respiratory muscle weakness and interleukin-6 production after coronary artery bypass grafting. *J Crit Care* **25** : 172.E1-172.E8, 2010.
13) Hasselgren PO et al : Muscle cachexia : current concepts of intracellular mechanisms and molecular regulation. *World J Surg* **24** : 1452-1459, 2000.
14) Chai J et al : Role of ubiquitin-proteasome pathway in skeletal muscle wasting in rats with endotoxemia. *Crit Care Med* **31** : 1802-1807, 2003.
15) Burnham EL et al : Myopathies in Critical Illness : Characterization and Nutritional As-

pects. *J Nutr* **135** : 1818S-1823S, 2005.
16) 東口髙志 : がん悪液質の代謝動態からみた栄養管理. 臨床栄養 **113** : 602-607, 2008.
17) Greiwe JS et al : Resistance exercise decreases skeletal muscle tumor necrosis factor α in frail elderly humans. *FASEB J* **15** : 475-482, 2001.
18) アメリカスポーツ医学会 : 運動処方の指針, 第8版, 南江堂, 2011.
19) Seene T, Kaasik P : Role of Exercise Therapy in Prevention of Decline in Aging Muscle Function : Glucocorticoid Myopathy and Unloading. *J Aging Res* **2012** : 172492, Epub Jun 17, 2012.
20) Thorell A et al : Exercise and insulin cause Glut-4 translocation in human skeletal muscle. *Am J Physiol* **277** : E733-E741, 1999.
21) kirwan RK et al : Eccentric exercise induces transient insulin resistance in healthy individuals. *J Appl Physiol* **70** : 2197-2202, 1992.
22) Fluckey JD et al : Pancreatic islet insulin secretion is increased after resistance exercise in rats. *J Appl Physiol* **79** : 1100-1105, 1995.
23) Wood RH et al : Concurrent cardiovascular and resistance training in healthy older adults. *Med Sci Sports Exerc* **33** : 1751-1758, 2001.
24) Ikai M et al : A study on training effect on strength per unit cross-sectional area of muscle by means of ultrasonic measurement. *Int Z Angew Physiol* **28** : 173-180, 1970.
25) Fringer MN et al : Changes in cardiorespiratory parameters during periods of training and detraining in young female adults. *Med Sci Sports* **6** : 20-25, 1974.

③栄養療法

沖縄リハビリテーションセンター病院内科
吉田貞夫

> **ポイント**
> ○低栄養，サルコペニア，frailtyは，オーバーラップし，相互に関連しあっている．
> ○サルコペニアの防止・治療に，高蛋白食，BCAA，ビタミンD，n-3系多価不飽和脂肪酸などが注目されている．
> ○サルコペニア肥満の背景には，インスリン抵抗性が関与しており，高蛋白食，エネルギー制限，エクササイズが有効である可能性がある．

サルコペニアと低栄養，frailty

　サルコペニアの進行を加速させる要因のなかでも，重要な位置を占めるのが，低栄養である[1,2]．特に高齢者では，低栄養の罹患率が高く，サルコペニアの発生を助長している可能性が示唆される．

　サルコペニアに関連する概念として注目されているのが，frailtyである．frailtyは，高齢者の運動能力低下，転倒・骨折のリスクを表現する概念として提唱されたもので，虚弱，あるいは，脆弱性と訳されることもある．体重減少，疲労感，活動量の減少，歩行速度の低下，筋力低下の5項目のうち，3項目以上に該当するとfrailtyと診断される（**図1**）[3,4]．

　サルコペニア，低栄養，frailtyは，それぞれ単独で存在するのではなく，**図2**のようにオーバーラップしていると考えられている[2,5,6]．すなわち，1人の高齢者に2つ，ないしは3つすべてが共存していることが少なくないのである．栄養アセスメントを行うことは，低栄養のみならず，サルコペニア，frailtyの症例を見つけ出すことにもつながる．

　また，サルコペニア，frailty，低栄養は，相互に影響しあうとも考えられる[6]．サルコペニアはfrailtyの原因ともなり得るし，frailtyから，骨格筋が減少していく可能性も考え得る．同様に，低栄養がサルコペニア，frailtyの原因となるだけでなく，サルコペニアなどによって嚥下機能や姿勢保持が障害されることにより，低栄養となる可能性も否定できない．これら3つの因子が相互に関連することにより，悪循環が形成されることも考えられる．栄養状態の改善を行うことが，この悪循環を断ち切る最短ルートにもなり得る．

サルコペニアの防止・治療に期待される栄養ケア

　サルコペニアの防止・治療を目指して，これまでにさまざまな栄養学的アプローチ

以下の5項目のうち，3項目以上に該当

1. 体重　　　1年で4.5 kg以上減少
2. 疲労感　　自己評価
3. 活動量　　1週間の生活活動量を評価
　　　　　　（男性383 kcal未満，女性270 kcal未満）
4. 歩行速度　15フィート（4.57 m）を歩く時間
　　の低下

男性	女性
身長≦173 cm　7秒以上	身長≦159 cm　7秒以上
身長>173 cm　6秒以上	身長>159 cm　6秒以上

5. 筋力低下　握力で評価

男性		女性	
BMI≦24.0	29.0 kg以下	BMI≦23.0	17.0 kg以下
BMI 24.1〜26.0	30.0 kg以下	BMI 23.1〜26.0	17.3 kg以下
BMI 26.1〜28.0	30.0 kg以下	BMI 26.1〜29.0	18.0 kg以下
BMI>28.0	32.0 kg以下	BMI>29.0	21.0 kg以下

図1　frailtyの診断基準　　　　　　　　　　　　（Fried et al, 2001)[3]（葛谷，2010)[4] を改変

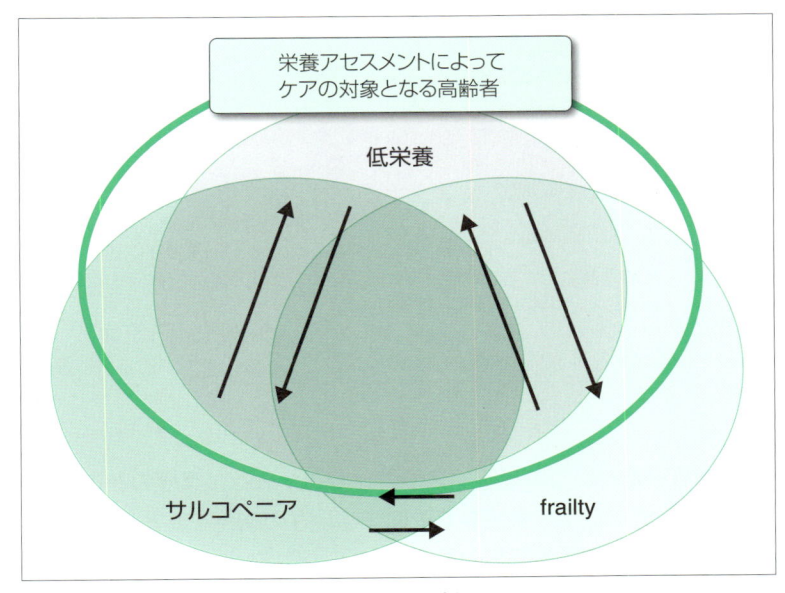

図2　低栄養，サルコペニア，frailtyの関係
（Cruz-Jentoft et al, 2010)[2]（吉田，2011)[5]（Cruz-Jentoft et al, 2010)[6] を改変

が行われている．The Society for Sarcopenia, Cachexia, and Wasting Disease（SSCWD）は，2010年の勧告で，エネルギーと蛋白質をバランスよく摂取すること，1日体重あたり1.0〜1.5 gの蛋白質を摂取すること，ビタミンDが不足している症例では，ビタミンDを補充することなどが，サルコペニアの防止・治療に重要だとしている（**表**)[7]．しかし，これらの項目も含め，栄養学的な介入がサルコペニアを防止・治療

表 The Society for Sarcopenia, Cachexia, and Wasting Disease (SSCWD) 勧告 (2010年)

- 加齢は，食欲低下，蛋白質やエネルギー摂取量の低下，体重減少などと関連している．それによって，筋肉量の減少，死亡率の増加がもたらされる．
- 高齢者では，代謝効率が低下しており，蛋白質合成が行われるためには，若年者に比較し，より多量の蛋白質の摂取が要求される．
- この観点から，蛋白質，エネルギーをバランスよく含む補助食品は，多方面からの治療的アプローチの一環としてサルコペニアの予防，改善に有用である．
- 肥満とサルコペニアを合併する（サルコペニア肥満）症例は，きわめて予後が不良である．このような症例には，徹底したレジスタンストレーニング以外に，適切な栄養学的アプローチは知られていない．
- 高齢男性の15～38％，高齢女性の27～41％では，1日の蛋白質摂取量が必要量に達していない．蛋白質摂取量を増加させるべきである．
- 1日の蛋白質摂取量は，体重1kg当たり1～1.5gとすべきである．
- ロイシンを強化したバランスのよいアミノ酸混合物を食事に追加することが示唆される．
- バランスのよいアミノ酸混合物を摂取した群と，それにさらに運動を加えた群での臨床試験が行われることが推奨される．
- クレアチンは，サルコペニア症例で，運動の効果を増強する可能性がある．
- クレアチンのサルコペニアに対する効果を実証する長期の臨床試験が行われる必要がある．
- サルコペニア症例に対して行われた臨床試験の結果や，確立された人間生理学の知見に基づけば，除脂肪体重（lean body mass; LBM）を増加させるためには，同化療法（anabolic therapies）を受ける症例では，高エネルギー量を摂取する必要がある．高エネルギー量を摂取する必要性から，栄養サポートを行うべきかどうかに関しては，個別の判断が必要となる．
- サルコペニア症例に対して行われた臨床試験の結果や，生理学的な仮説に基づけば，最も適切に筋肉量を増加させるためには，同化療法を受ける症例では，おそらく十分な蛋白質量を摂取する必要がある．十分な蛋白質量を摂取する必要性から，栄養サポートを行うべきかどうかに関しては，個別の判断が必要となる．
- 上記の仮説を検証するためには，しかるべき説得力のある臨床試験が行われる必要がある．
- すべてのサルコペニア症例で，25（OH）ビタミンDの血中濃度を測定すべきである．
- 補助的な治療として，25（OH）ビタミンDの血中濃度が100 nmol/l を超えるように，十分な量のビタミンDを補充するべきである．
- ビタミンDの補充は，ビタミンD_2でもD_3でもよい．
- 1週間に50,000 IUのビタミンD摂取は，安全である．
- 短期のレジスタンストレーニングは，筋力，歩行速度を改善させる．
- 有酸素運動は，質調整生存年（QALY；生活の質と生存年の積で求められる健康評価指標）を改善するとともに，コスト効果がよい．
- フィジカルフィットネスは，疫学的にも健康増進効果がある．
- 1回20～30分で週3回のレジスタンストレーニングおよび有酸素運動が推奨される．

(Morley et al, 2010)[7] を筆者訳

し得たというエビデンスやコンセンサスは，実際のところまだほとんど確立されていない[8]．以下，各栄養素に関する現在の知見をまとめた．

(1) 蛋白質・アミノ酸

　高齢者では，食事摂取量や嗜好の変化などから，蛋白質摂取量が減少しているほか，体内での蛋白合成効率が低下しているため，サルコペニアの防止・治療のため，より多くの蛋白質摂取を心がける必要があるといわれている．上記でも述べたが，SSCWD勧告では，1日体重あたり1.0～1.5gの蛋白質の摂取が推奨されている[7]．

　別の研究で，若年者では，7.5g程度の必須アミノ酸の摂取により筋蛋白の合成が促進されるが，高齢者で同程度の筋蛋白合成が行われるためには，より多い10g程度の必須アミノ酸を摂取しなければならないことが報告されている．Paddon-Jonesらは，毎食10g以上の必須アミノ酸を摂取するためには，1食あたり25～30g，合計75～90g/日の蛋白質を摂取すべきであるとしている[9]．

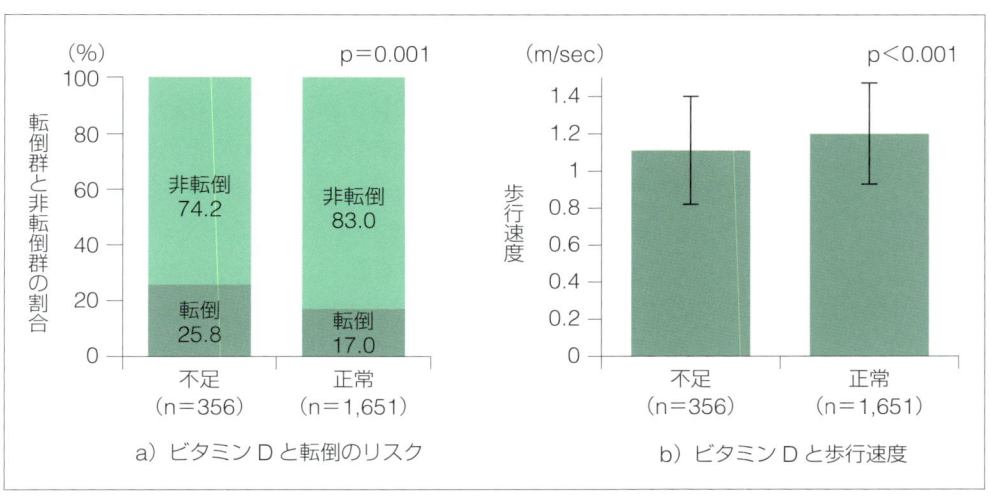

図3 日本の高齢女性における血清ビタミンD濃度と転倒のリスク（a），歩行速度（b）
(Suzuki et al, 2008)[11]

しかしながら，高齢者は加齢により腎機能が低下していることも少なくない．多量の蛋白質摂取がさらなる腎機能低下を引き起こす可能性もある．上記のような高蛋白食を日常的に長期間摂取することはあまり現実的ではない．

そこで，注目されているのが，分岐鎖アミノ酸（branched chain amino acids；BCAA）の1つであるロイシンなどを強化した補助食品である．BCAAの有用性に関しても，いまだコンセンサスは確立されていないが，最近わが国で行われた研究では，女性の在宅高齢者で，エクササイズとともにロイシンを強化した必須アミノ酸混合物3gを1日2回，3カ月にわたって摂取した群は，下肢の筋肉量が増加し，膝伸展筋力，歩行速度も改善した．特に，膝伸展筋力はエクササイズ単独群では有意な改善が認められなかったのに対し，必須アミノ酸混合物摂取群では有意な改善が認められた[10]．

（2）ビタミンD

ビタミンDが骨代謝に重要であることは古くから知られているが，近年，骨格筋の維持にも重要であることがわかってきた．高齢者では，血中のビタミンD濃度が低下することがある．Suzukiらの報告によれば，血清ビタミンDが20μg/l未満となるビタミンD不足は，高齢女性の17.7％に認められ，ビタミンD不足群は，転倒したことがある者の割合が有意に高く（図3），転倒を繰り返す傾向があることもわかった．ビタミンD不足群では，握力，歩行速度，血清アルブミン値なども，より低値を示した[11]．

ビタミンDの補充は筋力の回復，転倒リスクの軽減，さらには死亡率の低下につながるという研究結果がある[12,13]．SSCWD勧告では，サルコペニアの全症例でビタミンD濃度を測定し，100 nmol/l（およそ40μg/l）未満の症例では，ビタミンDの補充を行うべきであるとしているが[7]，わが国では，サルコペニア症例でのビタミンDの測定は，保険適応外とされているため，臨床の場で測定することは困難である．

（3）その他の栄養素

近年，サルコペニアの防止・治療への応用が注目されているのが，イワシなどの魚

に多く含まれる EPA，DHA などの n-3 系多価不飽和脂肪酸である．これらには，抗炎症作用があることが知られており，イワシなどの魚を比較的多めに摂取していた高齢者で握力の低下が抑制されたとの報告があるほか[14]，EPA 1.86 g と DHA 1.50 g を 8 週間摂取することにより，筋蛋白の合成が促進されたとの報告がある[15]．

SSCWD 勧告では，クレアチンの補充が，リハの効果を増強する可能性があるとの記載がある[7]．クレアチンは生体内において，クレアチン・リン酸に変換され，筋収縮のエネルギー源となり，筋力を増強する．

そのほか，さまざまな抗酸化物質[16]，ウルソール酸[17] などの補充が，サルコペニア戦略の候補となるのかといった研究が進められているところである．

(4) 包括的な栄養介入

Yamada らは，レジスタンストレーニングを行う在宅高齢者で，ビタミン D，蛋白質 10 g，BCAA などを含有する補助食品を週 3 回，3 カ月間にわたって摂取することにより，摂取しなかった群と比較し，骨格筋指数，最大歩行速度が増加し，サルコペニアの罹患率も減少したと報告している[18]．レジスタンストレーニングと，複数の栄養素の補充を行う包括的な介入が，サルコペニアの防止・治療戦略の主力となる可能性も考えられる．

サルコペニア肥満とインスリン抵抗性

高齢者などにおいて，サルコペニアと体脂肪増加（肥満）が共存した状態がしばしば問題となる．サルコペニア肥満（sarcopenic obesity）である[19]．体重が増加しているにもかかわらず，骨格筋が減少することにより，転倒・骨折などのリスクがきわめて高い．その背景には，インスリン抵抗性などの関与が示唆されている．韓国の 65 歳以上の高齢者のコホート，Korean Longitudinal Study on Health and Aging (KLoSHA)のデータでは，サルコペニア肥満の罹患率は男性で 35.1%，女性で 48.1% だった．サルコペニア肥満の高齢者はサルコペニア単独，肥満単独，正常の体格の高齢者に比較し，インスリン抵抗性の指標である HOMA-R の値が有意に高かった[20]．

このような症例では，どのように栄養管理を行えばよいのだろうか．摂取エネルギーを制限し，エクササイズを行うことにより体脂肪を減少させることができれば，身体機能やインスリン抵抗性が改善する可能性がある．しかしこの際，安易に食事摂取量を減量することにより，サルコペニアが進行する可能性も否定できない．

また，高齢者では，体重減少が死亡率の上昇につながるため，むしろ肥満のある高齢者のほうが生命予後がよいという逆説的な現象が知られており，肥満パラドックスとよばれている．スウェーデンで公的サービスを受けている在宅高齢者 353 名を 3 年間追跡調査した研究では，BMI 20 kg/m^2 未満の低体重群では死亡率は 50%，20～28 kg/m^2 の群では死亡率は 35%，28 kg/m^2 以上の肥満群では死亡率は 27% と最も低かった[21]．

Evans らは，骨格筋量を減少させることなく，体重を減少させるために，レジスタンストレーニングを行うとともに，蛋白質摂取量を体重あたり 1.6 g/日と増量する管理法を提唱している[22]．BCAA もインスリン抵抗性を改善させる作用があり，サルコ

ペニア肥満の治療への効果が期待されている．今後，さらなる研究が進み，サルコペニア肥満の症例を安全に管理できるガイドラインの作成が待たれる．

文献

1) Muscaritoli M et al：Consensus definition of sarcopenia, cachexia and pre-cachexia. *Clin Nutr* **29**：154-159, 2010.
2) Cruz-Jentoft AJ et al：European consensus on definition and diagnosis：Report of the European Working Group on Sarcopenia in Older People. *Age Ageing* **39**：412-423, 2010.
3) Fried LP et al：Frailty in older adults：Evidence for a phenotype. *J Gerontol A Biol Sci Med Sci* **56**：M146-156, 2001.
4) 葛谷雅文：ライフステージ別栄養アセスメント：高齢者. 臨床栄養別冊 ワンステップアップ栄養アセスメント応用編, 医歯薬出版, 2010.
5) 吉田貞夫：どうして低栄養になるの？ 低栄養の病態と背景. ニュートリションケア増刊 ベッドサイド栄養管理のはじめかた, メディカ出版, 2011.
6) Cruz-Jentoft AJ et al：Understanding sarcopenia as a geriatric syndrome. *Curr Opin Clin Nutr Metab Care* **13**：1-7, 2010.
7) Morley JE et al：Society for Sarcopenia, Cachexia, and Wasting Disease. Nutritional recommendations for the management of sarcopenia. *J Am Med Dir Assoc* **11**：391-396, 2010.
8) Millward DJ：Nutrition and sarcopenia：evidence for an interaction. *Proc Nutr Soc* **19**：1-10, 2012.
9) Paddon-Jones D et al：Dietary protein recommendations and the prevention of sarcopenia. *Curr Opin Clin Nutr Metab Care* **12**：86-90, 2009.
10) Kim HK et al：Effects of exercise and amino acid supplementation on body composition and physical function in community-dwelling elderly Japanese sarcopenic women：a randomized controlled trial. *J Am Geriatr Soc* **60**：16-23, 2012.
11) Suzuki T et al：Low serum 25-hydroxyvitamin D levels associated with falls among Japanese community-dwelling elderly. *J Bone Miner Res* **23**：1309-1317, 2008.
12) Bischoff-Ferrari HA et al：Effect of vitamin D on falls：A meta-analysis. *JAMA* **291**：1999-2006, 2004.
13) Autier P et al：Vitamin D supplementation and total mortality：A meta-analysis of randomized controlled trials. *Arch Intern Med* **167**：1730-1737, 2007.
14) Robinson SM et al：Diet and its relationship with grip strength in community-dwelling older men and women：the Hertfordshire cohort study. *J Am Geriatr Soc* **56**：84-90, 2008.
15) Smith GI et al：Dietary omega-3 fatty acid supplementation increases the rate of muscle protein synthesis in older adults：a randomized controlled trial. *Am J Clin Nutr* **93**：402-412, 2011.
16) Cerullo F et al：Rationale for antioxidant supplementation in sarcopenia. *J Aging Res* **2012**：316943, 2012.
17) Kunkel SD et al：mRNA expression signatures of human skeletal muscle atrophy identify a natural compound that increases muscle mass. *Cell Metabolism* **13**：627-638, 2011.
18) Yamada M et al：Nutritional supplementation during resistant training improved skeletal muscle mass in community-dwelling frail older adults. *J Frailty Aging* **1**：64-70, 2012.
19) Roubenoff R：Sarcopenic Obesity：The Confluence of Two Epidemics. *Obes Res* **12**：887-888, 2004.
20) Lim S et al：Sarcopenic obesity：prevalence and association with metabolic syndrome in the Korean Longitudinal Study on Health and Aging (KLoSHA). *Diabetes Care* **33**：1652-1654, 2010.
21) Saletti A et al：Nutritional status and a 3-year follow-up in elderly receiving support at home. *Gerontology* **51**：192-198, 2005.
22) Evans WJ：Protein nutrition, exercise and aging. *J Am Coll Nutr* **23**：601S-609S, 2004.

④薬物療法

日本大学薬学部薬物治療学研究室
林　宏行

> **ポイント**
> ○加齢に伴うサルコペニアではホルモン補充療法が検討されている．
> ○インスリン抵抗性はサルコペニアの病態を悪化させる可能性があり，適切な対応が求められる．
> ○薬物療法の感受性は個々によって異なる．サルコペニアの成因を見極め個別性に配慮した薬物療法の実施が肝要である．

はじめに

　サルコペニアとは筋減弱症である．筋肉が減少すると日常動作も困難となり寝たきりの原因になることもある．一般的に加齢とともにホルモンバランスは変化する．特に筋肉合成を促進する成長ホルモン（growth hormone；GH）やインスリン様成長因子（Insulin like growth factors；IGF-1）の分泌は加齢とともに低下（ソマトポーズといわれる）し，サルコペニアが惹起される．これは一般的な「（狭義の）サルコペニア」である．

　一方，広義のサルコペニア（ミオペニアともよばれる）は，加齢によらず筋肉が減少したすべての状態をいう[1]．すなわち心不全や慢性閉塞性肺疾患（COPD），がん患者などでは悪液質を伴い筋肉減少が生じる．また，高度の侵襲による蛋白異化の亢進やベッド上安静による不活動で筋肉減少を生じる場合もある．これらを広義のサルコペニアと考える．筋肉は刺激されることで筋原線維が増加し，筋細胞自体が肥大し筋肉は太くなる．栄養が滞ったり，炎症が起こったりすれば，筋肉の合成あるいは再生に支障をきたす．栄養管理では，同化と異化といった言葉が使われる．同化は蛋白の合成や再生が分解を上回った状態である．

　本稿ではサルコペニアに対して筋肉の合成や再生あるいは分解を抑制する薬物療法のメカニズムおよび現在までに得られている効果や副作用などについて概説する．

ホルモン補充療法

　加齢によってソマトポーズに代表されるホルモン分泌の変容は，そのことにより多彩な症状を示す．減少したホルモンを投与することでサルコペニアが改善できないか，さまざまな検討が行われている．

（1）成長ホルモン（GH）

　GHの保険診療における適応は，骨端線閉鎖を伴わない成長ホルモン分泌不全性低身長症とターナー症候群で，非常に高価な注射剤である．狭義のサルコペニアに対してGH単独で除脂肪体重の増加やテストステロンを併用して脂肪減少や有酸素運動能力の向上，QOLスコアの改善などが報告されている[2]．これらの効果は組織IGF-1亢進による骨格筋増加やTNF（tumor necrosis factor）-αやIL（interleukin）-1βなどの炎症物質をダウンレギュレーションするといった作用に基づいている．

　一方，GH投与により軟部組織の浮腫や手根管症候群などといった副反応を生じることや後述するインスリン抵抗性の誘導[3]，また費用対効果といった面から，現時点でサルコペニアに対してGHを適用することは現実的な対応ではないと思われる[4]．

（2）インスリン様成長因子（IGF-1）

　IGF-1は保険診療においては，メカセルミン（ソマゾン®）としてインスリン受容体異常症に使用される．男女ともそのピーク濃度は14歳前後で，上限濃度は700～800 ng/ml，下限は200 ng/ml程度とされる．加齢とともにその分泌は減少し，45歳時点ですでにピーク濃度は200 ng/ml，下限は50 ng/ml程度になることが報告されている[5]．IGF-1は筋サテライト細胞の増殖刺激や筋肉を分解するユビキチン・プロテオソーム経路および筋アポトーシス抑制などにより筋肉を合成・維持する．一方，IGF-1は強い細胞増殖作用があり，がん患者への投与は禁忌であるなど効果に対する期待は高いものの，GH同様その使用は現実的ではないと考えられる．

（3）アンドロゲン（テストステロン）

　アンドロゲンは男性ホルモンである．このうち最も強い生理活性をもつのがテストステロンである．テストステロンはサルコペニアに対して最も研究されているホルモン補充療法である．テストステロンの投与により除脂肪体重の増加，握力や手足強度の改善効果が報告されている．この効果は悪液質を伴うサルコペニアにおいても改善報告がみられる[6]．

　テストステロンには，GH，IGF-Iなどの誘起作用や後述するGLUT-4（glucose transporter）の活性化およびIRS-1（insulin receptor substrate-1）を介するインスリン抵抗性改善効果も認められる．一方，副作用として赤血球増多や血栓症，睡眠時無呼吸，前立腺がんなどに注意する必要がある[7]．欧米では，さまざまな投与量，投与方法でテストステロンが用いられているが，効果に濃度依存性があり高濃度ではインスリン抵抗性が増加する，との報告もみられ投与量には注意する必要がある．テストステロンを含むアンドロゲンについては，性機能や身体活動低下などの原因がホルモン低下による症例に限って投与を検討する治療法との意見もある．

（4）エストロゲン

　エストロゲンは女性ホルモンである．思春期に分泌が開始され更年期には急激に低下するホルモンで，閉経後の女性における骨粗鬆症の原因の1つになっている[8]．サルコペニアに対するエストロゲンの投与については，効果が一定でないことや長期間投与の成績が示されていない点，また乳がん発症のリスクがある，などといった問題点が指摘されている[7]．このため，最近では骨粗鬆症に対し選択的エストロゲン受容体モジュレーター（Selective Estrogen Receptor Modulator；SERM）製剤が使用されている．

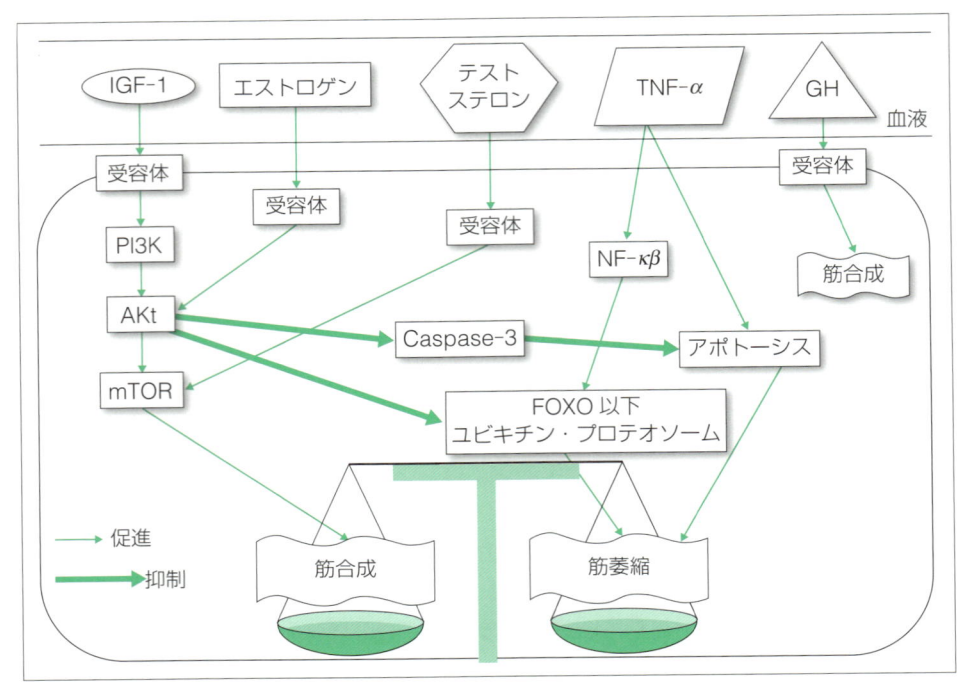

図　ホルモン補充療法における作用点
PI3K (phosphatidylinositol 3-kinase), AKt (Ser/Thr kinase), mTOR (Mammalian target of rapamycin), TNF-α (Tumor necrosis factor-α), NF-κβ (nuclear factor-kappa B), FOXO (Forkhead box O), GH (Growth hormone).

　また，エストロゲンに他のホルモンを加えた製剤が使われている．国外で使われているのはエストロゲン，プロゲステロン，アンドロゲン作用を有するチボロン（tibolone）である．高齢女性における骨折リスクの軽減効果とともに[9]，サルコペニアに対してGHやIGF-1分泌や活性酸素の増強により効果を発揮するとされ，エストロゲンの単独投与に比べ安定した骨吸収抑制作用とともに除脂肪体重の増加および筋力増強効果が報告されている[7]．

　以上，サルコペニアに対してホルモンを補充する薬物療法について述べた．図にホルモン補充療法における作用点の概略を示した．ホルモン補充療法で考慮すべきことは，血中ホルモン濃度は正常値との乖離で単純に評価するべきではないという点である．加齢に伴って基準値が異なりまた日内変動も大きいため測定結果の解釈には注意が必要である．ホルモン補充が適切であるかどうか，患者背景や病態，他の薬物治療の影響などを考慮し総合的な判断が必要であり，常にその適応であるかを吟味する姿勢が求められる．

インスリン抵抗性を改善する薬物療法など

（1）インスリン

　インスリンは多彩な作用をもつ．特にGLUT-4の活性化作用は，糖質を細胞内に取

り込み血糖低下作用を示し，またアミノ酸を骨格筋に取り込み蛋白合成を促進する．一方，加齢に伴いインスリン効果が減弱するいわゆる「インスリン抵抗性」が顕性化するといわれている．これはインスリン分泌の低下とともに，ソマトポーズや不活動などによってインスリンの標的となる骨格筋が減少していることが主な要因である．サルコペニアにとってインスリン抵抗性は，筋細胞内に脂質が蓄積することになり，PI3K（phosphatidylinositol 3-kinase）などの酵素活性低下やcaspase-3といった筋萎縮経路の活性が亢進するため望ましい状態ではない[10]．

また，最近では筋細胞中のミトコンドリア活性の機能低下が報告されている[11]．ミトコンドリアの機能異常は，栄養およびインスリンが充たされ，糖およびアミノ酸の膜移送が十分であるにもかかわらず筋肉合成が行われない，といった知見であり，重要な視点と思われる．さらにインスリン抵抗性に対してインスリン自体を投与することも生体にとって好ましくない反応を起こすことが明らかとなってきた．これはオートファジー（自浄作用）効果によって説明されている．すなわち崩壊したミトコンドリアの排除が多量のインスリンによって行われず，ミトコンドリア機能はさらに異常を引き起こすとされる．実際，重症患者では多量のインスリン投与によってオートファジーが抑制され予後を悪化させた成績が示されている[12]．

また，心血管障害のハイリスクをもつ2型糖尿病患者では，厳格な血糖コントロールは弊害になる結果も示されている[13]．これにオートファジーが関連しているかどうかは明らかではないが，今後，ミトコンドリア機能との関連について検証が進むものと思われる．したがってサルコペニアのインスリン抵抗性に対して，大量のインスリンを使用することよりもインスリン治療以外の薬物療法に期待がもたれている．

(2) メトホルミン

メトホルミン（メトグルコ®）はビグアナイド系の薬物である．肝臓での糖放出抑制作用と骨格筋での糖の取り込み促進作用によりインスリン感受性を改善する．臨床的なコホート研究であるUKPDSでは，ビグアナイド系のメトホルミン投与が糖尿病関連死，心筋梗塞，脳卒中を減少させることが報告されている[14]．ビグアナイド系は他剤に比べて体重増加をきたしにくいといった特徴があり，主に肥満を合併した糖尿病患者に使用され，欧米の糖尿病ガイドラインでは第一選択薬となっている．2型糖尿病や心不全を伴うサルコペニアに対して使用されている．その作用は骨格筋のAMPキナーゼに続くPI3K経路活性化およびインスリン非依存性のGLUT-4活性化によるアミノ酸の細胞内取り込みを促進する作用によると考えられている．インスリンを介さない薬理作用はサルコペニアにとって魅力的であるが[15]，この効果は低カロリーと運動療法を凌駕するものではない，といったことも報告されている[16]．

(3) チアゾリジン

チアゾリジン系薬物（アクトス®）は，PPAR-γ（Peroxisome Proliferator-Activated Receptor γ）活性化作用をもつ．PPAR-γは，GLUT-4やPI3Kの活性化亢進および肝臓からの糖放出抑制や炎症反応を亢進するTNF-αの減少などが認められている．糖尿病患者や心不全，がん悪液質患者の筋肉減少を抑制する効果が報告されている．

一方，これらの薬物の副作用として，メトホルミンには乳酸アシドーシス，チアゾリジン系ではナトリウム再吸収による心不全悪化や浮腫，さらに膀胱がん増加といっ

た副作用が知られているため，これらに配慮して適応を考慮するべきである．

(4) クレンブテロール

クレンブテロールはβ刺激剤である．GLUT-4 や PI3K 活性化亢進作用に加え caspase-3 やユビキチン・プロテオソーム経路の抑制による効果とされる．インスリン抵抗性やがん悪液質のサルコペニアに対する筋肉合成および分解抑制効果が報告されている．インスリン抵抗性を示すサルコペニアに対してさまざまな視点から薬物療法が行われている．しかし，これらの知見の多くは欧米人で得られたデータである．欧米人と日本人ではインスリン分泌能自体に相違があるとされる[17]．したがってわが国において欧米人のデータをそのまま適応できるわけではなく，今後，これらの薬物治療においてサルコペニアに対するわが国での知見の集積が必要である[10]．

(5) ACE 阻害剤

ACE 阻害剤（angiotensin-converting enzyme inhibitors；ACE-I）は，左室機能不全患者の全死亡のリスクを低下させるといった成績が示され，心不全の降圧治療における有効性および安全性が確認されている[18]．サルコペニアにおいては，心不全に対して下腿筋力増加や炎症反応の低下，骨格筋への血流増加効果が報告されている[19]．アンジオテンシンの活性化は，TNF-α および IL-6 の増加による NF-κB の活性化や IGF-1 や GLUT-4 の抑制，ユビキチン・プロテオソーム経路活性化などといった筋合成に負の面をもつ．これらを抑制する ACE-I は，中枢神経系に対する食欲や身体活動の向上などの効果も相まって筋面積増加や皮下脂肪抑制といった症状改善に寄与していると考えられる．一方，ACE 阻害剤の投与によってどの程度 IGF-1 濃度が上昇するのかといった筋力改善効果とバイオマーカーとの関連について詳細な検討が必要と考えられる[7]．また ACE-I 同様，ARB（angiotensin-receptor antagonist）についても基礎的研究で骨格筋増強が確認されており[20]，今後の研究結果が待たれる．これらの成績より心不全で高血圧を伴うサルコペニアには，他の降圧剤よりも ACE-I を選択するべきだと思われる．

(6) スタチン

HMG（hydroxymethylglutaryl）-CoA 還元酵素阻害作用によってコレステロール合成を強力に抑制する．スタチンの副作用にミオパチーや横紋筋融解症がよく知られている．これらの副作用があるため，イメージとしては筋肉増強に対してむしろ悪影響を及ぼす薬物と考えられるかもしれない．

一方でスタチン投与と非投与患者の成績では，スタチン投与患者で筋力改善効果が高かったことが報告され，脂質異常症のサルコペニアには投与を考慮してよい薬物と考えられる．スタチンの作用メカニズムには血管内の一酸化窒素増加による抗酸化作用および血管拡張，好中球接着因子の抑制による炎症反応の低下といった効果が考えられている[7]．

(7) ビタミン D

ビタミン D は，肝臓や腎臓，紫外線などにより体内で活性型ビタミン D となり血中のカルシウム濃度を高める作用がある[21]．この作用により骨粗鬆症患者の転倒に対する有用性も検討されている．一方，ビタミン D は筋細胞や筋芽細胞において，筋肉合成を促進する作用をもつことも報告されている[22]．高齢者では副甲状腺ホルモン

（parathyroid hormone；PTH）の亢進によって骨吸収が高まり骨粗鬆症が懸念される[23]，このことによりサルコペニアのリスクが高まる[24]．一方，ビタミンD投与によってPTHは低下することが知られている[25]．したがってビタミンDの測定は日常的ではないが，PTHが高値を示す症例や屋外活動に制限がある患者など，ビタミンDの不足ならびに不活性化が予測される症例にはその補充を考慮するべきだと思われる．

そのほか

サルコペニアに対してグレリン，ミオスタチン阻害剤，プロテオソーム阻害剤，シクロフィリン阻害剤などの薬物療法が検討され，その有用性が期待されている[26]．

おわりに

広義のサルコペニアは，さまざまな要因が一様ではなく複雑に絡みあって引き起こされる．したがってサルコペニアの多様性や個別性に配慮したマネジメントが求められる．今回，サルコペニアに対する薬物療法について紹介した．サルコペニアにおいて，最も大切で切実なアウトカムである身体活動が向上した，などといったことよりも，代替アウトカムである筋肉量や除脂肪体重の数値的変化といった表現に留まっていることに留意していただきたい．薬物療法の効果は適切な栄養管理ならびにリハなどとともに成り立つものであることを忘れてはならない．

文 献

1) 若林秀隆：PT・OT・STのためのリハビリテーション栄養 栄養ケアがリハを支える，医歯薬出版，2010, pp4-8.
2) Manthos G et al：The effects of growth hormone and/or testosterone in healthy elderly men：a randomized controlled trial. *J Clin Endocrinol Metab* **91**：477-484, 2006.
3) Sugimoto M et al：Pharmacological treatments for GH-induced insulin resistance. *Endocr J* **46**：51-53, 1999.
4) Sakuma K, Yamaguchi A：Sarcopenia and age-related endocrine function. *Int J Endocrinol* **2012**：1-10, 2012.
5) 米井嘉一：抗加齢とホルモン療法. あたらしい眼科 **19**：859-863, 2002.
6) Katja Trobec et al：Growth hormone, insulin-like growth factor 1, and insulin signaling — a pharmacological target in body wasting and cachexia. *J Cachexia Sarcopenia Muscle* **2**：191-200, 2011.
7) Onder G et al：Validated treatments and therapeutics prospectives regarding pharmacological products for sarcopenia. *J Nutr Health Aging* **13**：746-756, 2009.
8) Cummings SR et al：The effects of tibolone in older postmenopausal women. *N Engl J Med* **359**：697-708, 2008.
9) Wathen CN et al：Hormone replacement therapy for the primary prevention of chronic diseases：recommendation statement from the Canadian Task Force on Preventive Health Care. *CMAJ* **11**：1535-1537, 2004.
10) Honors MA et al：The role of insulin resistance in the development of muscle wasting during cancer cachexia. *J Cachexia Sarcopenia Muscle* **3**：5-11, 2012.
11) Petersen KF et al：Mitochondrial dysfunction in the elderly：possible role in insulin resistance. *Science* **300**：1140-1142, 2003.
12) Vanhorebeek I et al：Insufficient activation of autophagy allows cellular damage to accumulate in critically ill patients. *J Clin Endocrinol Metab* **96**：633-645, 2011.
13) ACCORD Study Group, Gerstein HC et al：Long-term effects of intensive glucose low-

ering on cardiovascular outcomes. *N Engl J Med* **364**: 818-828, 2011.
14) UK Prospective Diabetes Study (UKPDS) Group: Effect of intensive blood-glucose control with metformin on complications in overweight patients with type 2 diabetes (UKPDS 34). *Lancet* **352**: 854-865, 1998.
15) Musi N et al: Metformin increases AMP-activated protein kinase activity in skeletal muscle of subjects with type 2 diabetes. *Diabetes* **51**: 2074-2081, 2002.
16) Knowler WC et al: Reduction in the incidence of type 2 diabetes with lifestyle intervention or metformin. *N Engl J Med* **346**: 393-403, 2002.
17) 清野 裕: 糖尿病の新しい概念. 最新医 **50**: 639-645, 1995.
18) The SOLVD investigators: Effect of enalapril on mortality and the development of heart failure in asymptomatic patients with reduced left ventricular ejection fractions. *N Engl J Med* **327**: 685-691, 1992.
19) 米川忠人: サルコペニアの病態と治療. 医事新報 **4454**: 52-56, 2009.
20) Burks TN et al: Losartan restores skeletal muscle remodeling and protects against disuse atrophy in sarcopenia. *Sci Transl Med* **82**: 2011.
21) Ceglia L: Vitamin D and skeletal muscle tissue and function. *Mol Aspects Med* **29**: 407-414, 2008.
22) Drittanti L et al: Stimulation of calmodulin synthesis in proliferating myoblasts by 1,25-dihydroxy vitamin D3. *Mol Cell Endocrinol* **74**: 143-153, 1990.
23) 橋爪潔志: 加齢による内分泌変化がもたらす高齢者疾患の特徴. 日老医誌 **47**: 526-529, 2010.
24) Visser M et al, Longitudinal Aging Study Amsterdam: Low vitamin D and high parathyroid hormone levels as determinants of loss of muscle strength and muscle mass (sarcopenia): the Longitudinal Aging Study Amsterdam. *J Clin Endocrinol Metab* **88**: 5766-5772, 2003.
25) 橋爪潔志: 見逃しやすい老年者の疾患と症候. 日老医誌 **45**: 482-484, 2008.
26) Sakuma K, Yamaguchi A: Novel intriguing strategies attenuating to sarcopenia. *J Aging Res* **2012**: 251227, 2012.

第1章 サルコペニアの基本

5. サルコペニアの予防（アンチエイジング）

東京慈恵会医科大学リハビリテーション医学講座
百崎 良

> **ポイント**
> ○加齢に伴うサルコペニアはエイジングドミノの破綻により進行する．
> ○代表的なアンチエイジング法としてカロリーリストリクションや運動ホルミシスがある．
> ○酸化ストレス対策，糖化ストレス対策もサルコペニア予防に有用な可能性がある．

はじめに

老化現象にはエイジングドミノ（**図 1**）ともよぶべき階層構造が存在し，それが徐々に破綻していくことにより加齢関連疾患が進行していく[1]．サルコペニアが老化に伴う筋力低下であるとすれば，老化という生物学的プロセスを制御しようとするアンチエイジング医学の視点はサルコペニア予防のブレイクスルーとなり得る．本稿では，サルコペニア予防に関連のあるアンチエイジング医学の知識についてまとめた．

カロリーリストリクション

カロリーリストリクション（Caloric Restriction；CR）は現時点でほぼ唯一確立されたアンチエイジング法であり，さまざまな動物で再現性のある抗加齢効果が証明さ

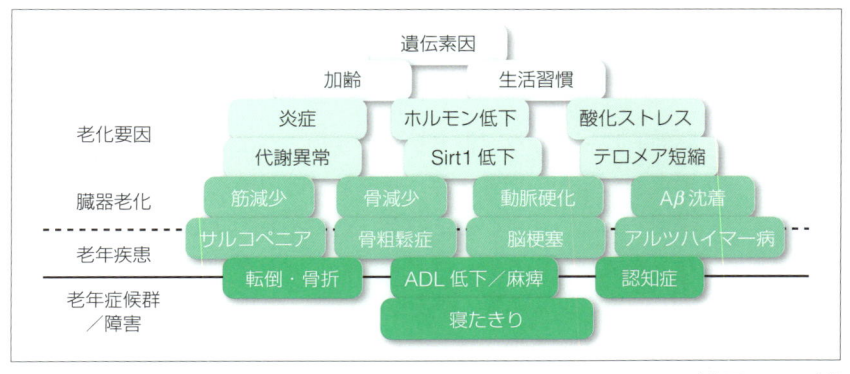

図 1 エイジングドミノ　　　　　　　　　　　　　　　　　　　　　　　（秋下，2011）[1]

表 CRの適応・適応外

適応：65歳までのすべての成人（75歳以上は禁忌）
適応外：①妊娠中，妊娠希望の方
　　　　②未成年，成長期にある方
　　　　③摂食障害とその既往のある方
　　　　④主治医に相談し，止められた方

(加藤，2009)[4]

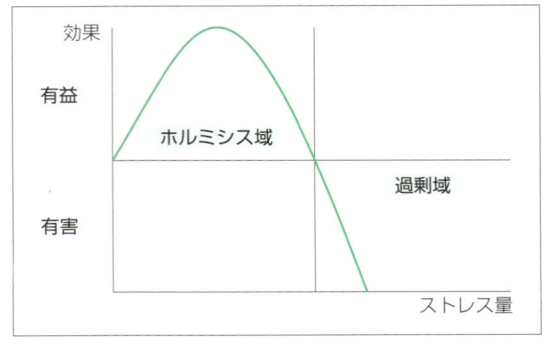

図2　ホルミシス効果
　　　多量では有害なものも，少量ではホルミシス効果を示す．
(Gems et al, 2008)[7] を改変

れている．CRとは蛋白質，脂質，炭水化物といった栄養バランスを保ちつつ，総摂取カロリーだけをやや少なめに設定することで，長寿遺伝子（サーチュイン遺伝子）を活性化させる手法である．CRによるサルコペニア予防効果はアカゲザルの実験でも証明されている[2]．CRにおけるカロリー摂取は，1日摂取カロリー＝体重×0.4単位（1単位＝80kcal）を一つの目安とする[3]．また，蛋白質摂取量に関しては，その減少は筋肉量維持に不利であるため，腎障害がなければ0.8 g/kg/日 未満にならないように留意する．

　しかし，すべての人にCRの適応があるわけではなく，高齢者や低栄養患者，未成年，妊婦にはむしろ有害である可能性が高い（表）[4]．サルコペニア患者は低栄養の要素を有していることが多く，基本的にCRの適応はないとも考えられる．CRはサルコペニアの治療法ではなくサルコペニアの予防法であると捉えたほうが妥当である．

　また，サルコペニア患者に肥満が合併すると身体機能が有意に低くなるとの報告もあり，こうした患者に対してはいかに筋肉量を落とさずに減量させるかが問題となる．減量には関しては諸説あるが近年，低脂肪食より低炭水化物食のほうが減量効果が高いとの報告[5]が増えている．また，低glycemic index（GI）食と高蛋白食を組み合わせるとリバウンドがほとんどみられず，ドロップアウトも少ないとの報告[6]があり，特に耐糖能障害のある患者に対してはよい方法だと考えられる．その他，DASH食や地中海料理にもメタボリックシンドローム改善効果があるとされ注目されている．

運動ホルミシス

　筋力トレーニング（筋トレ）がサルコペニアの予防に有効であることは広く知られた事実であるが，加齢に伴う骨格筋合成障害を改善させる意味で持久力トレーニングも併用するほうがよいとされる．運動不足の状態での激しい運動はかえって有害であるが，適度な運動習慣にはアンチエイジング効果がある．その効果を説明する仮説の1つにホルミシス効果[7]があげられる．ホルミシス効果とは多すぎると有害となるストレスでも，有害域に達しない少量では内因性ストレス応答機構を誘導し抗加齢作用を示すことである（図2）．特に定期的な運動により生じる酸化ストレスが抗酸化酵

素を活性化させ，有害な炎症反応などを抑えることを運動ホルミシスとよぶ．この効果は1日15分程度の運動でも賦活されることが知られており，毎日の習慣的な身体活動も重要である．

高齢者には高強度の筋トレが困難である場合が多いため，低強度でも筋肉増強効果のあるスロートレーニング[8]が推奨される．筋をゆっくり収縮させることで成長ホルモンの分泌が促進され，低強度の筋トレでも十分な筋肉増強効果が引き出される．

酸化ストレスと糖化ストレス

活性酸素による酸化ストレスはさまざまな臓器に障害を与えることが知られており，筋肉も例外ではない．酸化ストレスが筋力低下や歩行能力低下と関連があることは過去に報告されており，抗酸化物質の摂取不足と筋力低下との関連性についてもいわれている[9]．一方，運動時に抗酸化サプリメントを内服したところ，運動による耐糖能改善効果が打ち消されたとする興味深い報告もなされている[10]．これは運動により生じる適度な酸化ストレスが抗酸化物質により消去され，運動ホルミシス効果が生じないからだと推測されている．

糖と蛋白質のグリゲーション（糖化）により生じる糖化最終生成物（advanced glycation end products；AGEs）を介した糖化ストレスは，加齢関連疾患の大きなリスクである．AGEsと筋力低下との関連性も報告されており[11]，糖化予防がサルコペニア予防に有用であると考えられる．AGEsは血糖値が高い状態でつくられやすいため，抗糖化対策としては血糖値が上がりにくい食物の選択や食べ方が重要である．具体的な対策としては，①血糖値の上がりにくい低GI食品を選ぶ，②糖化した食品を摂取しない，③炭水化物は最後に摂取する，④糖質は食物繊維や蛋白質が豊富な食品と一緒に摂る，などが有用である．GI値の低い炭水化物としては玄米，雑穀，蕎麦，精製されていないパンやパスタなどがあげられる．また，AGEsを多く含む食品として肉や魚の焦げ，焼き菓子，揚げ物，ハムなどの加工食品があげられる．

生活習慣

（1）飲酒

ワインに含まれる老化抑制物質レスベラトロール（Resveratrol）には長寿遺伝子を活性化させる作用があり，動物実験レベルでは悪液質に伴う筋萎縮の予防に有効であったとの報告[12]もある．しかし，実際にワインに含まれているレスベラトロールの量はそれほど多くないため，加齢制御に必要な量のレスベラトロールをワインから摂取するのは現実的ではない．

（2）喫煙

過去の疫学研究から喫煙はサルコペニアのリスク因子であるといわれている．喫煙は体内の酸化ストレスや炎症反応を誘起し，筋蛋白に障害を与え，筋の減少・機能障害を起こすと考えられている[13]．サルコペニア予防のためにも禁煙は必要だと考えられる．

(3) 睡眠

睡眠不足になると睡眠中に分泌される成長ホルモン量が減少し，筋での蛋白同化が減少，筋疲労回復が妨げられるため，サルコペニアのリスクとなり得る[14]．また，睡眠関連ホルモンであるメラトニンには抗酸化作用や脳卒中後筋萎縮予防効果があるとも報告[15]されており，良質な睡眠がサルコペニア予防に有効である可能性がある．

おわりに

サルコペニアに対するアンチエイジング介入のエビデンスは高いものではなく，その適応に関しては注意深く検討する必要があると考える．しかし逆にいえばさまざまな可能性を秘めている領域でもあり，今後のさらなる研究が期待される．

文献

1) 秋下雅弘：エイジングドミノとホルモン補充療法．医学のあゆみ **239**：373-378, 2011.
2) Susan H et al：Cellular adaptation contributes to calorie restriction-induced preservation of skeletal muscle in aged rhesus monkeys. *Exp Gerontol* **47**：229-236, 2012.
3) 渡邊 昌：テーラーメイド・ヌトリション 個人の必要エネルギー摂取量．医と食 **1**：50-53, 2009.
4) 加藤雪彦：いよいよ始めようCR生活．アンチ・エイジ医 **4**：87-89, 2009.
5) Iris S et al：Weight Loss with a Low-Carbohydrate, Mediterranean, or Low-Fat Diet. *N Engl J Med* **359**：229-241, 2008.
6) Larsen T et al：Diets with high or low protein content and glycemic index for weight-loss maintenance. *N Engl J Med* **363**：2102-2113, 2010.
7) Gems D et al：Stress-Response Hormesis and Aging："That which Does Not Kill Us Makes Us Stronger". *Cell Metab* **7**：200-203, 2008.
8) Tanimoto M et al：Effects of low-intensity resistance exercise with slow movement and tonic force generation on muscular function in young men. *J Appl Physiol* **100**：1150-1157, 2006.
9) Cesari M et al：Antioxidants and physical performance in elderly persons：the Invecchiare in Chianti（InCHIANTI）study. *Am J Clin Nutr* **79**：289-294, 2004.
10) Michael R et al：Antioxidants prevent health-promoting effects of physical exercise in humans. *Proc Natl Acad Sci USA* **106**：8665-8670, 2009.
11) Dalal M et al：Elevated serum advanced glycation end products and poor grip strength in older community-dwelling women. *J Gerontol A Biol Sci Med Sci* **64**：132-137, 2009.
12) Shadfar S et al：Oral resveratrol therapy inhibits cancer-induced skeletal muscle and cardiac atrophy in vivo. *Nutr Cancer* **63**：749-762, 2011.
13) Rom O et al：Sarcopenia and smoking：a possible cellular model of cigarette smoke effects on muscle protein breakdown. *Ann N Y Acad Sci* **1**：47-53, 2012.
14) Dattilo M et al：Sleep and muscle recovery：endocrinological and molecular basis for a new and promising hypothesis. *Med Hypotheses* **77**：220-222, 2011.
15) Lee S et al：Beneficial effects of melatonin on stroke-induced muscle atrophy in focal cerebral ischemic rats. *Lab Anim Res* **28**：47-54, 2012.

第2章

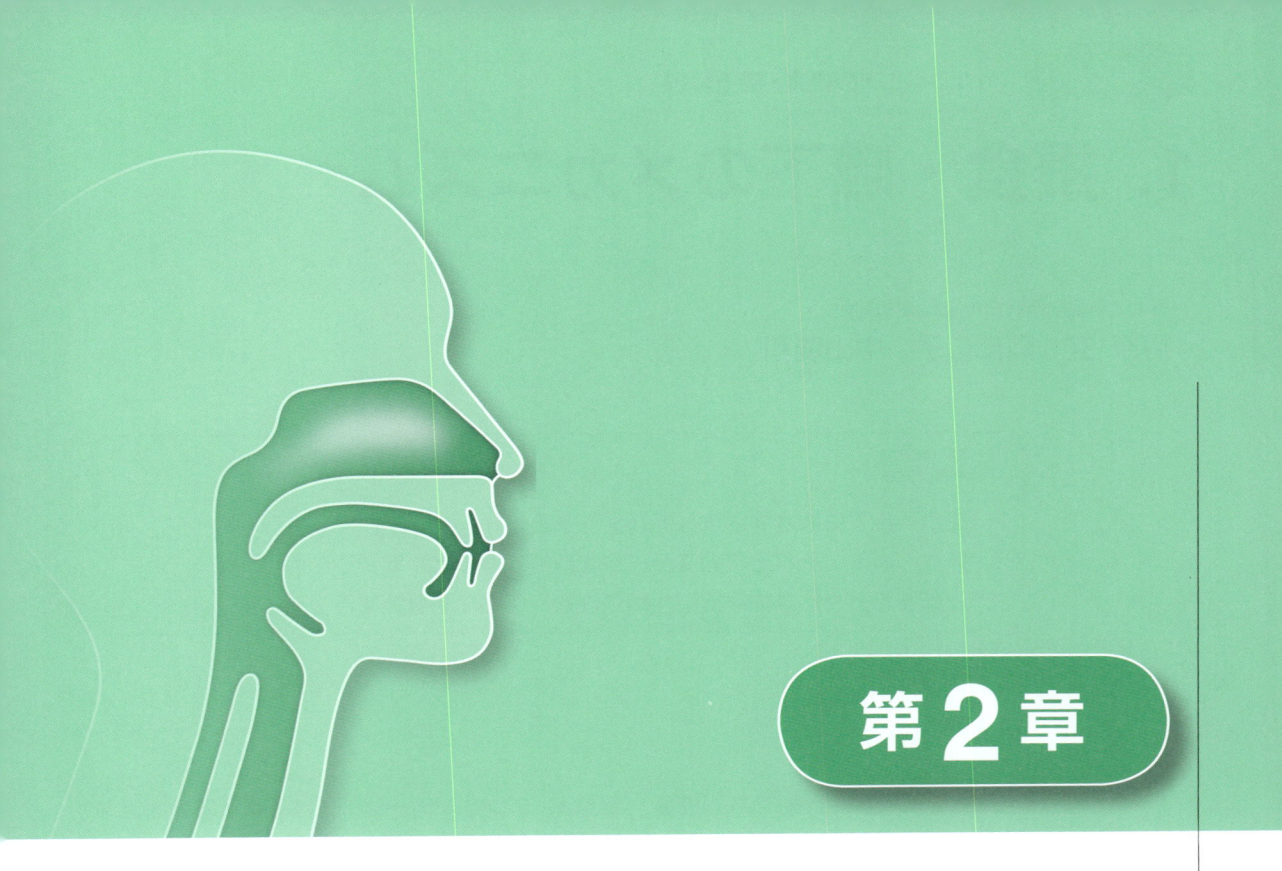

サルコペニアの摂食・嚥下障害

第2章 サルコペニアの摂食・嚥下障害

1. 摂食・嚥下のメカニズム

日本大学歯学部摂食機能療法学講座
戸原 玄　阿部仁子　中山渕利

> **ポイント**
> ○摂食・嚥下にはさまざまな筋が関与する．
> ○摂食・嚥下のそれぞれのステージを理解することが重要である．
> ○評価するときには神経支配が両側性か片側性かを意識する．

はじめに

　食物を摂取する行動である摂食・嚥下は，5つのステージに分けて考えると考えやすい．いわゆる，認知期（先行期），準備期（咀嚼期），口腔期，咽頭期，食道期である．認知期で食物を認識して自然と食べるペースをつくり，準備期で口に入れた食べ物を細かく噛んで唾液と混ぜ，飲み込める状態である食塊を形成し，つくられた食塊は口腔期で口からのど，咽頭期でのどから食道，食道期で食道から胃へと送り込むのが一連の運動であるとされる（図1)[1]．実際には咀嚼中には嚥下反射開始前に中咽頭へ送り込まれること[2-5]，連続的に嚥下するときには喉頭の挙上パターンはさまざまなものがあること[6,7]などが報告されているが，本章では，口腔内へ食物を取り込んだ後，つまり準備期以降の嚥下運動に関して，特にかかわる筋肉を中心に説明したい．

嚥下のメカニズムと筋肉

（1）準備期（咀嚼および食塊形成）

　口腔内に取り込まれた食塊は，咀嚼が不要なものであれば舌により食塊形成される（図1a，図2e)[1]．咀嚼が必要なものであれば舌のみならず，顎，頬の巧みな動きにより食物は粉砕され唾液と混ぜ合わされる．口の中に入った食物は舌により臼歯にのせられて，その後下顎が挙上する際には頬筋などの表情筋と舌筋で押さえられながら咀嚼される（図2bce，図3）．下顎は，両側の咬筋，側頭筋，内側翼突筋が収縮すると閉口，両側の外側翼突筋が収縮すると前方移動，片側の外側翼突筋が収縮すると回転するように動く（図2b，図4）．舌には内舌筋と外舌筋があり（図2e），内舌筋はそれぞれの走行により舌を収縮させる．また，外舌筋のうちオトガイ舌筋は舌の突出および押し上げ，茎突舌筋は舌後方を持ち上げ，舌骨舌筋は舌側部を後下方へ動かす作用がある．

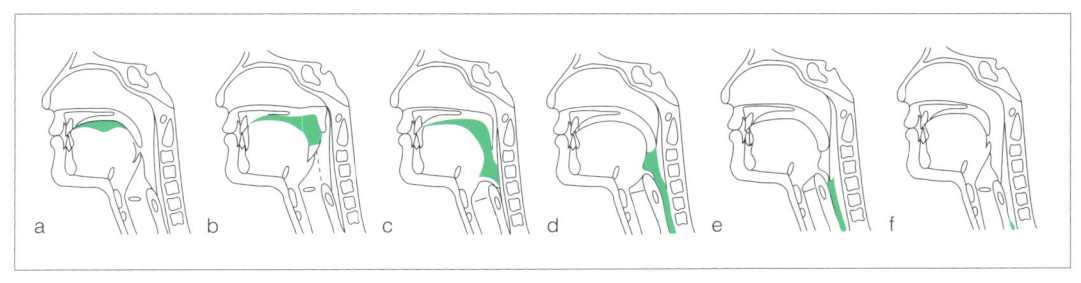

図1 嚥下の模式図
a) 口腔内で食塊保持, b) 嚥下反射開始直前, c) 食塊は中咽頭へ, d) 食塊は下咽頭から食道入口部へ, e) 食塊は食道入口部通過, f) 食塊は食道から胃へ.
(Donner et al, 1985)[1]

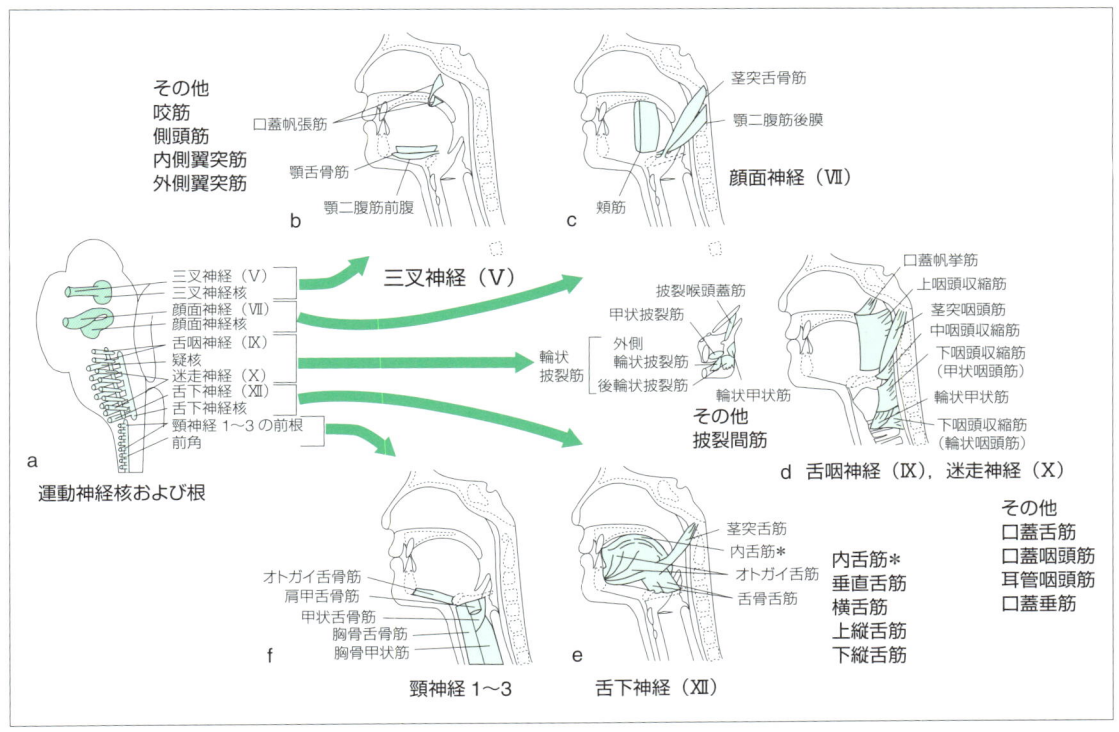

図2 口腔咽頭の筋と神経支配（一部追加）
(Donner et al, 1985)[1]

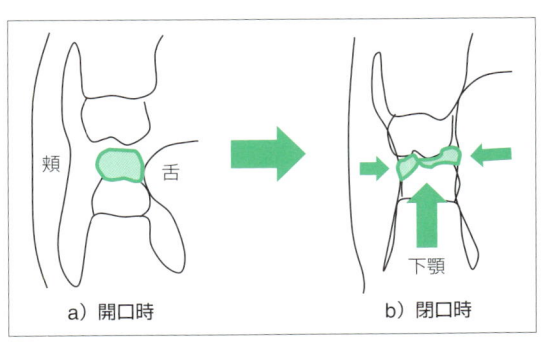

図3 咀嚼時の頬，舌，下顎の動きの模式図
a) 開口時　b) 閉口時

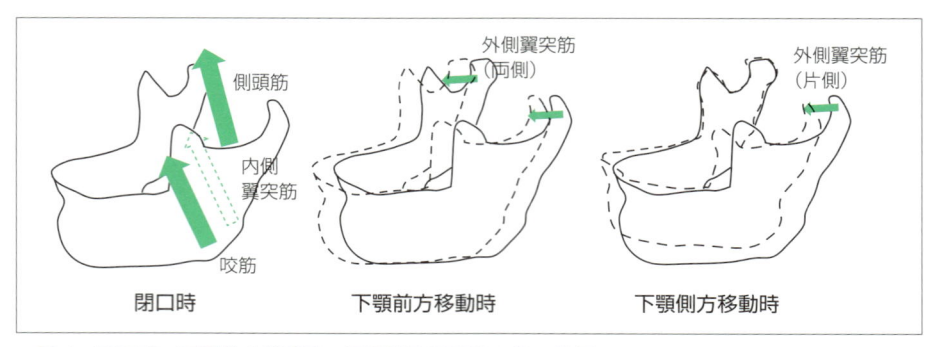

図4 閉口時，下顎前方移動時，下顎側方移動時の筋の作用

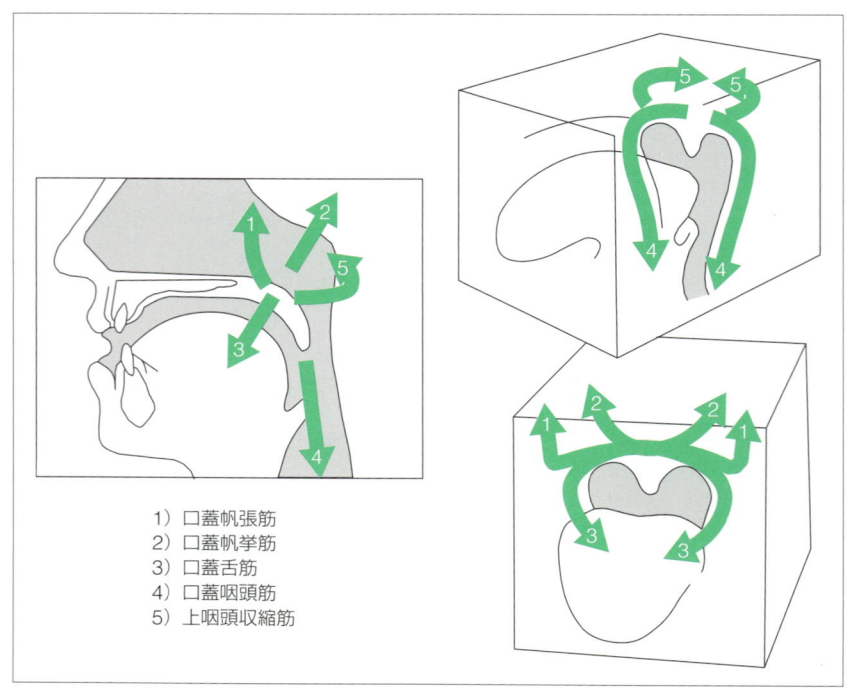

1）口蓋帆張筋
2）口蓋帆挙筋
3）口蓋舌筋
4）口蓋咽頭筋
5）上咽頭収縮筋

図5 軟口蓋の筋の作用の模式図 　　　　　　　　　　　　　　　　　　(Fritzel B, 1969)[8]

　なお，口腔内で食塊を形成する場合には，舌は食塊を"持つ"ような形状を取ったうえで軟口蓋と舌が近接する必要があるため，舌は形を変えたうえで茎突舌筋などにより後方が持ち上がり，軟口蓋は口蓋舌筋や口蓋咽頭筋により舌に引き寄せられている（図2d，**図5**)[8]．

(2) 口腔期の終了から咽頭期の開始

　口腔内にある食塊を咽頭に送り込む，いわゆる咽頭期の開始直前には内舌筋および外舌筋の作用により舌が口蓋に密着して，食塊はしぼりこむように咽頭方向へ送り込まれる（図1b）．最終的な送り込みが行われる際には，通常下顎はある程度閉じており口唇も閉鎖している．

　同時に食塊が鼻咽腔へ流入するのを防ぐために，軟口蓋は口蓋帆張筋および口蓋帆挙筋により挙上し（図2bd，図5），さらに上咽頭収縮筋の収縮によりパッサーバン

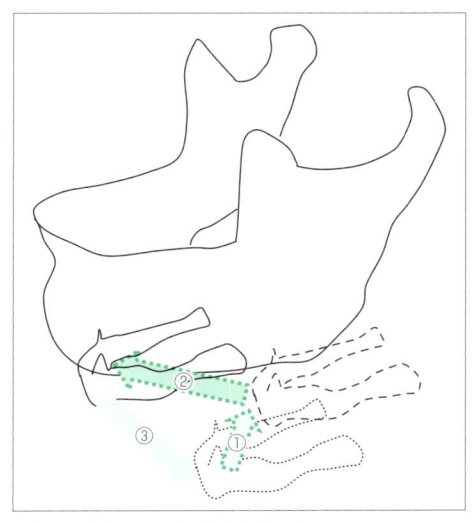

図6 嚥下時の舌骨の挙上パターン
①後上方移動，②前上方移動，③下降して安静時の位置へ．

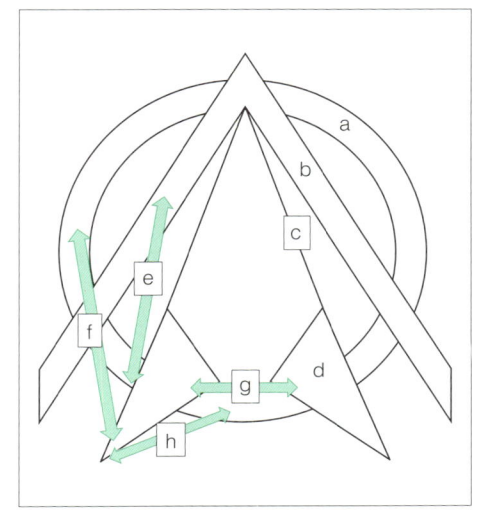

図7 喉頭の筋の作用の模式図
a）輪状軟骨，b）甲状軟骨，c）声帯膜様部，d）披裂軟骨，e）甲状披裂筋，f）外側輪状披裂筋，g）披裂間筋，h）後輪状披裂筋．
（森，2000）[9]

隆起が形成され，上咽頭は強固に閉鎖される（図2d，図5）．

舌骨の挙上のパターンとしては，最初は後上方へ移動し，その後強く前方に移動，そして下降するものが多い（**図6**）．また，嚥下反射開始と舌骨の後上方への移動のタイミングは一致していることが多い．よってこの時点での舌骨の移動は茎突舌骨筋や顎二腹筋後腹の収縮によるものと考えられる（図2c，図6①）．

（3）咽頭期（食塊は中咽頭へ）

軟口蓋は挙上したまま食塊は舌根部により中咽頭へ押し出され（図1c，図2bc），上咽頭収縮筋や中咽頭収縮筋が収縮を開始し（図2d），舌骨および喉頭は最大挙上へ向かうように移動する（図2df，図6②）．なお，舌骨挙上時には，顎舌骨筋と顎二腹筋前腹は舌骨を上方に移動し，オトガイ舌骨筋は舌骨を前方に移動するとされ総合的に舌骨を前上方に移動させるのに関与している（図2bf）．喉頭挙上には甲状舌骨筋が関与する（図2f）．

また，声門は喉頭内筋群の作用により閉鎖し，気道は防御される（図2d，**図7**）[9]．喉頭筋の働きをみてみると，甲状披裂筋および外側甲状披裂筋はいずれも声帯を内転させるが，甲状披裂筋は内方へ収縮するために声帯は短く，外側甲状披裂筋は外方へ収縮するために声帯は長くなる．披裂間筋も声帯を内転させるのに働くため，後輪状披裂筋が声帯を外転させる唯一の筋である．その他，輪状甲状筋は甲状軟骨と輪状軟骨を近づけて声帯を引き延ばして，声を高くする作用がある（図2d）．

（4）咽頭期（食塊は下咽頭から食道入口部へ）

舌骨上筋および下筋の働きにより，舌骨は上前方に最大移動し，喉頭は舌骨に近接する．また，咽頭収縮は中咽頭に達して，口蓋咽頭筋や口蓋舌筋の働きにより軟口蓋も引き下げられる（図1d，図2df，図6②）．また，声門は閉鎖されたままであり（図

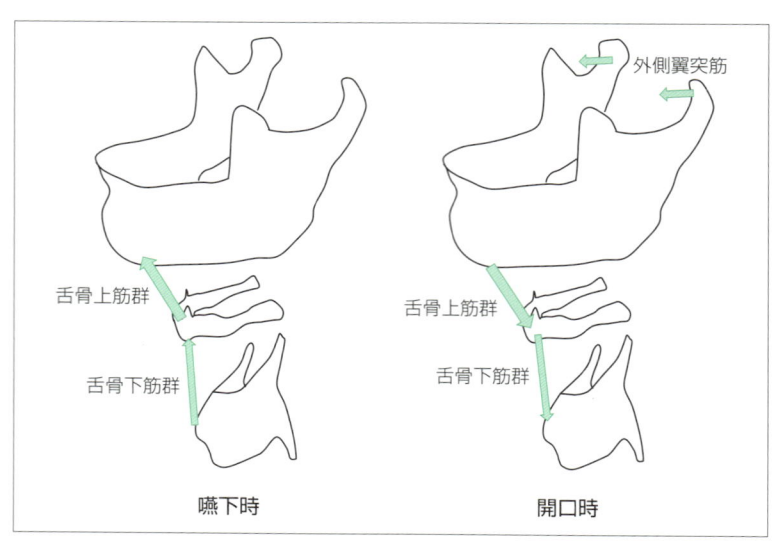

図8　嚥下時と開口時の筋の作用

7)，さらに披裂喉頭蓋筋の収縮により披裂軟骨は喉頭蓋と近づいて喉頭口が狭くなる（図2d）が，筋の収縮のみならず，嚥下した食物による上方からの圧下も喉頭蓋が倒れる方向に働く．また輪状咽頭筋が弛緩して喉頭挙上することで，食道入口部は開大し食塊が通過する（図2d）．

なお，嚥下時には舌骨上筋および下筋の作用により舌骨および喉頭が挙上するが，開口時にはこれらの筋は下顎を下方へ移動するのに働くため（**図8**），筆者らは開口の筋力を測定するための機器を開発して筋力測定を行った[10]．健常者に対する測定の結果，開口力と握力の相関は高いこと，20〜60代までは同部の筋力低下は認められないことがわかった．さらに食道入口部開大不全を呈した患者に対して，"最大開口"を持続させる訓練を行ったところ，舌骨の上方移動と食道入口部開大に改善がみられた[11]．同部に対する特異的な訓練はいくつか存在するが，簡易で効果的な訓練方法の確立は今後重要である．

(5) 咽頭期（食塊は食道入口部通過）

咽頭収縮は下咽頭収縮筋まで進み，軟口蓋は下降したまま，喉頭は閉鎖したまま，さらに輪状咽頭筋は弛緩したまま，食塊が食道入口部を通過する（図1e，図2d）．特に舌根部では，中咽頭を閉鎖するために舌骨舌筋や茎突舌筋により舌根部は後方に引かれる（図2e）．

(6) 咽頭期終了から食道期へ

食塊がすべて食道に送り込まれると，軟口蓋，舌，舌骨，喉頭は元の位置へ戻り，声門は開大して，輪状咽頭筋は収縮し，食道入口部は閉鎖する（図1f）．食道に入った食塊は蠕動運動により胃へと送り込まれるが，食塊の移送速度は上部では約40cm/秒，下部では4cm/秒で，約10秒で食道を通過するとされる[12]．なお，健常な食道の蠕動運動は嚥下に続いて食塊が上部食道に入ると同時に起こる一次収縮，食塊によって食道が広げられた刺激で起こる二次収縮があり，三次収縮は病的なものであり食塊を動かす作用はないとされる[12]．

おわりに

以上，摂食・嚥下の5期に沿って，嚥下運動のメカニズムを解説した．摂食・嚥下機能はさまざまな要因により低下するが，病態を把握するに当たっては正常範囲と思われる動きからどこがどの程度"遠い"のかを考えるようにする．嚥下機能の低下の度合いが重度なほど，詳細な病態の把握が対応をみつける鍵となる．

なお，神経支配を考えると，三叉神経運動核支配領域，顔面神経上部核支配領域，舌咽および迷走神経支配領域は大脳からの両側性支配を受けているため，一側性の障害の場合，核上性ではなく核・核下性麻痺でなければ症状が生じづらいことに注意する．

文 献

1) Donner MW et al：Anatomy and physiology of the pharynx. *Gastrointest Radiol* **10**：196-212, 1985.
2) Palmer JB et al：Coordination of mastication and swallowing. *Dysphagia* **7**：187-200, 1992.
3) Palmer JB et al：Tongue-jaw linkages in human feeding：a preliminary videofluorographic study. *Arch Oral Biol* **42**：429-441, 1997.
4) Palmer JB：Bolus aggregation in the oropharynx does not depend on gravity. *Arch Phys Med Rehabil* **79**：691-696, 1998.
5) Hiiemae KM, Palmer JB：Food transport and bolus formation during complete feeding sequences on foods of different initial consistency. *Dysphagia* **14**：31-42, 1999.
6) Chi-Fisherman G, Sonies BC：Motor strategy in rapid sequential swallowing：New insights. *J Speech Lang Hear Res* **43**：1481-1492, 2000.
7) Daniels SK, Foundas AL：Swallowing physiology of sequential straw drinking. *Dysphagia* **16**：176-182, 2001.
8) Fritzel B：The Velopharyngeal muscles in speech. *Acta Otolaryngol* **250**(Suppl)：5-81, 1969.
9) 森 一功：発声器としてみた喉頭の整理—喉頭の上手な"鳴り方"について—．発声障害外来—嗄声の診断と治療—（小宮山荘太郎編），第1版，メジカルビュー社，2000, pp8-13.
10) 戸原 玄・他：簡易な開口力測定器の開発—第1報：健常者の開口力，握力および年齢との比較—．老年歯医 **26**：78-84, 2011.
11) 和田聡子・他：食道入口部開大不全に対する開口運動を利用した訓練法の効果．日摂食嚥下リハ会誌 **14**：515, 2010.
12) 山田好秋：摂食・嚥下機能の生理．摂食・嚥下リハビリテーション（才藤栄一，向井美惠監修），第2版，医歯薬出版，2007, pp51-61.

第2章 サルコペニアの摂食・嚥下障害

2. サルコペニアによる摂食・嚥下障害の評価と治療

総合上飯田第一病院リハビリテーション科
園田明子

> **ポイント**
> ○加齢が嚥下障害にかかわることは知られているが，サルコペニアと嚥下障害の関係は詳しくはわかっていない．
> ○サルコペニアは疾患・栄養・廃用などで悪循環に陥りやすく，摂食・嚥下機能の評価も必要である．
> ○サルコペニアは筋肉減少のみでなく，身体機能低下の老年症候群ととらえられている．

サルコペニアにおける筋肉の変化と嚥下障害

　サルコペニアはEWGSOPのコンセンサス論文[1]で，筋肉量の低下に加えて，筋力低下もしくは身体機能低下と定義されている．サルコペニアの原因は加齢に伴う原発性サルコペニアとそれ以外の活動・栄養・疾患による二次性サルコペニアに分類され，前サルコペニア，サルコペニア，重度サルコペニアに分類し，それに応じた対応をするとされている．

　加齢に伴う萎縮（サルコペニア）の著しい筋に頸部筋群が含まれており[2]，嚥下への影響は必須と考えられる．単なる廃用性の筋萎縮が速筋化（typeⅡ）するのに対して，サルコペニアは遅筋化（typeⅠ）する．速筋繊維に選択的な萎縮が認められ，筋繊維数が減少する[3]ことが知られている．舌骨上筋である顎二腹筋の前腹は速筋線維が28.1％，遅筋線維が58.5％[4]，オトガイ舌筋は前方が速筋線維，後方は遅筋線維が多い[5]．

　筋肉量減少について，下方ら[6]によると，運動神経線維のうち，筋線維を支配して実際の筋収縮に関与するα運動ニューロンは加齢とともに50％も低下し，筋増殖に必要な骨格筋組織特異的幹細胞であるサテライト細胞も数が減少する．重本[7]は加齢とともに筋肉のPCG-1αの発現が減少して，筋から炎症性サイトカインの産生が増加するとしている．Groher[8]は毒素，もしくは感染による身体の化学的なバランスの乱れが中枢神経系に作用し，嚥下障害に至る可能性があるとしている．炎症性サイトカインであるIL-6は中枢神経内でも発見されており，インスリン抵抗性や神経作用なども報告されている．サルコペニアの進行により，これらが嚥下障害を誘発する可能性もある．

サルコペニアと加齢による嚥下・嚥下障害

　老嚥（presbyphagia）[9]は加齢に伴う嚥下の変化を示し，歯の消失，唾液生成の減少，顎の筋緊張の消失，結合組織弾力の喪失，舌運動遅延化，感覚機能の変化，構造変化（骨棘，狭窄，頸や顎の関節炎，姿勢の変化）などがあげられている．presbyphagiaに影響する要因[10]には，ゆっくりした嚥下，乾燥，感覚変化，気道流入，静止時舌圧の減少とサルコペニアがある．Tamuraらは舌中央部の厚みがAMAと年齢に関連しており，低栄養が骨格の筋肉でだけでなく舌でもサルコペニアを誘発するかもしれない[11]と述べている．等尺性の舌筋力と嚥下時舌筋力は誤嚥を認めた高齢者で有意に低く，舌筋力と握力には有意な関連を認めた[12]報告がある．

　Humbertら[13]は，加齢に伴い嚥下障害のリスクは増加するが，健康な高齢者の嚥下は本質的には損なわれないとしている．Groher[14]も加齢だけで嚥下障害が生じることはないが，嚥下障害発症のためのリスク因子となり，嚥下障害の原因因子（たとえば神経疾患）の影響を増強する可能性があるとしている．ここでいう加齢には身体機能低下を伴う加齢のみによる原発性サルコペニアは含まれていないと考えられる．

　健常高齢者が嚥下障害患者への一線を越えてしまうのは，急性の病気，手術，化学放射線療法などと関連している[13]．Crary[15]は明確な神経疾患がない場合でも，未検出の血管障害（ごく軽度の脳血管障害），加齢，内科疾患合併，薬剤性の変化，進行性疾患の初期症状，および手術後などから神経原性嚥下障害が発生するとしている．これらには疾患による二次性サルコペニアが影響している可能性がある．

　Neyら[16]によると，頭蓋の神経支配を受ける筋肉のサルコペニアは高齢者では嚥下と関連しており，高齢者でサルコペニアとともに嚥下障害が生じると，低栄養のリスクが高くなる．嚥下障害と低栄養の結果，体重減少，脱水，筋肉分解，疲労，誤嚥性肺炎，身体機能低下が起こる，としている．馬渡[17]は高齢者ではそもそも加齢に伴う筋萎縮が存在しており，この変化は嚥下筋でも同様に生じる．ここに食事機会の減少や絶食が加わることで不使用による筋萎縮が生じ，さらに栄養障害が加わることで筋が栄養基質として分解され，二次性サルコペニアとしての嚥下筋の萎縮が進行していくとしている．

虚弱とサルコペニアについて

　虚弱（frailty）とは，加齢に伴う種々の機能低下を基盤とし，種々の健康障害を起こしやすい状態を指し，加齢によるサルコペニアと深くかかわっている．Groher[18]は精神と身体の虚弱は嚥下障害の前駆症状，または嚥下障害の悪化要因であり得るとしている．虚弱高齢者では63％に咽頭残留，57％に喉頭侵入，17％に誤嚥を認めた[12]．虚弱患者，老嚥患者が嚥下障害になる誘発要因[10]には，脳卒中，アルツハイマー病，パーキンソン病などの神経疾患や頭頸部の疾患，COPD，うっ血性心疾患，免疫抑制状態，cachexiaなどの合併症，唾液を減少させる薬剤があげられている．

　サルコペニアとfrailtyの概念モデルを**図1**[19]に示す．Frailtyとdisabilityの間にサ

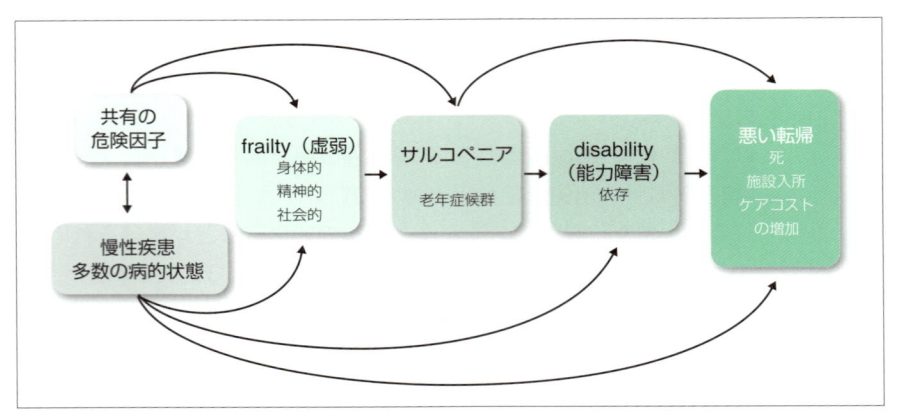

図1 サルコペニアとfrailtyの概念モデル　　（Cruz-Jentoft et al, 2011）[19] を改変

ルコペニアが置かれている．サルコペニアはもはや筋肉減少のみにとどまらず，身体機能低下の老年症候群を指す．このモデルから考えると，前述のとおりfrailtyですでに嚥下障害のリスクがあることから，サルコペニアでは嚥下障害はさらに多いと考えられ，悪循環に陥らないようにすることが重要だと考えている．

サルコペニアによる嚥下障害の評価

　高齢者，特に歩行能力（身体機能低下）を認める場合はサルコペニアの可能性があり，前述のとおり何らかのイベントによって摂食・嚥下障害をきたしやすい摂食・嚥下障害のAt riskと考えられるので注意が必要である．疾患が原因で代償を行っている患者は嚥下障害へのリスクが高くなる[13]．嚥下障害とサルコペニアは，高齢者の院内感染の予測因子であり，未診断・未治療の嚥下障害では，合併症の罹患率や死亡率が高くなるという報告[16]がある．

　スクリーニングとして，2008年にBelafskyらによって発表された簡便な評価法のEAT-10（Eating Assessment Tool）[20]がある（図2, 3）．信頼性と妥当性が検証されているスクリーニングであり（Cronbach alpa＝0.960），4分以内と簡便に行え，内容は消化器科医，耳鼻科医，SLP，栄養士によって検討された．40点満点中3点以上の場合は嚥下障害ありと判定される．

　嚥下障害が疑われる場合は，**表**の二次性サルコペニアの評価に必要な全身・全体の評価を行う．その他，構音障害の有無などを確認して，摂食・嚥下スクリーニングテストを行う．

　評価の項目は，既往歴，ADL（要介護度），食事の介助の有無，もともとの食形態と摂取量，入院前の住居，入院期間，栄養評価（血液データ，体重，BMI，MNA®など），内服薬，生理検査，画像検査で，投与水分量・栄養量は過不足もみる．MNA®でAt risk以上であれば，必要に応じて，AMC，下腿周囲長など筋肉量も測定する．

　摂食・嚥下のスクリーニングテストでは，経口摂取が可能かを判断し，段階的摂食訓練を進めながら概ね1週間程度で経口のみで栄養摂取が可能かを見極め，不十分な場合は代替栄養を併用する．栄養による二次性サルコペニアは悪循環させないよう

EAT-10（イート・テン）
嚥下スクリーニングツール

Nestle
Nutrition Institute

| 氏名 | 性別 | 年齢 | 日付 | 年 月 日 |

目的

EAT-10 は，嚥下の機能を測るためのものです．
気になる症状や治療についてはかかりつけ医にご相談ください．

A. 指示

各質問で，あてはまる点数を四角の中に記入してください．
問い：以下の問題について，あなたはどの程度経験されていますか？

質問 1：飲み込みの問題が原因で，体重が減少した
　　0＝問題なし
　　1
　　2
　　3
　　4＝ひどく問題

質問 2：飲み込みの問題が外食に行くための
　　　障害になっている
　　0＝問題なし
　　1
　　2
　　3
　　4＝ひどく問題

質問 3：液体を飲み込む時に，余分な努力が必要だ
　　0＝問題なし
　　1
　　2
　　3
　　4＝ひどく問題

質問 4：固形物を飲み込む時に，余分な努力が必要だ
　　0＝問題なし
　　1
　　2
　　3
　　4＝ひどく問題

質問 5：錠剤を飲み込む時に，余分な努力が必要だ
　　0＝問題なし
　　1
　　2
　　3
　　4＝ひどく問題

質問 6：飲み込むことが苦痛だ
　　0＝問題なし
　　1
　　2
　　3
　　4＝ひどく問題

質問 7：食べる喜びが飲み込みによって影響を
　　　受けている
　　0＝問題なし
　　1
　　2
　　3
　　4＝ひどく問題

質問 8：飲み込む時に食べ物がのどに引っかかる
　　0＝問題なし
　　1
　　2
　　3
　　4＝ひどく問題

質問 9：食べる時に咳が出る
　　0＝問題なし
　　1
　　2
　　3
　　4＝ひどく問題

質問 10：飲み込むことはストレスが多い
　　0＝問題なし
　　1
　　2
　　3
　　4＝ひどく問題

B. 採点

上記の点数を足して，合計点数を四角の中に記入してください

合計点数
（最大 40 点）

C. 次にすべきこと

EAT-10 の合計点数が 3 点以上の場合，嚥下の効率や安全性について専門医に
相談することをお勧めします．

図2　EAT-10

嚥下スクリーニングツール（簡易嚥下状態評価票）使用説明書

EAT-10で，あなたの嚥下（飲み込み）機能の状態を評価することができます．
評価を始める前に，この説明書をよく読んで，説明に従って評価を進めてください．
（評価は4〜5分で終了します）

A　まず，評価表の1〜10の質問について，下記を参考にお答えください．
答えは，0〜4の中であなたの考えに最も近いものを選んで数字を記入してください．

●質問1について：
あなたはこの3カ月間の間に，飲み込みの問題が原因で体重が減少しましたか？
0：問題なし　　（体重は減少していない）
1：　　　　　　（よくわからない）
2：　　　　　　（この3カ月間で，0〜1kg体重が減少した）
3：　　　　　　（この3カ月間で，1〜3kg体重が減少した）
4：ひどく問題（この3カ月間で，3kg以上体重が減少した）

●質問2について：
この3カ月間の間に，飲み込みの問題が原因で，自宅や病院／施設での食事以外は食べたくないと思ったことがありますか？
0：問題なし　　（全くそうは思わなかった）
1：　　　　　　（めったにそうは思わなかった）
2：　　　　　　（ときどきそう思うことがあった）
3：　　　　　　（よくそう思った）
4：ひどく問題（いつもそう思った）

●質問3〜質問8について：
現在の生活の中で，あなたはどの程度そう感じますか？
0：問題なし　　（全くそうは感じない　または，そういう問題はない）
1：　　　　　　（めったにそうは感じない）
2：　　　　　　（ときどきそう感じることがある）
3：　　　　　　（よくそう感じる）
4：ひどく問題（いつもそう感じる）

●質問9について：
あなたは食事をする時に，咳が出ますか？
0：問題なし　　（全く出ない）
1：　　　　　　（めったに出ない）
2：　　　　　　（ときどき出ることがある）
3：　　　　　　（よく出る）
4：ひどく問題（いつも出る）

●質問10について：
あなたは飲み込む時に（精神的な，または身体的な）ストレスを感じますか？
0：問題なし　　（全くそうは感じない　または　そういう問題はない）
1：　　　　　　（めったにそうは感じない）
2：　　　　　　（ときどきそう感じることがある）
3：　　　　　　（よくそう感じる）
4：ひどく問題（いつもそう感じる）

B　次に，各質問でお答えいただいた数字の合計を，あなたの合計点数として
空欄に記入してください．（最高40点）：

C　合計点数が3点以上の場合，嚥下（飲み込み）機能について専門の医師にご相談す
ることをお勧めします．

以上でEAT-10による評価は終了です．お疲れさまでした．

図3　EAT-10使用説明書

表 二次性サルコペニアの評価に必要な項目

全体	・年齢・性別・認知症の有無 ・入院前の住居と家族構成・家族関係と介護力 ・内服薬
栄養	・入院前の食形態，摂取量，介助の有無，誤嚥のエピソードの有無と頻度 ・COPD など慢性疾患の有無 ・投与水分・栄養ルートと量，過不足，発熱などのエネルギー消費 ・栄養状態（血液データ，体重，BMI，MNA®，必要に応じて AMC，下腿周囲長など） ・バイタルサイン（血圧，SpO_2 値など） ・画像検査（疾患の重症度や潜在的な COPD の有無）
廃用	・入院前の ADL（要介護度） ・入院日（期間），活動量，リハ実施の有無・内容・量，禁食期間
疾患	・呼吸状態（気管切開，人工呼吸器，呼吸数，酸素） ・病名・既往歴・合併症（初発か再発か，再発までの期間，脳血管障害の有無，COPD など慢性疾患の有無，その他嚥下にかかわる疾患，疾患の重症度）

に留意する．廃用は避け，疾患の治療を行う．

また，必要に応じて嚥下造影検査，嚥下内視鏡検査などを併用し詳細な摂食・嚥下評価を行う．

石井[21]によると，加齢変化について多くの記載があるが，サルコペニアとかかわりが深く，VF でも確認可能なものは，咽頭クリアランスの低下，喉頭挙上量の増大，喉頭位置の下降・喉頭腔の拡大である．馬場[22]は喉頭蓋谷の残留は，中咽頭収縮筋の機能が悪く舌の機能が悪い例や，喉頭挙上が不十分な例にも認めやすい．梨状陥凹の残留は，下咽頭収縮筋の機能が悪く，特に輪状咽頭筋の開大が不十分で，食塊が食道に侵入できないために生ずるとしている．

サルコペニアの嚥下障害の治療

高齢者の嚥下障害の治療の目的の1つは肺炎の発症を防ぐことであり，姿勢（頸部回旋，Chin down）や食物形態の調整の代償法が中心となっている．「嚥下障害を治療する最良の方法は，患者に嚥下をさせること」という運動原理の特異性（specific）の原理の考え[23]からも，代償法を用いた直接訓練が行われている．これはサルコペニアでも同じと考えられ，十分な水分・栄養ルートを確保することも必要である．

努力嚥下（effortful swallow）は舌根後退機能が低下し，食物が喉頭蓋谷に残留する患者に対して，力を入れて飲み込むことによって舌根部の後退運動を強め，喉頭蓋谷への残留を減少させる[24]としている．しかし，筋萎縮や筋力低下のある患者では逆効果となることもある．若林[25]は，侵襲での異化期は，筋肉量が減少する時期であり，機能改善を目標としたレジスタンストレーニング（筋力訓練）や持久力増強訓練は，さらなる筋肉量と持久力の低下をもたらすので禁忌としている．飯田[26]もレジスタンストレーニングは，蛋白同化作用を促進し異化作用を抑えたうえで行うとしている．息こらえ嚥下，メンデルソン手技なども有効な可能性がある．

嚥下の問題の多くは筋力低下と関連している[23]．トレーニングに基づいた治療手技

としては，レジスタンストレーニングである頭部挙上訓練（Shaker exercise）[27] は，頭部の等尺性運動で舌骨上筋の筋肉を鍛える．頭部挙上位保持1分間を3回，頭部挙上運動の反復30回を1セットとして1日3セット行う．しかし，負荷量が強すぎる，コンプライアンスに問題があるとされており，変法も報告されている．吉田[28] によると，側臥位で下顎を引き下げる運動を行えば舌骨上・下筋を強化することが可能としている．舌の等尺性運動[29] は舌の強さを増やし，嚥下圧，気道保護，舌のボリュームに関連する．嚥下に欠かせない筋群の筋力強化が得られ，患者の機能が改善する[23]．

小山ら[30] は早期に口腔内刺激を開始し，安全な飲食物を用いた感覚や味覚刺激を行い，早期に経口訓練を行うことで，随意的な口唇，舌，咽頭，喉頭などの運動が誘発され，意識レベルの改善に加えて経口摂取までの日数が短縮した患者を多く経験したという．これらは感覚入力を起こし，嚥下機能を鍛えて廃用を予防し栄養をきちんと確保することで，サルコペニアの悪循環には陥らず，良循環となるのかもしれない．

早期離床で抗重力筋を働かせ，頸部の可動域を確保する．運動習慣はPGC-1αの発現を増強し，筋肉減少を抑える[31] と考えられている．サルコペニアの発症が炎症性サイトカインによるものならば，全身の筋肉をつけるのもよい可能性がある．

疾患によってはサルコペニアも嚥下障害も誘発されることが多いので，疾患の管理はリハにとっても重要である．疾患には原疾患の治療，栄養管理，廃用予防，低栄養には適切な栄養管理が必要であり，ビタミンD欠乏症であればビタミンDを補充する．

文献

1) Cruz-Jentoft AJ et al : Sarcopenia : European consensus on definition and diagnosis. *Age Aging* **39** : 412-423, 2010.
2) 石井直方：運動とサルコペニア予防の関係．サルコペニアの基礎と臨床（鈴木隆雄監修），真興交易医書出版部，2011，pp155-162.
3) 町田修一・他：サルコペニアのメカニズム．サルコペニアの基礎と臨床（鈴木隆雄監修），真興交易医書出版部，2011，pp22-31.
4) Shimozawa A et al : Muscle fiber type analysis in the mouse m. digastricus, m. stylohyoideus, m. zygomaticus and m. buccinator. *Anat Anz* **164** : 355-361, 1987.
5) 苅安 誠：嚥下・音声機能の改善のための相互乗り入れリハビリテーション訓練変法．音声言語医 **50** : 210-210, 2009.
6) 下方浩史, 安藤富士子：サルコペニアのスクリーニング指標．サルコペニアの基礎と臨床（鈴木隆雄監修），真興交易医書出版部，2011，pp72-80.
7) 重本和宏：サルコペニア診断のためのバイオマーカー．サルコペニアの基礎と臨床（鈴木隆雄監修），真興交易医書出版部，2011，pp81-89.
8) Groher ME, Crary MA（高橋浩二監訳）：成人の臨床評価．Groher&Craryの嚥下障害の臨床マネジメント，医歯薬出版，2011，pp180-186.
9) World Stroke Academy : Post Stroke Dysphagia : http://world-stroke-academy.org/pdf/WSA_Dyspagia_learning_module.pdf
10) Satellite Symposium Proceedings from the 7th EUGMS Congress : Integrated Management of Dysphagia and Malnutrition : http://www.nestlenutrition-institute.org/resources/library/Free/conference-proceeding/eugms2011/Documents/CH-NES-037%20EUGMS%206pp%20SH_LR_single%20(2).pdf
11) Tamura F et al : Tongue Thickness Relates to Nutritional Status in the Elderly. *Dysphagia* 2012 [Epub ahead of print].
12) Butler SG et al : The relationship of aspiration status with tongue and handgrip strength in healthy older adults. *J Gerontol A Biol Sci Med Sci* **66** : 452-458, 2011.
13) Humbert IA, Robbins J : Dysphagia in the Elderly. *Phys Med Rehabil Clin N Am* **19** : 853-866, ix-x, 2008.
14) Groher ME, Crary MA（高橋浩二監訳）：成人の正常嚥下機能．Groher&Craryの嚥下障害の

臨床マネジメント，医歯薬出版，2011，pp22-40．
15) Groher ME, Crary MA（高橋浩二監訳）：成人の神経疾患．Groher&Crary の嚥下障害の臨床マネジメント，医歯薬出版，2011，pp73-95．
16) Ney DM et al：Senescent Swallowing：Impact, Strategies and Interventions. *Nutr Clin Pract* **24**：395-413, 2009.
17) 馬渡俊哉：廃用症候群のリハビリテーション栄養―廃用性の嚥下障害を中心に―．MB Med Reha **143**：117-123, 2012.
18) Groher ME, Crary MA（高橋浩二監訳）：成人の臨床評価．Groher&Crary の嚥下障害の臨床マネジメント，医歯薬出版，2011，pp180-186．
19) Cruz-Jentoft AJ, Michel JP：Is sarcopenia the best determinant of frailty?. IAGG/WHO/SFGG Workshop n° 3,2011.
20) Belafsky PC：Validity and reliability of the Eating Assessment Tool（EAT-10）. *Ann Otol Rhinol Laryngol* **117**：919-924, 2008.
21) 石井雅之：摂食・嚥下機能と加齢 ①摂食嚥下諸器官．摂食・嚥下リハビリテーション（才藤栄一，向井美惠監修），第 2 版，医歯薬出版，2007，pp88-90．
22) 馬場 尊：嚥下造影検査（VF）．摂食・嚥下リハビリテーション（才藤栄一，向井美惠監修），第 2 版，医歯薬出版，2007，pp149-152．
23) Groher ME, Crary MA（高橋浩二監訳）：成人の治療．Groher&Crary の嚥下障害の臨床マネジメント，医歯薬出版，2011，pp277-312．
24) 日本摂食・嚥下リハビリテーション学会医療検討委員会：訓練法のまとめ（改訂 2010）．日摂食嚥下リハ会誌 **14**：644-663, 2010.
25) 若林秀隆：リハビリテーションと栄養管理（総論）．*JSPEN* **26**：1339-1344, 2011.
26) 飯田有輝：リハビリテーション栄養と理学療法．MB Med Reha **143**：14-20, 2012.
27) Shaker R et al：Augmentation of deglutive upper esophageal sphincter opening in the elderly by exercise. *Am J Physiol* **272**：G1518-1522, 1997.
28) 吉田 剛：エビデンスに基づく理学療法の実際 Part2 症状別 6 嚥下．エビデンスに基づく理学療法―活用と臨床思考過程の実際（内山 靖編），医歯薬出版，2008，pp500-512．
29) Robbins J et al：The effects of lingual exercise in stroke patients with dysphagia. *Arch Phys Med Rehabil* **88**：150-158, 2007.
30) 小山珠美・他：脳卒中急性期から始める早期経口摂取獲得を目指した摂食・嚥下リハビリテーションプログラムの効果．日摂食嚥下リハ会誌 **16**：20-31, 2012.
31) 田中喜代治・他：地域在住高齢者におけるサルコペニアの予防―レジスタンストレーニングによる介入―．サルコペニアの基礎と臨床（鈴木隆雄監修），真興交易医書出版部，2011，pp171-177．

第2章 サルコペニアの摂食・嚥下障害

3. 口腔・舌筋のサルコペニア

医）渓仁会 札幌西円山病院歯科
藤本篤士

> **ポイント**
> ○舌の筋力，筋量，運動機能の評価法は数多くあるが，舌のサルコペニアの診断基準はない．
> ○適切な栄養評価・管理を行い，予防や改善を目的とした機能訓練の積極的な実施が望まれる．
> ○舌接触補助床により，舌機能低下に伴う嚥下障害の改善を図ることができる症例も多い．

口腔のサルコペニア

　咀嚼・嚥下機能障害と栄養障害の関連は数多くの要因がかかわっているが，代表的な要因について簡略化して表すと**図1**のような関連があると考えられる．一般にスムーズな摂食（食べる）のためには口腔環境と口腔機能の2つが良好な状況であることが求められる．口腔環境の要因のなかでは，歯の喪失による咀嚼障害はよくみら

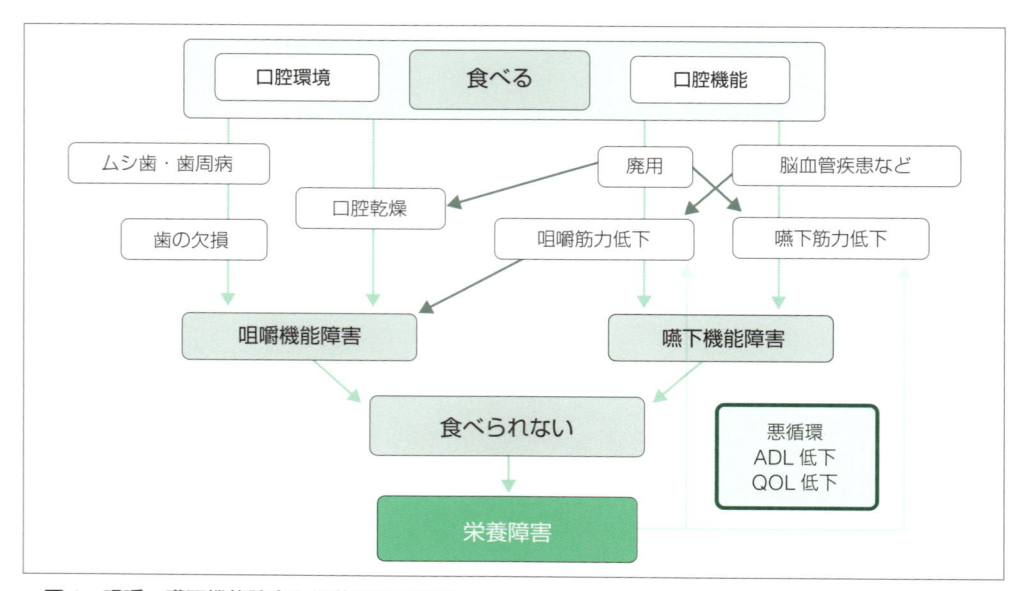

図1　咀嚼・嚥下機能障害と栄養障害の関連

れるが，加齢に伴う生理的な唾液分泌量の低下や服用薬剤の副作用などに伴う口腔乾燥も，口腔粘膜や舌の機能的な動きを阻害し，食塊形成障害や嚥下障害に結びつくことも多い．

また，口腔機能の要因のなかでは脳血管疾患などの後遺障害による咀嚼・嚥下機能障害が臨床ではよくみられる．これに加齢による原発性サルコペニアの進行や，廃用性機能低下に伴う咀嚼・嚥下筋の機能低下などの二次的サルコペニアが複合的に影響してさまざまな咀嚼・嚥下障害病態が引き起こされる．この際に舌機能が障害を受けていると非常に重度な咀嚼・嚥下障害に至る場合も多い．そしてこれらの結果として栄養障害が引き起こされると，咀嚼筋や嚥下筋の筋力低下・機能低下がさらに進行し，摂食障害（食べられない）が重度になるという悪循環が形成されて，患者のADLの低下，QOL（quality of life）が奪われるということにもつながりかねない．この悪循環をいかに断ち切るかが重要な視点となる[1]．

舌のサルコペニア

Tamuraらは104人の高齢者を対象に，超音波で測定した舌の厚さがTSF（triceps skinfolds）およびAMA（arm muscle area）と相関することを示し[2]，全身のサルコペニアの進行が舌のサルコペニアの進行と並行している可能性を示唆した．また舌の筋肉組成は加齢によって広範な変化を認めることを示唆する報告もあり[3-5]，Butlerらは健常高齢者を調査し，誤嚥を認める高齢者の等尺性の舌筋力は前方，後方ともに有意に低下し，この舌筋力と握力に有意な相関を認めるとしている[6]．

このように舌のサルコペニアは全身のサルコペニアの進行と並行して進行すると考えられ，要看護・介護老年病患者においては加齢による生理的な筋肉量減少や質的変化に伴う筋力低下という原発性サルコペニアが，嚥下障害の背景因子として存在するものと考えられる．そして，さらに廃用や栄養状態悪化が複合的に影響したり，脳血管疾患後遺障害としての麻痺や感覚低下など疾患の影響による二次的サルコペニアが加わることにより舌のサルコペニアが進行し，さまざまな病態の嚥下障害が引き起こされる．

図2に，口腔・舌のサルコペニアが進行した症例（75歳，女性，長期間TPN施行）の口腔内写真を示す．全体的に萎縮した舌が口腔の後方（遠心）に位置し，舌が歯列

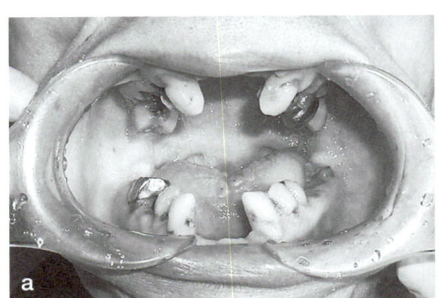

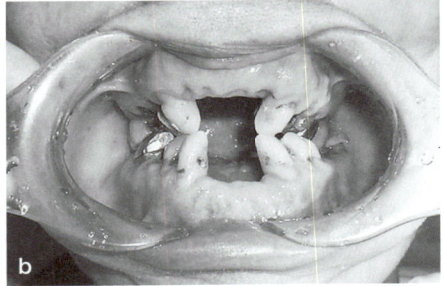

図2　舌のサルコペニアによる歯の舌側傾斜症例

を超えて前方に突出することは難しい．また，舌の萎縮と舌圧の低下が長期間に渡っているために口唇や頬の圧とのバランスが崩れ，歯が口腔の内側に倒されて咬合関係が崩壊している．また，口腔乾燥もみられるため，舌表面に厚い堆積物があり，口腔の奥には泡状の唾液がみられる．このように舌単独でサルコペニアが進行するということは少なく，歯列の乱れや，口腔乾燥の進行，咀嚼筋，嚥下筋，表情筋などの運動機能低下などが複合的にみられることがほとんどである．

咀嚼・嚥下運動における舌の機能

咀嚼・嚥下運動において，舌は非常に重要な役割を担っている．主な役割を列挙すると以下のようになる．

①固形物の咀嚼嚥下においては，準備期（咀嚼期）に口腔内前方の食物を pull-back 運動により臼歯部に移送（Stage I transport）する．

②舌は顎の開閉口運動や口唇，頬などの運動と協調して複雑な運動を行うことによりスムーズな咀嚼運動で食物を粉砕して食塊を形成する．

③咀嚼運動中には食塊の一部が舌の能動輸送により咽頭部に移送（Stage II transport）され，嚥下時に口腔内の食塊とともに一塊として嚥下される．

④水分の嚥下時には，舌が水分を貯留しやすいように形を変えると同時に，奥舌部と軟口蓋部が協調して咽頭部に水分が落ちないように口腔内にいったん貯留させ，嚥下運動により一挙にすべてを嚥下する．

⑤嚥下運動時には，舌尖を口蓋前方部に圧着すると同時に軟口蓋部が上咽頭部に圧着し，鼻腔と口腔の交通を遮断して口腔内に嚥下圧を生じさせる．

⑥舌尖から奥に向かって舌の口蓋への圧着範囲を拡大し，舌根部が軟口蓋や咽頭後壁に圧着，さらに咽頭蠕動により食道に向かって食物移送が行われる．

⑦舌尖を口蓋部に固定したまま，喉頭および舌骨が挙上されると同時に喉頭蓋が下がり，気管の入り口を防ぐ．

このような舌の役割がサルコペニアの進行により障害・喪失され，さらに他の機能障害や先行期の問題など多くの要因が複合的原因となり，咀嚼・嚥下障害が引き起こされることになる．

舌のサルコペニアの診断

コンセンサスを得たサルコペニアの診断基準というものは存在しないが，その1つとして，筋量の減少に加え，筋力低下もしくは運動機能障害のどちらかが揃うことという診断基準がある[7]．舌のサルコペニアについても確立された診断基準は存在しないが，この診断要素である舌の筋力，舌の筋量，舌の運動機能についての研究が行われている．

(1) 舌の筋力測定法

舌に関しては一定速度で動かしながら筋力を測定する等速性筋力の測定は難しく，測定部位を固定した等尺性筋力の測定が多い．舌の筋力は，舌圧という口蓋方向の圧

の測定で行われることがほとんどで，測定センサーとしては口蓋床や薄いシートに圧力センサーを複数貼り付けて嚥下運動時の部位ごとの圧の経時的変化を測定解析する研究[8]や，小さな風船状のディスポーザブルの口腔内プローブを用いた研究[9]などが行われている．これらの研究は舌圧の変化と下顎運動や咀嚼筋のEMG（筋電図）の関係について検討したり，舌圧と食形態や認知機能や生活自立度との関連を検討するなど，舌の筋力と口腔の筋肉や全身状態との関連などについても検討が行われている．

（2）舌の筋量測定法

脳卒中後嚥下障害に対する舌筋力増強訓練（lingual exercise）の有効性について，口腔内プローブによる舌筋力と舌筋量など計測して検討した報告[10]や，Pharyngocise は頭頸部がんの化学放射線療法中のオトガイ舌筋，舌骨舌筋，顎舌骨筋の筋肉量維持や嚥下機能の維持に有効という報告[11]などは筋量測定にMRIを用いている．また，超音波で舌の厚みを測定し，TSFやAMAと比較検討した報告[2]などもあるが，舌のサルコペニアの診断基準値となる筋量値や筋量減少率などを示す報告はなく，このための疫学的な研究も進められていないようである．

（3）舌の運動機能評価法

舌の運動については主に超音波を用いて，構音時や咀嚼運動時[12]の動きを観察したり，VF（videofluorography）とパラトグラム法を用いて舌運動機能を診断する[13]など，さまざまな方法で運動機能評価が行われている．日本摂食・嚥下リハビリテーション学会では，摂食・嚥下障害の評価（簡易版・案）を2011年4月に発表したが，舌については舌運動の評価として延舌と偏位の2項目が評価項目としてあげられている．

臨床的には安静時の舌の形態的変化（肥大，萎縮，左右非対称など）と感覚麻痺や過敏の有無を確認してから以下の項目について評価を行う．

- 運動可動域（前方，後退，左右，挙上の範囲確認）
- スピード性（舌先を口角間で往復運動させるなど）
- 巧緻性（連続舌打ちなど）
- 協調性（ta音，ka音の連続発声など）

これらはリハ前後などで評価を行い，効果を確認するなどするが，サルコペニアと判断するための基準値などはない．

舌のサルコペニアに対する対応

（1）機能訓練[14]

機能訓練を行ううえで最も重要な点は，図1に示すような，「食べられない→筋力低下→機能障害→食べられない」という悪循環に陥っている場合に機能訓練を行うと，筋力低下や筋肉量減少をきたす可能性があるということである（p100参照）．必ず適切な栄養評価を行い，必要であれば栄養改善を行ったうえで機能訓練を行わなくてはいけない．

臨床的には舌のサルコペニアの進行に対しては，筋力や運動機能の改善を図り，また筋の拘縮を防止するために以下のようなさまざまな訓練法が考案されている．

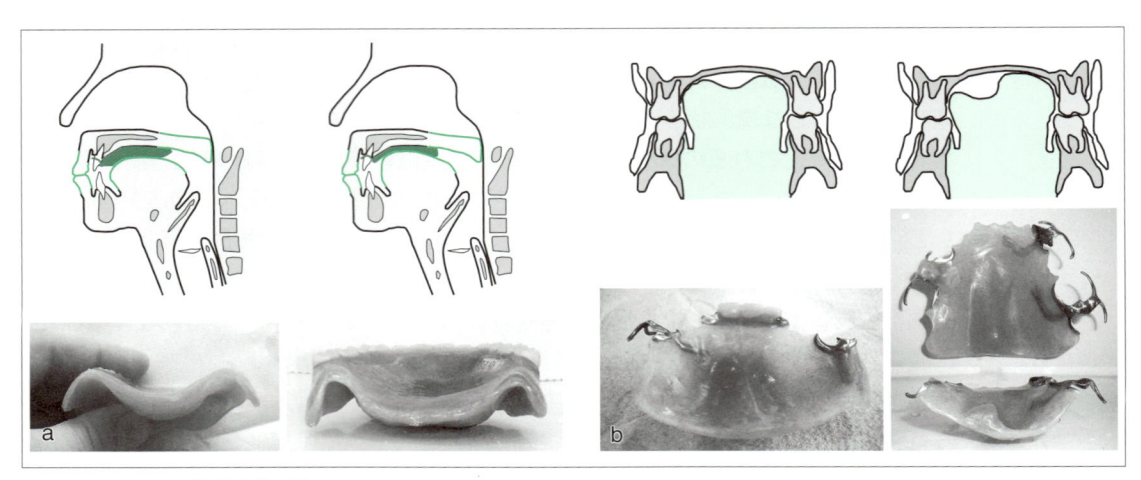

図3　PAP の口蓋面形態の違い

①**振動刺激訓練**
　　電動歯ブラシの振動刺激などを利用して，舌に刺激を与える[15]．
②**舌筋のストレッチ**
　　自発的に前方，後退，左右，挙上を行わせたり，これらを組み合わせた舌の体操，口腔の体操などが考案されている．またガーゼなどで舌を保持して他動的にストレッチを強制的に行うなど数多くの訓練法[16]がある．
③**筋力増強訓練**
　　舌圧子で舌を圧迫し，押し返す動作を反復する[15]などする．
④**構音訓練**
　　連続構音や文章の音読，歌唱など[17]を行う．

(2) 舌接触補助床

　これらの訓練を行っても，舌の運動機能や可動範囲，筋力の改善などが十分でない場合には，嚥下機能の改善も望めないことも多い．そこで義歯型の嚥下補助装置である舌接触補助床（palatal augmentation plate；PAP）を適用することが効果的な症例もある．

　通常 PAP は舌がん術後にみられる舌の欠損や神経障害などにより，嚥下時に舌と口蓋の適切な接触関係が得られない場合に，スムーズな嚥下運動ができるように口蓋部分に装着する厚みのある口蓋床である．これをサルコペニアの進行に伴ってみられる舌の萎縮や可動域が制限される症例にも適用した報告が数多くある[18,19]．この嚥下補助装置によって嚥下の状態を改善する[18]だけではなく，Stage I transport や食塊形成の改善にも効果的であるケース[19]など，さまざまな応用が可能な嚥下補助装置である．

　図3に実際に装着した PAP の臨床例のいくつかを示す．図3に示すように，舌の萎縮や機能障害の範囲や程度はさまざまであり，口蓋と舌との接触関係を改善するためには，症例に応じた三次元的口蓋形態が必要とされる．しかし，これらの作成方法については「摂食・嚥下障害，構音障害に対する舌接触補助床（PAP）の診療ガイド

ライン」[20] には明確な標準的術式の記載がなく，ガイドラインの整備が望まれる．

今後，日本の人口構造の高齢化に伴い増加し続けるであろう舌のサルコペニアに起因した嚥下障害患者に対して，義歯型嚥下補助装置であるPAPの必要性はますます増大していくものと考えられ，広く普及を進めることが求められている．

文献

1) 藤本篤士：口腔・咀嚼機能障害．リハビリテーション栄養ハンドブック（若林秀隆編），第1版，医歯薬出版，2010, pp78-82.
2) Tamura F et al：Tongue thickness relates to nutritional status in the elderly. *Dysphagia* 2012［Epub ahead of print］
3) Price PA, Darvell BS：Force and mobility in the aging human tongue. *Med J Aust* **1**：75-78, 1982.
4) Rastatter MP et al：Speech-motor equivalence in aging subjects'. *Percept Mot Skills* **64**：635-638, 1987.
5) Newton JP et al：Changes in human masseter and medical pterygoid muscles with age：a study by computed tomography. *Gerodontics* **3**：151-154, 1987.
6) Butler SG et al：The Relationship of Aspiration Status With Tongue and Handgrip Strength in Healthy Older Adults. *J Gerontol A Biol Sci Med Sci* **66**A：452-458, 2011.
7) Cruz-Jentoft AJ et al：Sarcopenia：European consensus on definition and diagnosis：Report of the European Working Group on Sarcopenia in Older People. *Age Ageing* **39**：412-423, 2010.
8) 小野高裕・他：咀嚼・嚥下における舌圧測定法とその臨床応用．日摂食嚥下リハ会誌 **10**：207-219, 2006.
9) 津賀一弘・他：要介護高齢者の食事形態と全身状態および舌圧との関係．日咀嚼会誌 **14**：62-67, 2004.
10) Robbins J et al：The effects of lingual exercise in stroke patients with dysphagia. *Arch Phys Med Rehabil* **88**：150-158, 2007.
11) Carnaby-Mann G et al："Pharyngocise"：randomized controlled trial of preventative exercises to maintain muscle structure and swallowing function during head-and-neck chemoradiotherapy. *Int J Radiat Oncol Biol Phys* **83**：210-219, 2012.
12) 今井敦子・他：各種食品咀嚼時における舌運動の超音波検査．日顎口腔機能会誌 **3**：37-45, 1996.
13) 木内延年・他：パラトグラム舌運動機能診断法をもとにした舌接触補助床による摂食嚥下障害者の治療．日補綴歯会誌 **47**：135-144, 2003.
14) 竹原祥子，下山和弘：舌の構造と機能訓練．老年歯医 **21**：44-47, 2006.
15) 植田耕一郎：摂食・嚥下リハビリテーション．高齢者歯科ガイドブック（植松 宏・他編），第1版，医歯薬出版，2003, pp248-275.
16) 北原 稔，白田チヨ編：実践訪問口腔ケア 上巻，第1版，クインテッセンス出版，1999, pp184-185.
17) 小坂美鶴：嚥下障害と構音障害との関連（症例の解析から）．嚥下障害の臨床 リハビリテーションの考え方と実際（日本嚥下障害臨床研究会編），第1版，医歯薬出版，1998, pp105-110.
18) 藤本篤士，中川英俊：摂食嚥下障害患者に義歯型装置を適用した2例．北海道歯医師会誌 **67**：125-127, 2012.
19) 藤本篤士：摂食・嚥下障害を有する患者への歯科的アプローチ—多職種との協力のなかで—．*MB Med Reha* **116**：21-28, 2010.
20) 日本老年歯科医学会，日本補綴歯科学会編：摂食・嚥下障害，構音障害に対する舌接触補助床（PAP）の診療ガイドライン，2011.

第 2 章 サルコペニアの摂食・嚥下障害

4. 咀嚼筋のサルコペニア

聖隷三方原病院リハビリテーション科歯科
大野友久

> **ポイント**
> ○咀嚼筋のサルコペニアはあり得るが，実証はされていない．
> ○咀嚼機能は歯の欠損や歯科治療によって大きく変化するので，咀嚼筋のサルコペニアのみが顕在化することは現時点では少ない．
> ○咀嚼筋のサルコペニアによって，摂食・嚥下機能が低下し，ますます栄養状態が悪化するという悪循環に陥る恐れがある．

はじめに

　摂食・嚥下において咀嚼はその一翼を担っており，特に固形物摂取の際に食塊形成が円滑に遂行されるうえで咀嚼は重要である．咀嚼は食物を粉砕する運動であり，歯のみならず舌や頰部，口唇など，口腔周囲を取り巻く多くの組織や器官の協調運動から成り立っている．一般的に「咀嚼」と聞くと，「歯で食物を咬む」ことだけを想起しがちであるが，咀嚼運動はそれだけではなく，「舌と口蓋で食物を挟んで押しつぶす動き」や，「舌により歯列上に食物を移送する動き」，いわゆるプロセスモデル[1]におけるstage I移送まで含まれる．これらの動きを円滑に遂行するには，口腔周囲に存在する筋群が協調性をもって活動することが必要である．そのなかで，咀嚼筋の働きが重要であることはいうまでもない．
　ここでは咀嚼筋にかかわる基本的な知識を整理しつつ，咀嚼筋のサルコペニアについて論じてみたい．

咀嚼筋

　咀嚼を円滑に遂行するためには，舌筋や表情筋も含め，口腔周囲を構成する多くの筋の働きが必要である．しかし，いわゆる「咀嚼筋」とよばれている筋は，4 ないし 7 つに限定して定義されている．まず 4 つの咀嚼筋には，咬筋，側頭筋，外側翼突筋，内側翼突筋があり，外側翼突筋以外は主に閉口運動を実施する際に収縮する．その他，開口運動にかかわる筋として，顎二腹筋，オトガイ舌骨筋，顎舌骨筋の 3 つの筋があげられ，これらを含めて咀嚼筋とよばれることもある．支配神経は三叉神経である．

咀嚼運動

　咀嚼運動とは，口腔内に摂取した食物を切断・粉砕して唾液と混ぜ合わせ，嚥下に適した大きさと硬さをもつ食塊を形成する，顎・舌・顔面のリズミカルな協調運動である[2]．咀嚼運動は随意でも可能だが，意識せずに自動的に行うことも可能で，これは脳幹にあるリズムジェネレーター（central pattern generator；CPG）である咀嚼中枢が関与し，咀嚼運動を中枢性にコントロールしている．前方から顔面を観察すると，咀嚼運動は，単純な開閉口運動ではなく，下顎の左右方向への小さな運動（回旋運動）を伴う．これも CPG が自動的に制御しているといわれている[2]．

　関連性はわからないが，咀嚼の CPG があるとされる脳幹の橋〜延髄付近が脳血管疾患などで障害され，開口障害をきたす症例をいくつか経験している．咬筋のジストニア（中枢性の不随意で持続的な筋収縮）であるとの報告が多い[3,4]．神経ブロックを実施することで，開口可能となった症例を経験している．現在は適応外だが，今後，ボツリヌス毒素（ボトックス®）による対応も効果が認められるかもしれない．

咀嚼筋のサルコペニアとその評価

　咀嚼運動が困難となると，食塊形成困難，送り込み困難などの問題が生じる恐れがあり，摂食・嚥下障害の原因となり得る．咀嚼運動の中心的役割を果たす咀嚼筋も，もちろん筋の1つであるので，サルコペニアがあっても全く不思議はない．咀嚼筋がサルコペニアとなっている患者は，寝たきりで，経口摂取していない，発語も少ないなどの状態が予想される．胃瘻や経鼻胃栄養で，常時開口状態，口腔乾燥状態となっている患者を想像していただくとイメージがわくであろう（**図1**）．栄養状態が悪いと咀嚼筋のサルコペニアが進行し，その結果，咀嚼能力が低下し，ますます栄養摂取に関して不利になる，という悪循環は容易に想像できる．また図1のような患者においては，習慣性顎関節脱臼となっている患者に遭遇することもあるが，背景に咀嚼筋のサルコペニアとの関連があるかもしれない．

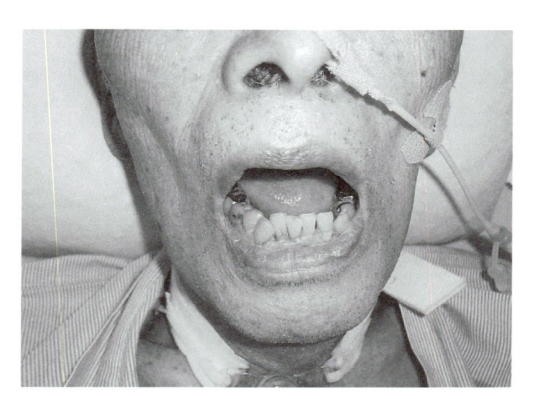

図1　咀嚼筋のサルコペニアが疑われる症例
栄養方法は経鼻胃栄養で Alb 2.7．

また，高齢の摂食・嚥下障害患者において，義歯の適合は良好であるにもかかわらず咀嚼は困難なケースを経験することがある．高齢なので義歯に慣れない，認知力低下のため，などと判断し，食形態の調整で対応しているのが現状である．しかし，もしかしたら咀嚼筋のサルコペニアが原因の可能性もある．それらの症例に対し，咀嚼筋のサルコペニアを生じないように，あるいは改善させるために，栄養状態を改善しつつ咀嚼筋の訓練を実施することは有用かもしれない．咀嚼筋ではないが，同じ摂食・嚥下に関連する筋の1つとして，舌のサルコペニアについてはTamuraらの報告[5]がある．内容については別項（p101）で記載があるので，そちらを参照いただきたい．

　しかし，咀嚼筋という限られた範囲でのサルコペニアに関する報告はほとんどない．サルコペニアが存在するかどうかは，筋肉量や筋力，身体機能の低下を認めるかどうかで判断される．咀嚼筋で置き換えて考えてみると，いずれもサルコペニアの診断基準をそのまま適用するのは困難である．まず，筋肉量の測定は咀嚼筋全体では困難と思われる．しかし，そのなかで咬筋の測定についてはOharaらの報告[6]が認められる．触診にて咬筋のtensionによって3群に分け，エコーでの咬筋の厚さや咬合力，残存歯数などとの関連を検討し，関連があると報告している（tensionが弱いほど，咬筋が薄く，咬合力が弱く，残存歯数が少ない）．反復唾液嚥下テスト（RSST）との関連は認められなかったが，咬筋のtensionが弱いとRSSTの結果も低下傾向があると報告している．今後，栄養状態の指標との関連や，咬筋のサルコペニアの診断につながる可能性がある．

　また，筋力や身体機能について判断するのは，非常に難しいと考えられる．咀嚼筋における「身体機能」に相当するものは，「咀嚼機能」あるいは「咀嚼能力」が最も近い概念だと考えられる．しかし「咀嚼能力」には，補綴物（いわゆる差し歯やかぶせ物，義歯など）の種類や，咬合様式，咬合支持面積，認知力といった別の要素が加わってしまい，純粋に咀嚼筋の働きだけを評価しているものではない．実際の臨床上，咀嚼困難，食塊形成困難などの問題は，咀嚼筋のサルコペニアで生じるというよりも，他の問題によって引き起こされている印象が強い．たとえば齲蝕や歯周疾患，義歯不適合，咬合の崩壊などの歯科的な問題や，認知症で食物を食物として認識せず，その結果咀嚼運動そのものが実施されない場合，などである．そのような他の要素の影響が大きいため，咀嚼筋のサルコペニアが顕在化しにくいものと考えられる．

　また，咀嚼筋のサルコペニアが存在しそうな患者のイメージをあげたが，そのような患者は，咀嚼筋のみではなく，摂食・嚥下に関する筋全体，そして全身的にサルコペニアに陥っている場合がほとんどであろう．すると，咀嚼筋の問題で経口摂取が不可能という状況よりも，咽頭機能に問題があって経口摂取困難という問題が先に出現する可能性が高い．したがって，当然ながら咀嚼筋のサルコペニアのみを捉えて対応するのではなく，摂食・嚥下運動に関連する筋，全身を考慮した対応が必要になると思われる．

咀嚼能力の評価

　前述のように，咀嚼筋に関してのみサルコペニアがあるかどうかを判断するのは容

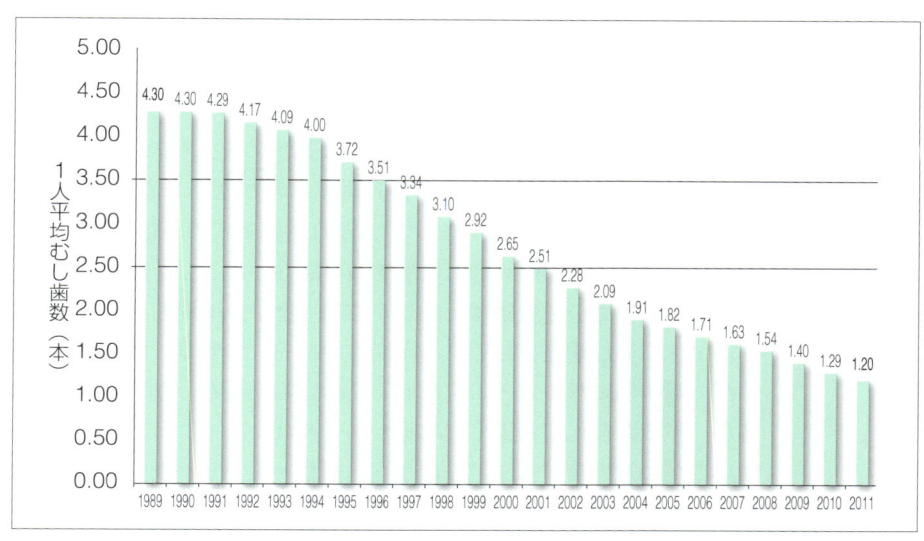

図2　12歳児1人平均むし歯数の年次推移（文部科学省学校保健統計調査，2011年）

易ではない．一方，咀嚼筋が活動した結果である咀嚼能力については古くからさまざまな方法が提唱されている．色変わりガムを使用した咀嚼能力の評価[7]や，咬合圧を測定するデンタルプレスケール・オクルーザーシステム，咀嚼能力評価用グミゼリー[8]を用いた評価方法などが提唱されている．これらの方法ではあくまで間接的な評価となり，正確なサルコペニアの評価とはいえないが，判断材料の1つにはなるかもしれない．

咀嚼能力と栄養の関係

咀嚼能力と栄養の関係についてはさまざまな報告があり，概ね咀嚼能力が低下すると栄養状態悪化のリスクとなるという報告が多い．Kikutaniら[9]は，在宅虚弱高齢者において咬合支持の状態と栄養状態，ADLなどの関係を検討したところ，咬合支持の崩壊は低栄養のリスク因子であると報告している．Okadaら[10]は，高齢者を対象として色変わりガムを使用した咀嚼能力と栄養状態の関係を検討したところ，咀嚼能力と血清アルブミン値に関連が認められたと報告している．Hirano[11]は，咀嚼能力と全身状態の関連を検討したところ，サルコペニアの指標の1つとして使われることがある握力や，体重などと関連があったと報告している．もちろん，咀嚼筋のサルコペニアとの関連を直接示すものではないが，いずれも関連を示唆するものである．

残存歯数の変化と咀嚼筋のサルコペニア

80歳で20本の歯を残そうという8020運動が提唱されており，その達成率は38.3％（平成23年度歯科疾患実態調査）で年々増加傾向にある．一方，12歳児のデータでは図2に示すとおり，1人平均むし歯数は年々減少してきている．これらは口腔衛生状態を良好に保つ習慣が国民に幅広く根付いてきている結果だと思われる．これ

がこのまま続くと，今後8020を達成する高齢者がますます増加するであろう．前述のように，残存歯数の維持は栄養状態やADLの維持にも繋がるとする報告もあり，国民にとって喜ばしいことといえる．

しかし，高齢になれば何らかの疾患に罹患するリスクはどうしても高くなる．すると今後，残存歯が多数存在する要介護高齢者が増加する可能性がある．馬場ら[12]は2005年の福岡県での調査において，要介護高齢者の残存歯数は平均3.66本であると報告したが，今後は飛躍的に増加する可能性がある．そのような残存歯が多数ある要介護高齢者の口腔衛生管理を誰がするか，という問題もあるが，このときに咀嚼筋のサルコペニアが顕在化してくる可能性がある．つまり，咬合状態については問題はないが，咀嚼筋にサルコペニアがあるために咀嚼困難，食塊形成が困難であるという患者が，多数顕在化するようになるかもしれない，ということである．今後，咀嚼筋のサルコペニアの存在も想定しながら，摂食・嚥下リハを進める，あるいは咀嚼筋のサルコペニアの診断基準，診断方法の確立，などの必要性が生じるかもしれない．

咀嚼困難への対応

現在，咀嚼困難，食塊形成困難が認められる患者へは，食形態の調整で対応している場合がほとんどであろう．咀嚼する必要のない食形態，つまりミキサー食やゼリー食などで対応する，ということである．咀嚼筋のサルコペニアを疑っての対応ではなく，咀嚼そのものをスキップしてしまおう，という考え方である．しかし，症例によっては咀嚼筋のサルコペニアを疑って訓練などの対応をすることも必要なのかもしれない．舌筋の場合は訓練で効果があるとする報告[13]があるが，咀嚼筋のサルコペニアの診断方法や定義も定まっていないため，エビデンスのある訓練方法というものは存在しない．

しかし，咀嚼筋に関しても栄養管理したうえでのレジスタンス訓練が効果的であることが予想されるが，咀嚼筋の場合は咬合が維持されていないと，効果的なレジスタンス訓練は実施できない．したがって，まず考慮すべきことは咬合の回復であり，そのためには当然のことながら歯科的対応が必要であろう．そのうえで訓練を実施することになる．ガムを咀嚼する，ガーゼで包んだスルメをかむなどの咀嚼訓練[14]は効果的と思われるが，経口摂取することが最も優れた訓練方法であろう．しかも経口摂取は最も優れた栄養方法でもある．したがって，摂食場面の観察や嚥下造影検査，嚥下内視鏡検査などで，適切な摂食条件を設定して，なるべく経口摂取を促すことが重要なのはいうまでもない．

おわりに

咀嚼筋のサルコペニアは存在すると思われるが，現時点では有効な判断方法がないうえに，咬合や認知など他の要素の問題が大きいため顕在化しにくいものと考えられる．しかし，今後の高齢社会の進展や口腔衛生管理意識の改善などを考慮すると，咀嚼筋のサルコペニアという概念は必要になる可能性がある．対応としては栄養管理と

咬合の回復，口腔衛生管理は最低限必要と思われるが，咀嚼筋のサルコペニアを評価する方法の確立，また，現在実施されている摂食・嚥下リハの効果を評価・検討し，エビデンスを構築していく必要がある，これからの領域であるといえよう．

文 献

1) Palmer JB：Integration of oral and pharyngeal bolus propulsion：a new model for the physiology of swallowing. 日摂食嚥下リハ会誌 **1**：15-30, 1997.
2) 中村嘉男：咀嚼運動の生理学, 第1版, 医歯薬出版, 1998, pp1-6.
3) 三谷琴絵・他：開口障害を呈し, 橋まで病変が及ぶ延髄空洞症の1例. 臨床神経学 **42**：540-543, 2002.
4) 高橋博達・他：脳幹部病変における開口障害の病態と治療. リハ医学 **43**(suppl)：S156, 2006.
5) Tamura F et al：Tongue Thickness Relates to Nutritional Status in the Elderly. *Dysphagia*, 2012 ［Epub ahead of print］
6) Ohara Y et al：Geriatr Gerontol Int. 2012 ［Epub ahead of print］
7) 平野 圭・他：新しい発色法を用いた色変わりチューインガムによる咀嚼能力の測定に関する研究. 日補綴歯会誌 **46**：103-109, 2002.
8) 杉本恭子・他：グミゼリーを用いた咀嚼能率評価法における視覚判定, 成分溶出および粒度解析の関係. 日顎口腔機能会誌 **18**：125-131, 2012.
9) Kikutani T et al：Relationship between nutrition status and dental occlusion in community-dwelling frail elderly people. *Geriatr Gerontol Int* **11**：1447-0594, 2012.
10) Okada K et al：Association between masticatory performance and anthropometric measurements and nutritional status in the elderly. *Geriatr Gerontol Int* **10**：56-63, 2010.
11) Hirano H：Masticatory ability in relation to oral status and general health on aging. *J Nutr Health Aging* **3**：48-52, 1999.
12) 馬場みちえ・他：要介護と残存歯に関する疫学研究. 日老医誌 **42**：353-359, 2005.
13) Robbins J et al：The effects of lingual exercise in stroke patients with dysphagia. *Arch Phys Med Rehabil* **88**：150-158, 2007.
14) 聖隷嚥下チーム：嚥下障害ポケットマニュアル, 第3版, 2011, 医歯薬出版, pp123-124.

第2章 サルコペニアの摂食・嚥下障害

5. 嚥下筋のサルコペニア

社会医療法人 若弘会 わかくさ竜間リハビリテーション病院 歯科・リハビリテーション科
糸田昌隆

> **ポイント**
> ○嚥下筋のサルコペニアの診断には，嚥下運動時に順次活動する筋群を理解・把握（impairment）し，能力レベル（disability）の診断が必要である．
> ○嚥下筋のサルコペニアは，舌骨の固定に関与する舌骨上・下筋群および咽頭収縮筋（上・中・下）にみられた場合，嚥下反射運動困難になる．
> ○嚥下筋のサルコペニアへの対応は，栄養療法とレジスタンストレーニングが重要であり，特に舌骨上・下筋群への負荷を考えたトレーニングを実施することが有効と考えられる（咀嚼運動，シャキア訓練，舌保持訓練など）．

はじめに

摂食・嚥下機能にかかわる器官とその機能運動を支える筋活動は，頭頸部の多くの筋群が活動している．なかでも口腔期から咽頭期，食道期にわたる咀嚼終了後食塊形成された食物を，口腔から食道へ送りこむ嚥下運動（反射運動：不随意運動あるいは一部随意運動）にかかわる筋群は，口腔から咽頭にわたり順次タイミングよくかつその筋力においてもバランスよく活動し，約1秒以内で筋活動を行い食物の輸送を終了する．嚥下運動時に複雑に協調しながら活動する嚥下筋群において，一部の筋あるいは多くの筋の活動性が低下することによって容易に嚥下機能が低下する．

臨床上，嚥下障害の原因として多くみられるのは脳血管障害である．しかしながら脳血管障害や他の疾患による嚥下障害がみられても，合わせて原疾患による機能的障害だけでなく筋の萎縮や筋力の低下が明らかに疑われる症例も多くある．また，明らかに筋力低下や筋萎縮が直接的原因による嚥下障害も多く見受けられる．ここでは筋力低下や筋萎縮による嚥下障害や嚥下困難の原因となる，嚥下筋のサルコペニア（広義：加齢による筋減弱以外も含む）について考えてみる．

嚥下時に活動する器官と筋群，臨床所見でサルコペニアが疑われる嚥下筋群の特徴

食物輸送に伴い発生する不随意運動である嚥下反射は，食物の咀嚼・食塊形成後の口腔期から準備が始まる．口腔期では舌圧による嚥下圧の発生によって，いったん奥舌に留め置いた，あるいは咽頭に早期に流入させた一部食塊を，その圧力と重力によっ

```
1. 舌骨の固定（前上方）に伴う喉頭の挙上
   ↓
2. 舌圧による嚥下圧の発生
   ↓
3. 鼻咽腔閉鎖・上咽頭収縮筋の収縮・咽頭挙上の開始
   ↓
4. さらに喉頭の挙上
   ↓
5. 喉頭蓋の反転・中咽頭収縮筋の収縮
   ↓
6. 下咽頭収縮筋の収縮・食道入口部の開大と閉鎖
```

図1　嚥下運動時の口腔期と咽頭期の経時的な器官の動き

表1　口腔期・咽頭期に活動する器官・事象と筋群

	器官の動きと事象	活動する筋群		
口腔期	舌骨の固定	顎二腹筋（前腹，後腹） 顎舌骨筋 オトガイ舌骨筋 茎突舌骨筋	甲状舌骨筋 胸骨舌骨筋 肩甲舌骨筋 胸骨甲状筋	咬筋 内側・外側翼突筋 顎二腹筋
	嚥下圧の発生	内舌筋 オトガイ舌筋 舌骨舌筋　など		
	鼻咽腔の閉鎖	口蓋帆挙筋 口蓋垂筋 口蓋帆張筋 口蓋舌筋 口蓋咽頭筋		
	咽頭の収縮	咽頭収縮筋群（上・中・下咽頭収縮筋が順次活動）		
咽頭期	声門閉鎖 声帯内転	甲状披裂筋 披裂軟骨間筋 外側輪状披裂筋　など		
	喉頭蓋の反転	甲状舌骨筋 披裂喉頭蓋筋　など		
	食道入口部開大	輪状咽頭筋　など		

　て咽頭方向に輸送を始める時期である．同時に発生させた圧を鼻腔に流入させないために軟口蓋が挙上され鼻咽腔が閉鎖される．

　口腔期での一連の運動において重要な器官の動きは，舌骨の挙上固定である．嚥下圧の発生のための舌運動には固定元が必要となり舌骨の挙上固定が必要となる．舌骨は咀嚼筋の閉口筋群，舌骨上筋群（開口筋群）による下顎骨の固定とともに舌骨上筋群と舌骨下筋群の筋活動が平衡状態を保つことによって固定される．舌骨の挙上固定がみられないと，嚥下圧の発生，喉頭の挙上，嚥下反射運動も行えない．舌骨の挙上固定後，嚥下圧の発生，鼻咽腔の閉鎖，さらなる喉頭挙上，喉頭蓋の反転，合わせて咽頭収縮筋（上，中，下）が順次活動し，最終的に輪状咽頭筋が活動し食塊が食道に輸送される（**図1**）．

　嚥下圧発生時の舌運動後（舌の挙上による舌圧の発生）から咽頭期に活動する器官と筋群を**表1**に示す．食物の咀嚼，食塊形成後，表1に示す筋群が順次約1秒以内

で活動，停止し，図1に示す事象や各嚥下器官の運動が行われる．

　これら一連の口腔期・咽頭期での嚥下運動に関する筋群で，主観的評価であるが臨床上サルコペニア（広義）が疑われることが多いのが，嚥下圧の発生や喉頭挙上に影響の大きい，舌骨の挙上固定（前上方）にかかわる舌骨上筋群，舌骨下筋群の萎縮や減弱あるいは機能低下である．特に下顎骨と舌骨を繋ぎ活動する舌骨上筋群は可動性の骨に起始・停止し支持・活動しているために，絶食（禁食）による廃用，不適切な栄養管理，加齢，飢餓，疾患による悪液質などの影響を受けやすく，高齢者嚥下障害患者ではこれらが重複していることも多い．また，性差や筋の質（筋繊維の筋力発生様相や弾性など）にも影響を与えている所見も見受けられる．

　筆者らが地域高齢者（虚弱高齢者）を対象に口腔機能・嚥下機能の低下を調査した結果，口腔・嚥下機能のなかでも，舌機能の低下が顕著であり，舌の筋体自体の減弱がみられる前に，舌骨上下筋群の筋力低下が先行している方々が多かった．また不適切な歯科治療（補綴咬合治療）の影響も受けやすい傾向であった．

　その他の嚥下にかかわる筋群では，軟口蓋の挙上にかかわる筋群以外で体表近くに存在し確認が可能な筋は少なく，筋活動を視覚的な確認や筋電図などでの導出が困難な場合が多く，筋自体の萎縮や筋減弱を確認することは困難である．今後，身体的所見とともに嚥下機能の臨床的所見や観察から，筋量低下や筋萎縮あるいは筋運動機能低下を推察し，特定の筋に着目し画像診断（CT，MRI，DEXA，BIAあるいはVFなど）などを実施し筋量の定量的計測を試みる必要があると考える．

嚥下筋のサルコペニアの評価

(1) 嚥下筋のサルコペニア評価の考え方

　現在，サルコペニアの定義には統一された見解は示されていない．しかしながらサルコペニアの診断においては筋量の低下が必須であり，筋量の測定にはCT，MRI，DEXA（二重X線吸収測定法），BIA（生体電気インピーダンス解析法）などが使用されている．筋量の低下と合わせ臨床上の筋力低下や運動機能の低下がみられるとサルコペニアと診断される．嚥下筋のサルコペニアの診断においても，上記サルコペニアの診断と同様に，嚥下筋の筋量の減少と嚥下筋の筋力低下あるいは嚥下運動機能の低下の診断が必須と考える．

　現時点では嚥下筋のサルコペニアの確定的定量的診断基準はないが，嚥下筋量の減少，嚥下筋の筋力低下や嚥下機能低下を評価する目的で，主観的評価も含め定性的評価を行うことが必要である．ここではサルコペニア（広義）による嚥下障害を疑う症例を通じ，嚥下筋のサルコペニアの診断を考えてみたい．

(2) 症例：嚥下筋サルコペニアの実際の評価

　症例は79歳，男性．約半年前頃より痰が絡むようになり，53 kgあった体重が徐々に減少．食欲はあるものの全身の疲労感と倦怠感を伴いながら約3カ月前頃より微熱が継続するも放置し，その後1カ月経過した後に食事摂取困難となり急性期病院を受診．誤嚥性肺炎と診断，絶食となり静脈栄養施行，後に経鼻経管栄養法に変更（摂取カロリーなどは不明）．加療を受け，同時に誤嚥性肺炎の原因となった疾患診断の

表2 症例の概要

症例	：79歳，男性
現病歴	：誤嚥性肺炎後の廃用症候群
身長	：164 cm
体重	：44 kg
BMI	：16.4
Alb	：2.4 mg/dl
ADL	：B-I
上腕周囲長	：右20 cm（利き手）
握力	：右24.7 kg　左21.2 kg
栄養摂取法	：NG法

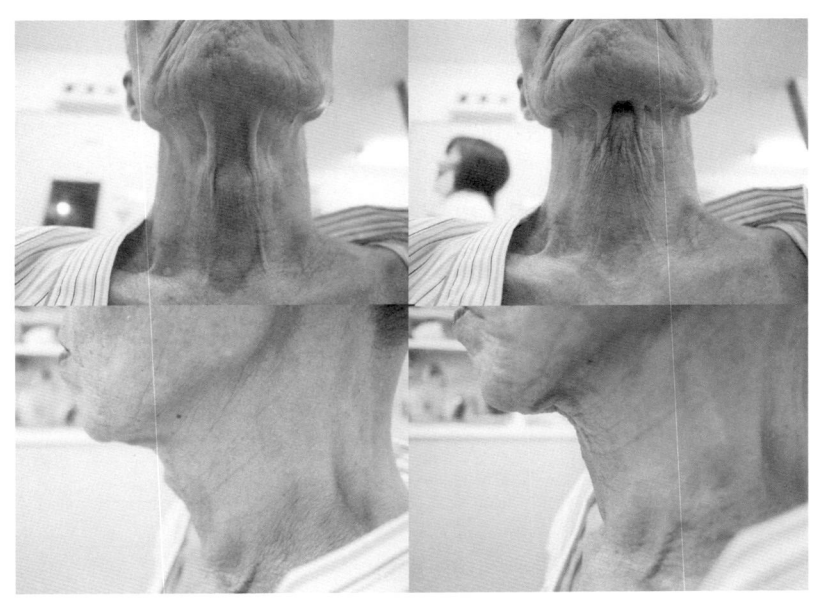

a）安静時　　　　　　　　　　b）喉頭挙上時

図2　症例の頭頸部正面観および側面観

ため各種検査を実施するも確定診断には至らず，原因不明と診断された．約2カ月間の入院期間を経て，嚥下障害のリハを目的に当院に転院となった．当院入院時の症例の概要を**表2**に頭頸部正面観と側面観を**図2**に示す．

　入院時の診断名は誤嚥性肺炎後の廃用症候群，既往歴と現症（表2）Alb値，BMIなどからサルコペニアによる嚥下障害が疑われ，誤嚥性肺炎を発症しさらにサルコペニアが進行する悪循環がみられた状況であった．入院時の嚥下障害の臨床所見は，むせや湿性嗄声はなく，また発熱などの症状なく，誤嚥徴候なし．舌の視覚的所見は若干の萎縮は認めるも大きな機能的問題（JMS舌圧測定器：最大舌圧30.1 Kpa，オーラルディアドコキネシスなど）は認めなかった．咀嚼力判定ガムテストは問題ないが唾液嚥下時の喉頭の挙上はみられるも唾液嚥下不良を認めた（常時唾液を口腔よりティッシュでふき取りあり）．咽頭部残留感の訴えもあり，球麻痺様症状が顕著であった．

　嚥下障害（球麻痺症状）の診断のため入院後5日後VF検査実施（**図3**）．VF検査診断では，安静時に喉頭蓋の咽頭後壁への接触，喉頭挙上時から嚥下反射時にも喉頭

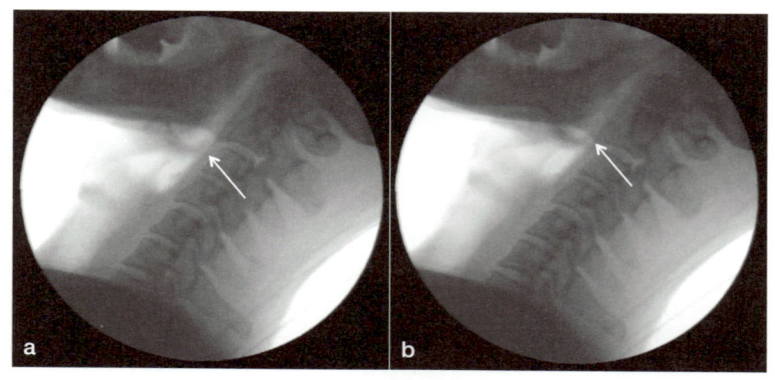

図3 サルコペニアによる嚥下障害が疑われる患者のVF画像

a）喉頭挙上開始時のVF画像：喉頭挙上前における喉頭蓋の咽頭後壁への接触と喉頭蓋の器質的変形像．咽頭収縮筋の萎縮など筋の質の低下が疑われる．

b）喉頭挙上時のVF画像：喉頭挙上時における喉頭蓋の咽頭後壁への接触像．挙上量も少ない．前方への挙上量の低下が疑われる（顎二腹筋前腹などの筋力低下）．

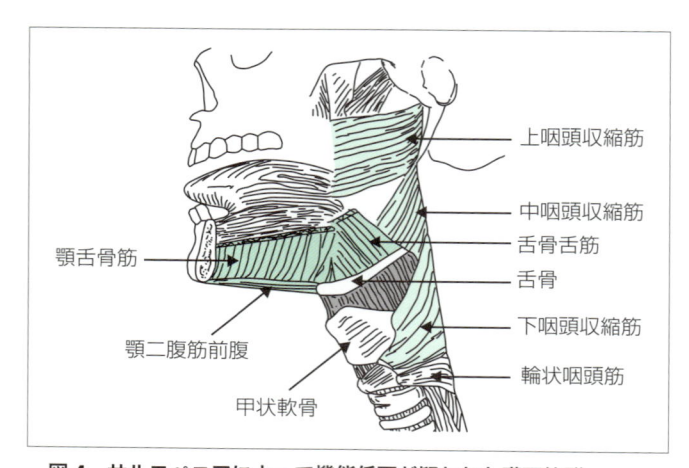

図4 サルコペニアによって機能低下が疑われた嚥下筋群

蓋の反転不良を認め，同時に食道入口部の開大不良（開大量の低下）を認め，喉頭蓋谷，梨状窩への残留顕著，複数回嚥下でクリアランス可能，誤嚥は認められなかった．

（3）症例の考察

今症例では明らかな球麻痺様症状を認めたが，その原因はサルコペニアによる嚥下筋群の筋量減少や咽頭部の筋萎縮が原因で，咽頭腔の減少による喉頭蓋の器質的反転阻害，舌骨および喉頭挙上量（特に前方方向への）の減少，また輪状咽頭筋の減弱・萎縮による機能低下が認められた症例と考えられた．サルコペニアによって機能低下が疑われた嚥下筋群を**図4**に示す．今症例のように口腔機能に筋力低下や運動機能低下を認めないものの嚥下筋（嚥下反射運動にかかわる筋）に限局したサルコペニアが疑われる症例は，サルコペニアによる嚥下障害が疑われる症例のなかでも多くはないが，確実に嚥下筋の筋量低下，筋力低下が疑われる症例は存在している．

現状では病院や施設では栄養モニタリングを行いながら，在宅などではMNA®などで栄養評価を行い，心身機能評価（握力や歩行速度など筋力評価を含む），口腔機能および嚥下機能評価を実施，また嚥下筋の筋量や筋力低下を定性的に行いながら，サルコペニアによる嚥下障害を診断していくことが必要である．

前述したが，嚥下筋のサルコペニアに関する診断は確立されていない．しかしながら明らかなサルコペニアによる口腔機能に関連する筋群や嚥下筋の筋量低下・筋減弱が認められた結果，摂食・咀嚼・嚥下機能の低下を認める症例は多い，早期に嚥下筋のサルコペニアの診断基準を確立することが望まれる．

嚥下筋のサルコペニアの評価の課題をあげる．
①嚥下筋の筋量の計測：部位，方法，健常者（若年者？）筋量基準値の計測など．
②嚥下筋の筋力低下，嚥下運動機能低下の定量化（MASAなどでは不十分？）：部位・器官別嚥下時運動機能の評価の定量化など．

以上，嚥下筋のサルコペニアの診断に関する今後の課題と考える．

嚥下筋のサルコペニアへの対応

(1) 嚥下筋サルコペニアへの対応法の考え方

現在考えられる嚥下筋のサルコペニアへの対応法は，通常のサルコペニアへの対応法と同様で，レジスタンストレーニングと適切な栄養管理が基本であろう．嚥下障害の原因がサルコペニアと考えられる場合は，嚥下機能のなかでも筋力低下や筋運動機能低下のある筋を診断し，栄養指標（BMI, Alb値など：リハビリテーション栄養の項, p56参照）を考慮し負荷量を決定しレジスタンストレーニングを実施する．現在ある嚥下リハの訓練法（成書を参考願いたい）のなかでも間接訓練法の筋負荷訓練を選択しトレーニングを実施する．

嚥下筋でも特に舌骨上筋群への負荷訓練であるシャキア訓練（Shaker exercise）や閉口訓練は舌運動の支持，嚥下反射運動の支持・強化，嚥下筋の筋力低下予防の目的に，舌保持訓練（舌尖部を前歯で軽く噛んで保持し唾液嚥下実施）などは咽頭収縮の強化目的において重要と考えられる．また，頸部可動域拡大訓練（ROM訓練や咽頭周囲筋ストレッチ）などは栄養指標の改善がみられない期間での頸部嚥下筋廃用予防やリラクゼーションの目的で実施する．

実際の臨床では早期に経口摂取（可能な限り咀嚼が必要な食事形態にすることを含め）を開始することも嚥下筋群の廃用予防に重要である．

(2) 症例：嚥下筋サルコペニアへの実際の対応

前項での症例の対応は，入院5日目でVF検査実施．嚥下筋のサルコペニアが強く疑われたため，栄養指標の改善を短期目標とし，嚥下筋へのアプローチは輪状咽頭筋へはバルーン法，廃用予防と頸部可動域の維持・改善の訓練を実施．同時にVF検査翌日より一部経口摂取開始と間欠的栄養法（OE法）を併用，流動食（1,200 kcal）と経口摂取（800 kcal）合わせて2,000 kcalとした．入院約1カ月でAlb値3.1 mg/dl, BMI 17.1と改善傾向を示し，徐々に閉口訓練，シャキア訓練などレジスタンストレーニング開始．入院約1.5カ月で3食経口摂取可能となった．

まとめると，嚥下筋のサルコペニアの対応は，栄養指標のモニタリングを行いながら，栄養指標の改善アプローチを実施し，併せて適切な時期に機能低下のみられた嚥下筋へのレジスタンストレーニングを実施することで嚥下機能を改善し，経口摂取の維持完全を目指す．

　また，サルコペニアの再発を予防するには，栄養や身体機能の評価だけでなく，生活環境，社会生活などを評価しそれぞれへの対応法を考えて提示することも重要だと考える（International Classification of Functioning, Disability and Health；ICF などの使用・評価・対応の実施の推奨）．

おわりに

　嚥下筋のサルコペニアの診断基準や対応法は明確には示されていない．しかしながら，高齢者の日常生活においては，栄養障害あるいは潜在的サルコペニア，嚥下障害と誤嚥性肺炎などの存在は，健常から虚弱への，または疾患発症へのトリガーになる可能性も高く社会的問題といえる．近年，嚥下障害とサルコペニアに関する新しい知見が少なからず報告されており，今後より多くの報告がなされ嚥下筋のサルコペニアに関する定量的診断基準の臨床的対応法の確立が期待される．

第2章 サルコペニアの摂食・嚥下障害

6. 呼吸筋のサルコペニア

粟井内科医院
粟井一哉

> **ポイント**
> ○他の骨格筋と同様に，加齢に伴い呼吸筋も低下する．
> ○呼吸筋の役割には換気機能だけではなく，咳嗽，発声，嚥下といった非換気機能がある．
> ○呼吸困難感や患者QOLを改善するためには，呼吸筋トレーニングのみではなく，包括的リハが重要である．

はじめに

　加齢による筋肉量の減少を近年サルコペニアとよんでいるが，呼吸筋についても他の骨格筋と同様に加齢により低下することが知られている[1-4]．また，疾患に関連した二次性サルコペニアとして，慢性閉塞性肺疾患（COPD）を始めとする慢性呼吸器疾患，ALSや筋ジストロフィーといった神経筋疾患，また，脊髄損傷においても呼吸筋は低下する．近年には慢性心不全においても呼吸筋力の低下が指摘されており[5]，予後規定因子になるとも報告されている．
　呼吸筋力の低下は，換気機能の低下により呼吸不全の進行につながる．また，換気のみならず，咳嗽，発声，そして嚥下にも悪影響を及ぼすことが指摘されている．呼吸筋のサルコペニアに対する研究はまだまだ少ないのが現状であるが，今後その対応は重要になるものと思われる．

呼吸筋とは

　呼吸筋とは，呼吸を行う筋肉の総称である．すなわち，呼吸を行うときに胸郭の拡大・収縮を行う筋肉のことをいう．呼吸筋は吸気筋と呼気筋に大別される．安静時の呼吸では，吸気時では，横隔膜や外肋間筋が収縮することで胸腔が広がり，そのなかの肺が受動的に膨らむことで，空気が吸い込まれる．吸気筋の主動作筋は横隔膜で，その面積と運動から計算される吸気量の寄与は全換気量の約60％にあたる．呼気時には，吸気時に収縮した筋肉がゆるんで胸郭が元に戻る弾性体としての弛緩のみで行われる．そのため，安静呼気において活動筋はほとんどみられない．
　一方，呼吸不全患者のように努力性呼吸を行っている場合には，吸気時には呼吸補

助筋である胸鎖乳突筋や斜角筋も働いて肋骨を持ち上げる．同様に呼気時には内肋間筋に加えて腹直筋や腹斜筋，腹横筋などの腹部の筋群が活動することが知られている．

呼吸筋の役割とサルコペニア

　呼吸筋の役割としては，換気機能の他に，呼出努力を必要とする咳嗽，くしゃみ，バルサルバ，発声，嚥下などの非換気機能があげられる．すなわち，呼吸筋力の低下は呼吸困難をもたらすだけでなく，咳嗽の弱化から防御機能の低下を招き，肺炎などを誘発しやすくなることが神経筋疾患，高位頸髄損傷患者などで報告されている．慢性呼吸不全や慢性心不全，腎機能障害，悪性腫瘍などにおいては運動不足だけでなく代謝機能の問題から筋量低下と呼吸筋力の低下を引き起こすと考えられている．

　こういった呼吸筋力の低下（サルコペニア）は，Type I 筋線維より腹筋などの呼気筋群の Type II（速筋）筋線維で起こりやすく，これらの変化は吸気筋群より呼気筋群のほうが加齢による影響が強いとされている[6]．さらに Type II 筋線維は Type I 筋線維に比べ，より低栄養の影響を受けやすいといわれている[7]．高齢者では栄養障害との関連が深く，誤嚥を繰り返すような症例では呼吸筋力の低下が進行し，栄養障害と誤嚥の悪循環を形成していると考えられる．

呼吸筋の評価・測定

(1) 測定法

　一般的に，四肢などの筋力評価には，個々の筋力の測定が行われる．しかし，前述のように呼吸筋には多くの筋肉が関与しており，横隔膜，腹筋以外には個々の筋力を測定することは困難である．横隔膜単独の筋力を評価するには，ラテックスバルーンを留置して得られる食道内圧（胸腔内圧を反映）と胃内圧（腹腔内圧を反映）の差を求める最大経横隔膜圧差があるが，侵襲的で操作も難しい．また，腹筋の評価としては，筋力測定機器を使用する方法があるが，機器自体が高価であることや，機器の設定や被験者が慣れるまでに時間がかかることから手軽に行えるものではない．そのため，吸気時および呼気時の口腔内圧を測定し，呼吸筋力に置き換えることが一般的に行われている．2002 年に米国胸部学会／ヨーロッパ呼吸器学会（ATS/ERS）によって呼吸筋評価に関するガイドラインが作成され，わが国でもガイドラインに準じて呼吸筋力が測定されている．

　現在わが国で入手可能な市販の呼吸筋力計の代表としては，多機能電子スパイロメーターであるチェスト社製 DISCOM-21 FX III®や同社製 HI-801®（**図 1**）があり，いずれもオプションの呼吸筋力センサーを装着することで呼吸筋力測定が可能となる．

　口腔内圧の測定方法は，肺気量測定用のニューモタコグラフにつながっているマウスピースを被検者にくわえさせ，ある肺気量で閉鎖管に向かって最大吸気あるいは呼気努力をさせて，そのときの管内の圧（口腔内圧）を測定する方法が一般的である．吸うときの最大の力を最大吸気圧（PImax），吐くときの最大の力を最大呼気圧（PEmax）という．最大口腔内圧は，肺気量によって大きな影響を受ける．全肺気量位から肺内

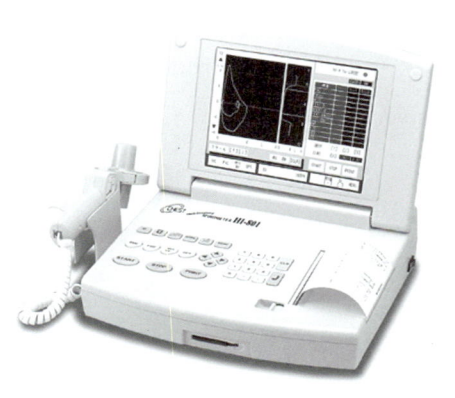

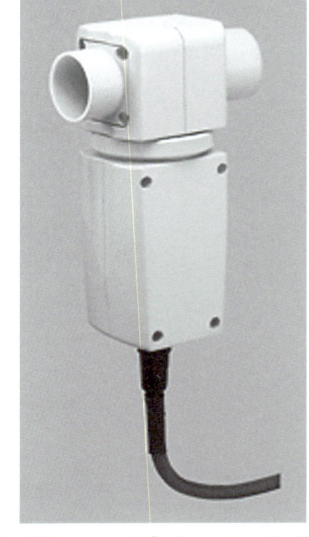

a）多機能電子スパイロメータHI-801®（チェスト株式会社）　　b）呼吸筋力センサ®（チェスト株式会社）
図1　呼吸筋力計

の空気をある肺気量位まで呼出させ，それぞれのPEmax, PImaxを静的に測定し，この操作を繰り返して全肺気量位から肺気量を減少させていくと，**図2**[8]のような口腔内圧と肺気量の関係が求められる．PEmaxは全肺気量位（TLC），PImaxは残気量位（RV）で最大値をとることがわかる．そのため，最大のPEmaxを得るためには最大吸気位で，同じく最大のPImaxを得るためには最大呼気位で測定を行うことが必要である．

(2) PImax, PEmax の正常値

PImax, PEmaxの正常値は，性別・年齢・身長・体重から規定される，日本人を対象とした下記の予測式を用いる[9]．マウスピースの種類により測定値が異なる（フランジ型では円筒型よりも測定値が低値となる）ため，注意が必要である．

- PImaxの予測式
  男性：45.0−0.74×年齢（歳）+0.27×身長（cm）+0.60×体重（kg）
  女性：−1.5−0.41×年齢（歳）+0.48×身長（cm）+0.12×体重（kg）
- PEmaxの予測式
  男性：25.1−0.37×年齢（歳）+0.20×身長（cm）+1.20×体重（kg）
  女性：−19.1−0.18×年齢（歳）+0.43×身長（cm）+0.56×体重（kg）

(3) 呼吸能力の基準値

呼吸筋力の基準値となる正確なデータはいまだに乏しいが，一般的には以下の基準を用いるのが便利である[10]．

- PImaxの下限基準値
  60歳未満で，男性<−70cmH$_2$O，女性<−35cmH$_2$O
  60歳以上で，男性<−40cmH$_2$O，女性<−25cmH$_2$O
- PEmaxの下限基準値
  男性>90cmH$_2$O，女性>50cmH$_2$O

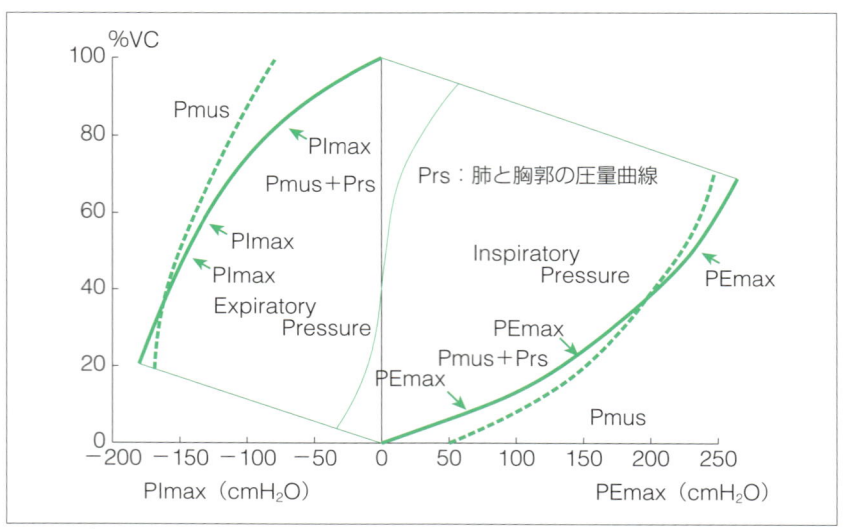

図2　気量と呼吸筋力の関係
Prs＝呼吸器系全体の圧量曲線，Pmus（波線）＝呼吸筋による真の圧力，Pmus＋Prs（実線）＝観測される最大口腔内圧（PImax, PEmax）．理想では全肺気量位でPEmax，残気量でPImaxが測定できるはずだが，気体はBoyle-Charlesの法則に従って圧縮，膨張するので，たとえ全肺気量位または残気量位で呼気努力を行っても機能的残気量位に近づく．

（4）評価など

　強直性筋ジストロフィー患者においてPImaxが30cmH₂Oを下回ると呼吸管理が必要になる[11]との報告や，人工呼吸器装着患者においてPImaxが30cmH₂Oを上回ると人工呼吸管理から離脱可能[12]との報告がある．また，COPD患者では横隔膜の平定化によって横隔膜が十分に働かないためPImaxは特に低下するが，55 cmH₂Oを下回るとPaCO₂が急激に上昇する[13]と報告されている．

　その他にも，より簡便な呼吸筋評価法として，スニッフ鼻腔内圧（sniff nasal inspiratory pressure；SNIP）があり，鼻をすする動作をしたときの鼻腔内の圧を測定する方法である．PImaxと高い相関を示し，横隔膜筋力を反映するとされている[14,15]．測定方法が容易かつ短時間であるため，口腔内圧の測定が困難な神経筋疾患患者に対し低侵襲で有用な呼吸筋評価法と考えられる．

呼吸筋サルコペニアへの対応

　近年呼吸筋トレーニングは，呼吸リハの基礎的な種目として，COPDを中心とした呼吸器疾患だけでなく，慢性心不全，神経筋疾患，脊髄損傷において行われており，四肢の筋肉と同様，呼吸筋についてもそのトレーニング効果が証明されている．呼吸筋のトレーニングは，吸気筋のトレーニング（inspiratory muscle strength training；IMST）と呼気筋のトレーニング（expiratory muscle strength training；EMST）に大別される．従来は，換気機能の改善を目的とした呼吸筋トレーニングとして吸気抵抗負荷呼吸法を用いたIMSTが重視されてきた．しかし近年，EMSTが換気機能のみな

らず，咳嗽，発声，嚥下といった非換気機能に対して効果があることが複数の臨床研究で示されており[6]，今後はIMST,EMST両者を組み合わせた呼吸筋トレーニングを行うことが望ましい．

具体的な方法としては，換気促進を促す方法や機械的負荷法がある．前者ではTriflow®などを用いた強制呼出訓練法や，souffle®を用いたIDSEP（Increased dead space & expiratory pressure）がある．後者ではThreshold IMT®（**図3**）やP-FLEX®があり，負荷値の設定が可能である．トレーニングプログラムとしては，Threshold IMT®を用いる場合，負荷をPImaxの30〜60％に設定，1回15分，1日2回を行うのが一般的である．

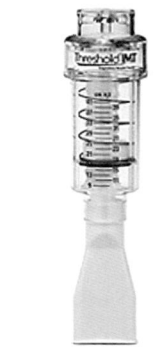

図3 Threshold IMT®（フィリップ・レスピロニクス合同会社）

しかしながら，呼吸筋力トレーニングのみでは呼吸筋力・呼吸筋耐久力の改善は得られても，呼吸困難感や患者QOLを改善することは現実には困難であり，複数のプログラムと組み合わせて包括的なリハを行うことが必要である．また，加齢に伴う呼吸筋低下であれば，運動療法単独でも有効と考えられるが，廃用や疾患，栄養障害に伴う呼吸筋低下については栄養療法を併用したトレーニングが重要であると考えられ，今後の臨床研究が待たれるところである．

文献

1) Black LF, Hyatt RE : Maximal respiratory pressures : Normal values and relationship to age and sex. *Am Rev Res Dis* **99** : 696-702, 1969.
2) Enright PL et al : Respiratory muscle strength in the elderly. Correlates and reference values. *Am J Respir Crit Care Med* **149** : 430-438, 1994.
3) Bruschi C et al : Reference values of maximal respiratory mouth pressures : a population-based study. *Am Rev Respir Dis* **146** : 790-793, 1992.
4) Leech JA et al : Respiratory pressures and function in young adults. *Am Rev Respir Dis* **128** : 17-23, 1983.
5) Ribeiro JP et al : Respiratory muscle function and exercise intolerance in heart failure. *Curr Heart Fail Rep* **6** : 95-101, 2009.
6) Kim J, Sapienza CM : Implications of expiratory muscle strength training for rehabilitation of the elderly : Tutorial. *J Rehabil Res Dev* **42** : 211-224, 2005.
7) Laghi F, Tobin MJ : Disorders of the respiratory muscle. *Am J resp Crit Care Med* **168** : 10-48, 2003.
8) 解良武士：呼吸筋力の特性．理療科 **16** : 231-238, 2001.
9) 鈴木正史・他：最大吸気・呼気筋力の加齢変化．日胸疾会誌 **35** : 1305-1311, 1977.
10) Hughes JMB（福地義之助監訳）：肺機能検査，メディカルサイエンスインターナショナル，2001.
11) 五十嵐勝朗・他：筋強直性ジストロフィーにおける肺活量と呼吸筋力の推移．平成9年度厚生省精神・神経疾患研究委託費による研究報告集，1997, p281.
12) Sahn SA, Lakshminarayan S : Bedside criteria for discontinuation of mechanical ventilation. *Chest* **63** : 1002-1005, 1973.
13) Rochester DF, Braun RM : Determinants of maximal inspiratory pressure in chronic obstmctive pulmonary disease. *Am Rev Respir Dis* **132** : 42-47,1985.
14) Stefanutti D et al : Usefulness of sniff nasal pressure in patients with neuromuscular or skeletal disorders. *Am J Respir Crit Care Med* **162** : 1507-1511, 2000.
15) Nava S et al : Recruitment of some respiratory muscles during three maximal inspiratory maneuvers. *Thorax* **48** : 702-707, 1993.

第3章

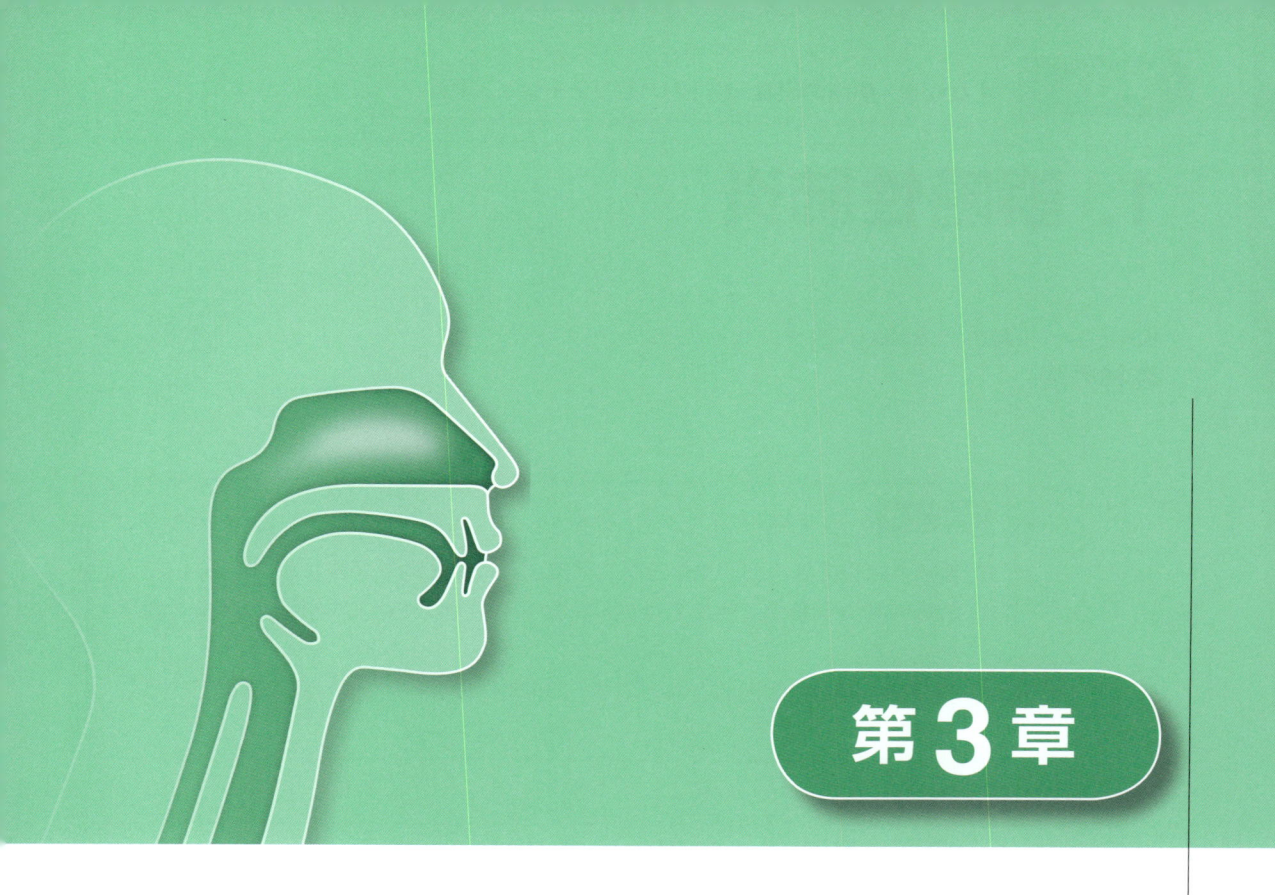

主な疾患・病態の摂食・嚥下リハビリテーション栄養

第3章 主な疾患・病態の摂食・嚥下リハビリテーション栄養

1. 誤嚥性肺炎

横浜市立大学附属市民総合医療センターリハビリテーション科
若林秀隆

> **ポイント**
> ○誤嚥性肺炎になると，サルコペニアによる摂食・嚥下障害が悪化する．
> ○誤嚥性肺炎＝禁食・安静ではなく，適切な評価のもとに早期経口摂取・離床を進める．
> ○肺炎後に経口摂取困難となっても，適切なリハ栄養管理で経口摂取できることがある．

1. 誤嚥性肺炎による摂食・嚥下障害の症例

　82歳，男性．165 cm，45 kg，BMI 16.5．誤嚥性肺炎のため急性期病院に入院．肺炎発症前は常食を経口摂取可能で，歩行ベースで ADL は自立していた．2週間禁食，安静で抗生剤，酸素療法，末梢静脈栄養で加療された．肺炎治癒後，重度の摂食・嚥下機能となり，フードテスト，改訂水飲みテストともに異常．今後の経口摂取は困難と判断され，胃瘻造設された．
　肺炎発症から6週間後，廃用症候群の診断で回復期リハ病院に転院．転院時体重40 kg，BMI 14.7．車椅子ベースで ADL 一部自立レベル．転院時，経管栄養で1日900 kcal であったが，段階的に 1,800 kcal まで増加．増加後に口腔・嚥下筋のレジスタンストレーニングを行った．その結果，入院2カ月後に常食（1,800 kcal）を全量経口摂取可能，体重 44 kg，歩行ベースで ADL 自立となった．

2. 疾患・病態とサルコペニアの概要

　誤嚥性肺炎は，夜間の不顕性誤嚥，水分・食物の誤嚥，胃からの逆流物の誤嚥によって生じることが多い．ただし，誤嚥＝誤嚥性肺炎ではなく，誤嚥量，誤嚥物の自己喀出能力，口腔内細菌，患者の体力，免疫力，栄養状態などが関与する．
　誤嚥性肺炎は侵襲であるため，発症すると嚥下筋や呼吸筋も含めて全身の筋肉量が減少する．つまり，誤嚥性肺炎によってサルコペニアの摂食・嚥下障害や呼吸障害が悪化する．誤嚥性肺炎の発症時と治癒時で機能を比較すると，呼吸機能は痰の自己喀出機能など発症時のほうが悪いこともある．ただし，誤嚥性肺炎によるサルコペニア

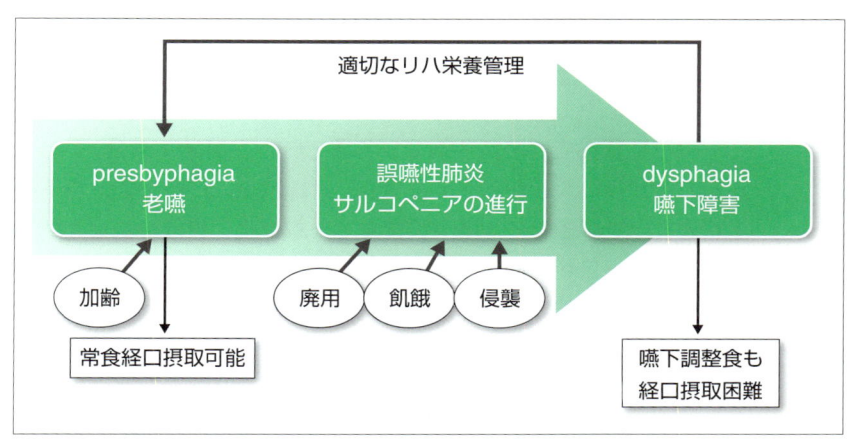

図1　誤嚥性肺炎・サルコペニアによる嚥下障害

を呼吸筋にも認めるため，治癒時のほうが悪いこともある．一方，嚥下機能は発症時より治癒時のほうが，嚥下筋のサルコペニアが加わるため悪いことが多い．

3. 疾患とサルコペニアの評価

　誤嚥性肺炎ではサルコペニアの4つの原因すべてを合併することが多い（**図1**）．すべての誤嚥性肺炎患者に，四肢体幹筋，嚥下筋，呼吸筋のサルコペニアを認めると考えたほうがよい．

・加齢

　誤嚥性肺炎は高齢者に認めることが多いため，加齢による摂食・嚥下機能低下であるpresbyphagia（老嚥）を発症前から認めていた可能性がある[1-4]．虚弱高齢者の摂食・嚥下障害では，喉頭前庭閉鎖，舌による移送の障害，舌骨の動きの遅れが問題となる[5]．つまり，舌と舌骨上筋群のサルコペニアによる摂食・嚥下障害を潜在的に存在していた可能性がある．

・活動

　誤嚥性肺炎で入院すると，適切な評価なしに「とりあえず禁食」「とりあえず安静」とされることが多い．禁食や安静の結果，廃用によるサルコペニアを嚥下筋や四肢体幹筋に認める．

・栄養

　誤嚥性肺炎発症前から経口摂取困難のため，入院までに飢餓を認めることがある．誤嚥性肺炎による咳や呼吸数増加などで，エネルギー消費量が増加する．入院後，禁食で不適切な末梢静脈栄養で栄養管理されると，飢餓が悪化する．

・疾患

　誤嚥性肺炎は侵襲であるため，サルコペニアを認める．誤嚥性肺炎の程度によるが，侵襲によるサルコペニアの影響は大きい．がん，慢性閉塞性肺疾患，慢性心不全，慢性腎不全，慢性肝不全など悪液質を生じる疾患や神経筋疾患によるサルコペニアを合併していることがある．

4. 疾患と摂食・嚥下機能評価

　誤嚥性肺炎では肺炎が治癒するまで「とりあえず禁食」「とりあえず安静」とされることが多い．しかし，全身状態，意識状態，口腔機能，嚥下機能，呼吸機能，栄養状態などを評価して，嚥下調整食であれば経口摂取可能と判断できれば，禁食にしないで入院当日からの早期経口摂取を進めることが望ましい．また，病室内程度は歩行可能と判断できれば，ベッド上安静にしないで入院当日から早期離床を進める．

・認知期

　意識障害，認知症，高次脳機能障害を認めることがある．四肢体幹のサルコペニアの影響で，道具操作やポジショニングの機能が発症前より低下している可能性がある．

・準備期

　サルコペニアの影響で，取り込み，口唇閉鎖，咀嚼機能，Stage I transport（舌のpull-back）が発症前より低下している．低栄養などの結果，義歯不適合や口腔乾燥を認める可能性がある．

・口腔期

　サルコペニアの影響で，舌圧，口腔内の食塊保持能力，Stage II transport（舌の能動輸送）が発症前より低下している．口腔の感覚低下を認めることがある．

・咽頭期

　サルコペニアの影響で，鼻咽腔閉鎖（軟口蓋挙上），喉頭閉鎖，嚥下圧が発症前より低下している．その結果，喉頭蓋谷や梨状陥凹の残留増加や喉頭侵入，誤嚥を認めやすい．呼吸筋のサルコペニアの結果，自己喀出能力が低下している可能性がある．

・食道期

　サルコペニアの影響で，食道入口部開大不全を認める可能性がある．胃食道逆流を認めることがある．

5. リハビリテーション栄養ケアプラン

●栄養ケアプラン

　前述のように誤嚥性肺炎の急性期でも経口摂取可能と判断すれば，早期経口摂取を進める．栄養投与ルートのフローチャートを図2に示す．ただし，経口摂取のみで必要なエネルギー量を確保できない場合には，経管栄養もしくは静脈栄養を必ず併用する．

　誤嚥性肺炎の異化期には筋肉の蛋白質や脂肪が分解するが，これらは体内からのエネルギー供給（内因性エネルギー）である．一方，経口摂取，経管栄養，静脈栄養は体外からのエネルギー供給（外因性エネルギー）である．異化期は内因性エネルギー＋外因性エネルギー＝エネルギー消費量となればよい．

　異化期に多くのエネルギーを経口摂取，経管栄養，静脈栄養で投与しても，筋肉の蛋白質の分解を抑制できない．むしろ過栄養はノルエピネフリンの分泌を増加させることにより，栄養ストレスとして骨格筋の蛋白分解を促進させる[6]．侵襲の異化期の

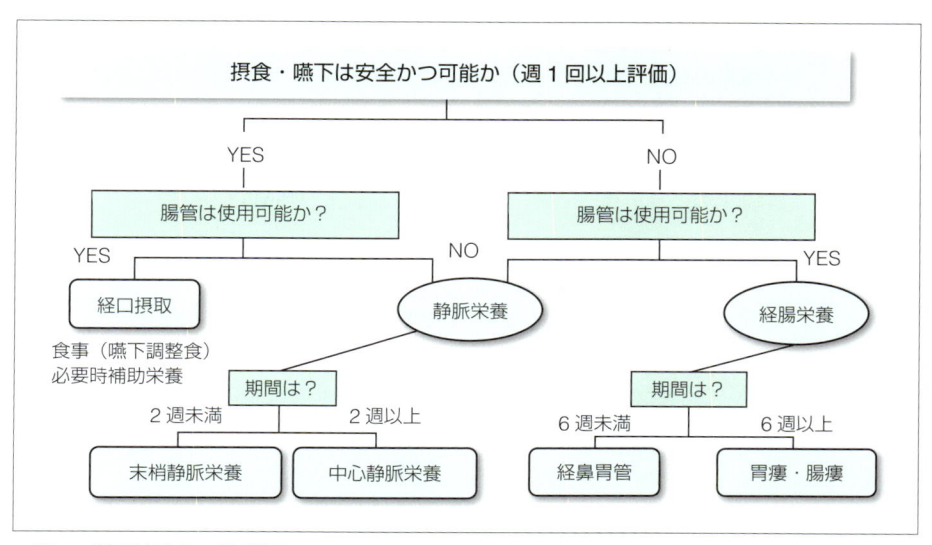

```
                摂食・嚥下は安全かつ可能か（週1回以上評価）
                         │
              ┌──────────┴──────────┐
             YES                    NO
              │                      │
      腸管は使用可能か？        腸管は使用可能か？
         │                              │
    ┌────┴────┐              ┌─────────┴────┐
   YES       NO             NO              YES
    │         │              │                │
  経口摂取   静脈栄養                        経腸栄養
  食事(嚥下調整食)
  必要時補助栄養
              │                                │
          期間は？                          期間は？
         ┌───┴───┐                       ┌────┴────┐
      2週未満  2週以上                 6週未満    6週以上
         │      │                        │          │
      末梢静脈栄養 中心静脈栄養          経鼻胃管   胃瘻・腸瘻
```

図2 誤嚥性肺炎の栄養投与ルートのフローチャート

栄養管理として，急性期の極期は 6〜15 kcal/kg/日，一般的な急性期と侵襲が慢性期に移行した場合は 6〜25 kcal/kg/日のエネルギーを投与するという目安がある[6]．ただし，るいそうの場合には 30 kcal/kg/日程度，投与してもよい．

一方，同化期もしくは侵襲が治癒した場合には，適切なリハ栄養管理で筋肉量の増加を期待できる．

1日エネルギー必要量＝基礎エネルギー消費量×活動係数×ストレス係数＋エネルギー蓄積量，とする．活動係数は機能訓練の内容と時間によって大きく異なるが，1.2〜1.5 程度とする．ストレス係数は侵襲の程度によるが，1.0〜1.2 程度とする．エネルギー蓄積量は体重増加のために必要である．炎症がない場合には，プラス 7,000 kcal で 1 kg の体重が増加するといわれている．1日のエネルギー蓄積量をプラス 250 kcal とすれば1カ月で約 1 kg，プラス 500 kcal とすれば 2 週間で約 1 kg，体重が増加する計算となる．摂食・嚥下機能の改善には栄養状態とサルコペニアの改善が必要なため，エネルギー蓄積量を考慮した栄養管理が重要である．実際には週1回以上，定期的に体重測定などで栄養モニタリングを行い，投与量を調整する必要がある．

● 摂食・嚥下リハビリテーションプラン

誤嚥性肺炎による侵襲が異化期か同化期かによって訓練内容は異なる．ただし，異化期でも同化期でも，早期経口摂取と早期離床を進めることが重要である．

異化期の場合には筋肉量増加，筋力増強を期待しにくいため，廃用予防，機能維持を目標としたリハを行う．早期離床，口腔衛生，口腔保湿に十分配慮する．口腔・舌のマッサージや他動運動，自動運動，構音訓練を行う．自己喀出訓練，ハッフィングなどの呼吸リハも行う．

一方，同化期の場合には適切な栄養管理のもとで機能改善を目標としたリハを行う．口腔・舌・嚥下筋の自動運動とともに，レジスタンストレーニング（舌筋力増強訓練，頭部挙上訓練，嚥下おでこ体操）を行う．それに合わせ四肢体幹筋や呼吸筋のレジスタンストレーニングも行う．エネルギー蓄積量を考慮した栄養管理のもとでレジスタ

ンストレーニングを行っていれば，筋肉量の増加，筋力の改善とともに，摂食・嚥下機能の改善を期待できる．

　重度の摂食・嚥下障害で当面の経口摂取は困難と判断しても，できるだけ早期から直接訓練を実施する．また，義歯の調整や舌接触補助床や軟口蓋挙上装置の作製も検討する．

文献

1) Jahnke V：Dysphagia in the elderly. *HNO* **39**：442-444, 1991.
2) Humbert IA, Robbins J：Dysphagia in the elderly. *Phys Med Rehabil Clin N Am* **19**：853-866, 2008.
3) Ginocchio D et al：Dysphagia assessment in the elderly. *Nutr Ther Metabol* **27**：9-15, 2009.
4) Ney DM et al：Senescent swallowing：impact, strategies, and interventions. *Nutr Clin Pract* **24**：395-413, 2009.
5) Rofes L et al：Pathophysiology of oropharyngeal dysphagia in the frail elderly. *Neurogastroenterol Motil* **22**：851-858, 2010.
6) 寺島秀夫・他：周術期を含め侵襲下におけるエネルギー投与に関する理論的考え方〜既存のエネルギー投与量算定法からの脱却〜．静脈経腸栄養 **24**：1027-1043, 2009.

第3章 主な疾患・病態の摂食・嚥下リハビリテーション栄養

2. 脳卒中

浜松市リハビリテーション病院
藤島一郎

> **ポイント**
> ○脳卒中の嚥下障害を管理するうえで栄養管理は不可欠である．
> ○脳卒中の臨床では廃用症候群とサルコペニアを分離して考えることは不可能である．特に嚥下障害には多因子が関与しておりサルコペニアとの関係についてはまだよくわかっていない．
> ○握力や舌圧を嚥下筋力（サルコペニア？）の指標とした場合に，その低下があれば咽頭残留や摂食レベルを予測できる可能性がある．

1. はじめに

　臨床で遭遇する嚥下障害患者は脳卒中（脳血管疾患）が主原因であったり，基礎に症候性あるいは無症候性の脳血管疾患をもっていることが多い．誤嚥性肺炎や認知症で嚥下障害の症状を呈している患者でも，既往歴をよく調べたりCT・MRIなどの所見などを参考にすると，多発性脳血管疾患が潜んでいることはしばしば経験する．脳卒中患者は高率に嚥下障害を合併するので栄養障害をきたしやすく，嚥下障害患者は経口摂取がうまくできないので栄養障害をきたすことは容易に想像できる．脳卒中の嚥下障害を管理するうえで栄養管理は不可欠であり，筆者もその点に十分配慮して診療を行ってきている[1-3]．

　一方，本書のテーマである「リハビリテーション栄養」という視点を筆者が意識したのは，2010年11月の横浜における第5回日本リハビリテーション医学会リハビリテーション科専門医会学術集会で若林秀隆先生が行われた講演がきっかけである[4]．この時「繰り返す誤嚥性肺炎患者についてはサルコペニアの概念を導入」しないとどうしても理解できないという視点に確信をもち，そのことを「嚥下障害ポケットマニュアル第3版」に書かせていただいた．ここに再掲する（ことをお許しいただきたい）[5]．

> **高齢者の誤嚥性肺炎後嚥下障害—サルコペニア？**
> 　筆者らの経験で，常食を食べていた高齢者（75歳以上のやせ型，いわゆる虚弱体型）が重症の誤嚥性肺炎を併発し数日絶食となった後，脳梗塞を併発したわけでもないのに，重度の嚥下障害になる症例に出会うことがある．このような患者のVF所見は咽頭収縮が全体に弱く，食道入口部の開きが悪い．訓練効果もあまりなく最も対処に困る例である．嚥下障害の原因が今ひとつ不明

である．このような症例はサルコペニアが関与しているのではないかと考えている．
　サルコペニアとは，筋肉量と筋力の低下，これらによる身体機能低下のことを指している．サルコペニアの原因には加齢，活動（廃用），疾患（侵襲，悪液質，神経筋疾患），栄養（飢餓）があるとされる．リハ領域では若林秀隆先生が「リハビリテーション栄養」として，その重要性を指摘されている．肺炎を契機として嚥下筋に対して密かに進行していたサルコペニアが一気に顕在化して，訓練に抵抗性の嚥下障害になるという病態を想定するとある程度疑問が解ける．ではどうしたらよいか？　しかし，これは本当に解決できるのであろうか？　今後の研究を待たねばならない．（聖隷嚥下チーム：嚥下障害ポケットマニュアル，第3版，医歯薬出版，2011，p28）

　サルコペニアは加齢性の筋肉減少症として1989年（平成元年）にRosenbergという方が提唱した概念とのことである[6]．筆者はその当時，講演でサルコペニアという言葉を初めて聞いた記憶があるが，「老化とともに生理的に消化管の機能が低下し，栄養摂取が減り痩せてくるのは当然であろう．いわゆる虚弱（後述）になるということかな？」という程度の漠然とした認識をもつに過ぎなかった．これは当時の多くの医療者の共通理解でもあったと思われる[7]．高齢社会もメタボリックシンドロームもロコモティブシンドロームもまだ現実の問題とは認識されていなかった頃である．それから20年以上を経過し，日本は世界一の長寿社会（65歳以上が人口の21％を超える世界で唯一の超高齢社会）となった．このような状況で本書の原稿依頼があった．サルコペニアの問題と嚥下障害をどのように結びつけて検討するか十分煮詰まった考えもなく，文献もほとんどない状態で試行錯誤している段階である．筆者はまだサルコペニアの問題について途についたばかりで，学術的な研究発表も論文もないが，現時点での理解と，これまでの取り組みや成果をご紹介するということで執筆をお引き受けした．脳卒中嚥下障害の専門家が行っている臨床からみたサルコペニアと嚥下障害の考えとして捉えていただければ幸いである．

2. 虚弱（frailty）

　サルコペニアを考えるにあたり，高齢者の虚弱について触れる必要がある．虚弱は「加齢に伴う種々の機能低下を基盤とし，種々の健康障害に対する脆弱性が増加している状態」とされるが，「身体機能低下（disability）」には至らないものとされている（図1）．虚弱は老年医学の分野では重要であるが，その概念は広く，身体のみならず精神面や社会的な問題も包含している[8]．身体面の虚弱についてはFriedらの評価法が知られている（表1）[9]．原文をみると体重減少のところにサルコペニアと記載がある．

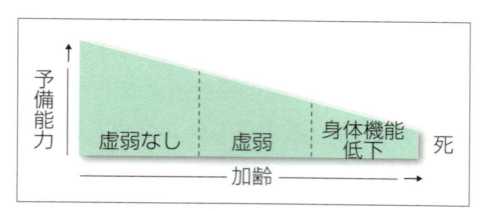

図1　加齢による虚弱から身体機能低下に至る過程　　（葛谷，2011）[8]を改変

表1　加齢による虚弱（frailty）の評価

1	体重減少（＞5 kg，過去12カ月）；意図しないもの，サルコペニア
2	自覚的疲労感
3	筋力低下（握力：平均より20％以下）：サルコペニア
4	歩行速度低下（平均より20％以下）
5	身体活動低下（消費カロリー：男＜383 kcal/W，女＜270 kcal/W）
3項目該当で虚弱（frailty）	
1ないし2項目該当で前虚弱（prefrailty）	

（Fried et al, 2000）[9]を改変

表2 廃用性筋萎縮とサルコペニア

	廃用性筋萎縮	サルコペニア
筋萎縮の原因	不動	加齢・疾患 栄養障害,炎症性サイトカイン系,ホルモン系の異常など
運動単位数の減少	なし	減少
運動ニューロン	数不変 大きさ不変 酵素活性不変	前角細胞数減少 大径有髄線維減少 部分的脱髄・軸索横径減少
神経筋接合部	形態変化なし シナプス伝達性低下（可逆性）	神経終板のシナプス後膜の形態変化 神経伝達物質放出減少
筋繊維数	不変	減少
筋組織	筋原繊維の微細構造変化	神経原性変化に準じた変化
筋タイプ	赤筋（typeⅠ）優位の萎縮 typeⅠ→Ⅱに変化	白筋（typeⅡ）優位の萎縮 typeⅡ→Ⅰに変化

（新藤, 2010)[6]を改変

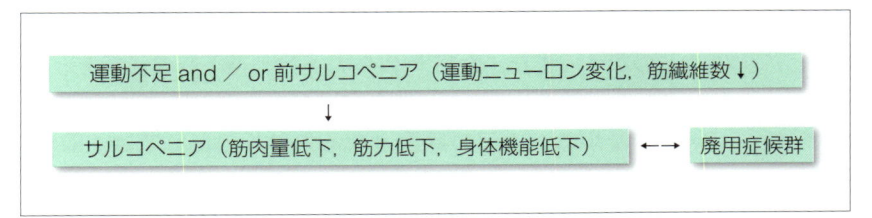

図2 廃用症候群とサルコペニアの関係

運動不足 and／or 前サルコペニア（運動ニューロン変化, 筋繊維数↓）
↓
サルコペニア（筋肉量低下, 筋力低下, 身体機能低下） ←→ 廃用症候群

また3の筋力低下はサルコペニアによるものと考えられる．つまりFriedらの虚弱の概念のなかにはサルコペニアが含まれていることになる．図1や表1を見て加齢をどのように考えるか？ 筆者は「加齢とは弱い炎症状態である」[10]という考えが一番理解しやすい．持続する弱い炎症状態が加齢であり，それが，サルコペニアにつながり，虚弱（frailty）につながると考えれば多くの事実がすんなりと理解できる．

3. サルコペニアと廃用症候群

サルコペニアの問題を考える前にもう一つ整理しておきたい概念は，リハで重要な廃用症候群との関係である．**表2**は廃用性筋萎縮とサルコペニアの比較を示したものであるが，両者は質的にかなり相違があることがわかる．しかし臨床的にそれを捉えることはそれほど容易ではなく，実際には両者は併存し相互に影響しあって進行すると考えられる（**図2**）．両者に共通する危険因子として運動不足があるが，サルコペニアにはさらに栄養障害やサイトカイン系・ホルモン系の異常，酸化ストレスなど[11]が複雑に絡み合っている．

4. 脳卒中とサルコペニアの定義・診断と栄養評価

　サルコペニアの定義・診断はまだ明確となっていない．片麻痺や失調症などを伴う脳卒中とサルコペニアについての話しになるとますます難しい．サルコペニアについては The Europian Working Group on Sarcopenia（EWGSOP）の 2010 年と The Society of Sarcopenia, Cachexia and Wasting Disorders（SSCWD）の 2011 年の定義，診断基準が知られているが，両者とも「歩行速度」の低下と補正筋量が用いられている[12]．そもそも SSCWD では中枢疾患が除外されているうえに，脳卒中患者は歩行障害があるため「歩行速度」低下が入っているこれらの基準では，議論をすることができない．さらに DXA による四肢筋量を測定しても，維持期に入った脳卒中患者の患側四肢は萎縮があり[13]，健側にも筋萎縮がある[14]．これも廃用症候群が関与しているとされるので，サルコペニアだけを同定することは大変難しい．

　また，仮に脳卒中患者のサルコペニアの定義や診断方法が決まったとしても，本稿の主題である嚥下障害についていえば，さらに困難がある．偽性球麻痺における嚥下筋の麻痺とサルコペニアの関係はどのように考えるのか？　筋力低下をどのように評価するのか？　また，舌筋[15]以外の多数の嚥下筋の筋量をどのように計測するかについてなど疑問点や難問が山積みであり，今後の研究を待たねばならない．

　一方，サルコペニアの原因となる栄養評価としては主観的包括的アセスメント（SGA）と身体計測や血液検査の結果を含めた客観的アセスメント（ODA）がある．筆者は臨床的に体重と BMI および血清アルブミン値を指標として患者をみている．なお，簡便なものとして最近注目されている簡易栄養状態評価表 MNA®-SF が知られているが，これをリハ領域で使用するには注意を要する．MNA®-SF の項目に「自力で歩けますか？」と「過去 3 カ月で精神的ストレスや急性疾患を経験しましたか？」，さらに「神経・精神的問題の有無」という項目があるため，リハ患者はそれだけで「低栄養の恐れあり（At risk）」に該当してしまうためである．現実に当院で 2012 年 3～5 月の脳卒中入院された患者 84 名では実に 83 名（98.8％）の患者が低栄養ないし At risk に該当してしまっている．

5. 当院における栄養と嚥下機能の検討

　2012 年 3～5 月の 3 カ月間に浜松市リハビリテーション病院に脳卒中で入退院された患者 76 名（男性 35 人，女性 41 人）について栄養状態と嚥下障害について検討を行った．図 3 に対象の年齢別割合を示した．

　栄養指標として入院時の MNA®-SF と GNRI（Geriatric Nutritional Risk Index：14.89×血清アルブミン値 g/dl＋41.7×｛体重／理想体重｝）および入退院時の摂食嚥下状況のレベル（Food Intake Level Score；FILS）について関連を調査した．結果を表 3～5 に示した．栄養の指標と，入院時，退院時の FILS は相関関係がある．MNA®-SF でみると，栄養状態がよいと入院時および退院時とも FILS が高い（つまり経口摂取できる率が高い）．一方，GNRI では栄養状態と入院時の経口摂取率に差はないが，

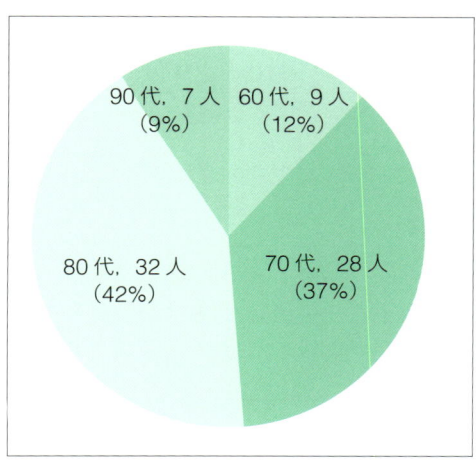

図3 対象患者（76人）の年齢別割合

- 60代, 9人（12%）
- 70代, 28人（37%）
- 80代, 32人（42%）
- 90代, 7人（9%）

表3　栄養指標と摂食・嚥下状況のレベル

	栄養指標	FILS	ρ
全体 （n=76）	MNA®-SF	入院時 FILS	0.337 **
	MNA®-SF	退院時 FILS	0.379 **
	MNA®-SF	FILS 獲得点数	0.018
	GNRI	入院時 FILS	0.265 *
	GNRI	退院時 FILS	0.383 **
	GNRI	FILS 獲得点数	0.075
男性のみ （n=35）	MNA®-SF	入院時 FILS	0.412 *
	MNA®-SF	退院時 FILS	0.157
	GNRI	入院時 FILS	0.375 *
	GNRI	退院時 FILS	0.435 **
女性のみ （n=41）	MNA®-SF	入院時 FILS	0.358 *
	MNA®-SF	退院時 FILS	0.552 **
	GNRI	入院時 FILS	0.277
	GNRI	退院時 FILS	0.342 *

相関係数（Spearmanの順位相関）　＊ $p<0.05$ ＊＊ $p<0.01$

表4　MNA®における「良好」「At risk」「低栄養」3群とFILS

MNA®-SF	入院時 FILS 平均値	退院時 FILS 平均値	FILS 獲得点数 平均
良好群	10	10	0
At risk 群	8.62±1.43	8.98±1.70	0.36±1.06
低栄養群	7.28±2.73	7.97±2.33	0.69±2.01
	p=0.021	p=0.011	ns.

Kruskal-Wallisの検定

表5　GNRIにおける4群とFILSの関係

GNRI	入院時 FILS 平均値	退院時 FILS 平均値	FILS 獲得点数 平均値
リスクなし群	8.18±2.51	9.18±1.33	1.00±2.03
軽度低栄養群	8.84±0.90	9.30±0.90	0.53±0.90
中等度低栄養群	7.75±2.50	8.07±2.36	0.32±1.61
重度低栄養群	7.58±2.19	7.67±2.74	0.08±1.16
	ns.	p=0.017	ns.

Kruskal-Wallisの検定

栄養状態がよいと，退院時FILSが高くなっている．共通にいえることは，入院時の栄養状態が悪いと，退院時の経口摂取率が悪いということである．しかし，FILSの獲得点数をみるとMNA®-SFでもGNRIでも有意差がない．つまり，今回の検討だけでみれば入院時の栄養状態は入院訓練（嚥下障害患者の当院における平均訓練期間は51日）による嚥下機能の改善効果に関して影響がない．入院時低栄養であった人にも訓練効果があったのは入院中に栄養管理をしっかり行っているためといえるが，それでも退院時の経口摂取率を栄養良好群ほどには上げることはできなかった．ここにサルコペニアの影響が出ているのかも知れない．退院時の栄養状態がどうなっている

表6 握力と咽頭残留

部位	食物形態	残留と握力		P値（*：<0.05）	有意差
喉頭蓋谷	ゼラチンゼリー	なし	18.0 kg	0.3471	なし
		あり	15.1 kg		
	濃いめのとろみ	なし	18.2 kg	0.8177	なし
		あり	17.6 kg		
	寒天	なし	19.6 kg	0.5581	なし
		あり	17.4 kg		
梨状窩	ゼラチンゼリー	なし	17.4 kg	0.5687	なし
		あり	15.1 kg		
	濃いめのとろみ	なし	21.1 kg	0.0002	あり
		あり	11.3 kg		
	寒天	なし	19.3 kg	0.3669	なし
		あり	16.2 kg		

か興味があるが，今回は残念ながら評価を全員に行っていないので，今後の検討課題としたい．

先ほども述べたように MNA®-SF は 98.8％が 11 点以下（At risk）となるが，アルブミンと体重などを考慮した GNRI では 98 以下が低栄養とされ，こちらでは 79.7％が低栄養と判定される．MNA®-SF よりも GNRI のほうが現実を正確に反映しているように筆者には感じられるが，結果を見ると MNA®-SF は嚥下との相関がよい．いずれにしても脳卒中の嚥下障害で当院に入院してくる患者は，栄養状態がかなり悪い状態であることは確かである．今後より詳細にサルコペニアの視点を入れた栄養状態と嚥下機能評価について検討を加えたい．

6. 握力をサルコペニアの指標として行った嚥下機能の検討

筆者らは臨床的に極めて簡便に測定できる握力をサルコペニアの1つの指標[12,16]として，嚥下筋筋力低下の結果として生じる咽頭残留との関連を調べた[17]．

期間：2010 年 1 月〜2011 年 2 月．

対象：VF・VE にて嚥下機能評価を行った男性嚥下障害患者 35 名．

平均年齢　76.3±11.6 歳．

疾患は肺炎 16 名，脳血管疾患 11 名，その他 8 名．

結果：表6 に示した．濃いめのとろみにおいて握力と梨状窩残留に有意な関連がみられた．つまり握力が少なければ梨状窩に残留がみられやすいと解釈できる．

次に脳血管障害群について梨状窩残留の有無で 2 群に分け，握力について比較したところ，図4 に示すように梨状窩残留有群の握力が有意に低い結果（p＝0.04）となった（梨状窩残留有群・平均握力 14.9±6.9 vs 梨状窩残留無群・平均握力 24.7±8.4：対応のない t 検定）．また，喉頭蓋谷残留の有無で 2 群に分け，握力について比較したところ，有意差はなかった（喉頭蓋谷残留有群・平均握力 23.2±6.6 vs 喉頭蓋谷残

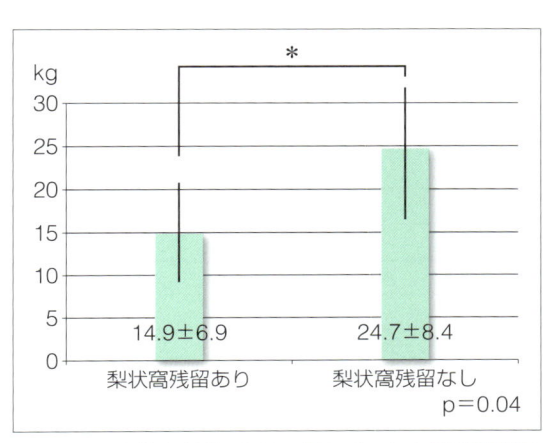

図4　脳血管疾患群における握力（kg）と梨状窩残留

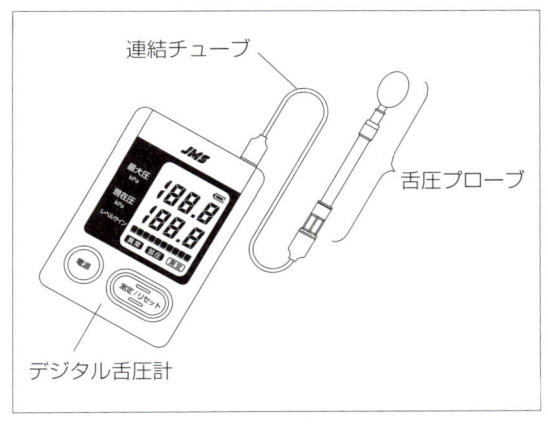

図5　舌圧測定器　TPM-01®（JMS社製）

留無群・平均握力21.5±9.4：対応のないt検定）．

　咽頭残留は咽頭の収縮力と食道入口部の開大に影響を受ける．球麻痺においては食道入口部が選択的に開大しないという特殊な病態が想定できるため単純ではないが，本検討においては球麻痺が含まれていないので，握力が少なければ咽頭収縮力が悪く，咽頭残留につながりやすいと推論できるかもしれない．喉頭蓋谷の残留に関しては喉頭蓋の反転が影響する．喉頭蓋の反転には咽頭収縮力以外にも多くの因子が関与する．握力が少ないことと残留に関連がなかったことは他の因子の関与が疑われる．また，ゼラチンゼリーと寒天においても握力との関係が明らかではなかった．ゼラチンはもともと粘膜を滑りやすく残留しにくい点が関与していると思われる．また寒天においても濃いめのとろみよりも粘膜に付着しにくいことが単純に筋力と残留の関係につながらなかった可能性がある．いずれにしてもこの検討ではいくつかの仮定（握力≒咽頭収縮力≒サルコペニア）があり，あくまで予備研究の段階である．今後，より詳細な検討が必要である．

7. 舌圧をサルコペニアの指標として行った嚥下機能の検討

　サルコペニアという視点に立つと，嚥下のなかでは舌に関連し，栄養や運動に関する研究が比較的進んでいると思われる．たとえばTamuraら[18]は高齢者の栄養状態とエコーによる舌の厚さを検討し，栄養不良は舌にもサルコペニアを起こすことを報告している．また，Robbinsらは舌運動を実施することで舌圧の上昇がみられるばかりでなく舌の筋量も増加すると報告している[18,19]．

　なお，近年舌圧測定器TPM-01®（JMS社製，図5）が発売され，舌圧が簡易に測定できるようになった．舌圧を測定することにより嚥下の口腔期の嚥下力を代表できる．舌圧は咽頭期嚥下にも影響すると考えられ，筆者らは嚥下障害患者における舌圧と嚥下障害の検討を行った[20]．

　対象は当院回復期病棟に入院した嚥下障害患者，偽性球麻痺20人：平均年齢69.4歳（男性17人，女性3人，）球麻痺11人：平均年齢60.0歳（男性8人，女性3人），

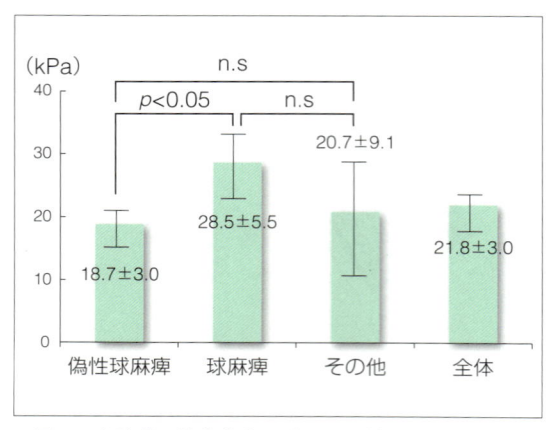

図6 当院嚥下障害患者の舌圧の比較

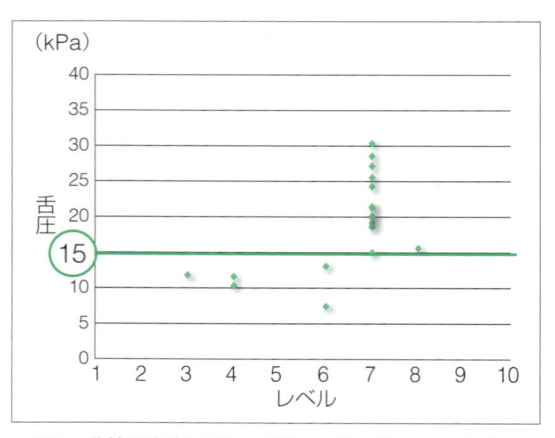

図7 偽性球麻痺の舌圧と摂食・嚥下状況のレベル（FILS）

その他10人：平均年齢72.9歳（男性8人，女性2人）である．

結果は図6に示した．健常高齢者（60代）の舌圧は37.6±8.8kPaとされており（Utanoharaら[21]）今回の嚥下障害患者の舌圧は健常成人に比べて低く，舌運動の低下が嚥下障害に関与する可能性が示唆される．舌圧と咽頭残留の関連も検討したが，今回の検討では関連がみられなかった．なお図7に示したとおり偽性球麻痺では，舌圧15kPa以下であると3食経口摂取に至らないという結果が得られている．舌圧が低いと嚥下障害の症状が出るという報告もある[22]．今後舌圧に注目して嚥下機能との関連をみていきたい．

8. おわりに

　本稿では脳卒中嚥下障害とサルコペニアについて筆者の現在の考えと，これまで行った研究の一端をご紹介した．筆者らは全患者に対してカロリーや蛋白質，脂質などを考慮に入れた適切な栄養管理を行っているが，残念ながらサルコペニアに関係するとされるBCAAやビタミンDを特別に付加した場合にどうなるかなどの検討は行っておらず，今後の課題である．

　また，栄養介入に関しては高齢者の消化管機能も考慮する必要がある．嚥下障害患者に十分な栄養を入れても，嘔吐や下痢に悩まされる場合があり，いったいどれくらい吸収されているか不明なことも多い．一方，十分な運動負荷がかけられない患者で糖尿病や脂質異常症，肥満などがあるときの栄養管理も難しい．

　一般に単なる加齢では重度の嚥下障害（咽頭期嚥下の障害）は起こらない．人は経口摂取していれば嚥下筋を常に使用しているので運動という視点では四肢よりも有利であろう．サルコペニアが起こるとしても四肢筋などに比べて嚥下筋はかなり遅い段階になると予想される．サルコペニアの主原因が運動不足と低栄養であるとすると嚥下筋にサルコペニアが起こるとすれば低栄養の影響がより大きいのではないかと筆者は考える．肺炎などによる全身状態の悪化，脳卒中，神経筋疾患などが発症すると嚥下障害が急に顕在化する症例がある．やせが目立つ虚弱でサルコペニアがベースにあ

ると思われる高齢者において顕著である．いずれにしてもサルコペニアという概念は嚥下障害を考えるうえで新たな視点として重要な位置を占めると思われる．ただし，嚥下障害は栄養や筋力だけの問題ではない．感覚障害[23]や神経制御の乱れすなわち嚥下反射における収縮と弛緩のタイミングのずれ，声門防御など多因子が関与する．複雑な病態を総合的に分析し，対策を立てる必要がある．

　すべての疾患に共通することであるが，予防こそがサルコペニアには最も大切である．発症してからでは手遅れである．今後，治療や予防につなげる嚥下障害に対するリハ栄養が進歩することを期待したい．

文献

1) 金谷節子・他：摂食・嚥下障害への栄養学的アプローチ．臨床リハ **6**：660-666，1997．
2) 藤島一郎：嚥下障害における経管栄養法．耳鼻と臨床 **50**：268-270，2004．
3) 藤島一郎，藤森まり子：摂食・嚥下障害患者さんの経管栄養剤．難病と在宅ケア **16**：27-30，2010．
4) 若林秀隆：リハビリテーションと臨床栄養．*Jpn J Rehabil Med* **48**：270-281，2011．
5) 聖隷嚥下チーム：嚥下障害ポケットマニュアル，第3版，医歯薬出版，2011，p28．
6) 新藤恵一郎：筋肉のアンチエイジングとリハビリテーション．*MB Med Reha* **124**：21-25，2010．
7) 特集・老年者の痩せ　老化と疾患．医薬ジャーナル **8**：1007-1051，1995．
8) 葛谷雅文：高齢者におけるサルコペニアと虚弱の考え方．*Mod Physician* **31**：1288-1291，2011．
9) Fried LP et al：Frailty in older adults：evidence for a phenotype．*J Gerontol A Biol Sci Med Sci* **56**：146-156，2000．
10) 小川純人：炎症とサルコペニア．*Mod Physician* **31**：1301-1304，2011．
11) 雨海照祥，Sieber CC：対談 高齢者の栄養とMNAの有用性．臨床栄養 **117**：178-185，2010．
12) 原田 敦：サルコペニアの定義，診断基準．*Mod Physician* **31**：1279-1282，2011．
13) English C et al：Loss of skeletal muscle mass after stroke：a systematic review．*Int J Stroke* **5**：395-402，2010．
14) 大川弥生，上田 敏：脳卒中片麻痺患者の廃用性筋萎縮に関する研究「健側」の筋力低下について．リハ医学 **25**：143-147，1988．
15) Tamura F et al：Tongue Thickness Relates to Nutritional Status in the Elderly．*Dysphagia*，2012［Epub ahead of print］
16) 島田裕之：筋力と身体活動の評価法．*Mod Physician* **31**：1296-1299，2011．
17) 高木大輔・他：VF・VE時の咽頭残留と握力の関連．第23回日本嚥下障害臨床研究会（尾道大会）抄録集，2011，p1．
18) Robbins J et al：The effects of lingual exercise in stroke patients with dysphagia．*Arch Phys Med Rehabil* **88**：150-158，2007．
19) Robbins J et al：The effects of lingual exercise on swallowing in older adults．*J Am Geriatr Soc* **53**：1483-1489，2005．
20) 渡邉浩司・他：嚥下障害患者の舌圧と咽頭残留についての検討．リハ医学 **49**：S413，2012．
21) Utanohara Y et al：Standard values of maximum tongue pressure taken using newly developed disposable tongue pressure measurement device．*Dysphagia* **23**：286-290，2008．
22) Yoshida M et al：Decreased tongue pressure reflects symptom of dysphagia．*Dysphagia* **21**：61-65，2006．
23) 石橋敦子・他：嚥下障害患者の喉頭感覚について─内視鏡と探触子を用いた新しい喉頭感覚評価法─．耳鼻 **53**（補2）：S151-S161，2007．

第3章 主な疾患・病態の摂食・嚥下リハビリテーション栄養

3. 認知症

大阪大学歯学部附属病院顎口腔機能治療部
野原幹司

> **ポイント**
> ○認知症では拒食，誤嚥，食行動の障害などにより低栄養を呈する．
> ○認知症の嚥下障害は，原因疾患の進行による不可逆なものと，廃用による可逆なものがある．
> ○認知症終末期のサルコペニアは，疾患の進行に伴う生理的なものであることが多く，その改善には慎重になる必要がある．

1. 認知症による摂食・嚥下障害の症例

　83歳，男性．10年前にアルツハイマー型認知症の診断を受けた．徐々に認知機能の低下と身体機能の低下が認められ，意思疎通困難で生活は全介助であったものの，嚥下機能は比較的保たれており，きざみ食（水分はとろみなし）を摂取していた．約6カ月前に突然経口摂取を拒否するようになり，体重が2カ月で8kg減少したため入院し経鼻胃経管栄養となった．嚥下状態の改善が認められず，家族の希望により3カ月前に胃瘻を造設し，療養型病院に転院となった．
　初診時の身長は160cm，体重は43kgであり，BMIは16.8であった．胃瘻造設後，経口摂取は禁止とされていたが家族の希望があり，少しでも経口摂取ができるように嚥下リハを開始することとなった．ゼリーを口に入れたところ，嚥下まで少し時間がかかり，2，3口に1回はむせが認められた．嚥下内視鏡の結果，嚥下後に咽頭に残留したゼリーを，まれに誤嚥する所見を認めたものの喀出可能であり，直接訓練の適応と判断した．1日ゼリー半分の摂取を許可し，経過をみながら徐々に経口摂取量を増やしていった結果，最終的にはプリン食（水分はとろみなし）を短時間でむせずに全量摂取でき，体重も48kgまで増加した．胃瘻は再度経口摂取量が減少したときのために残してある．

2. 疾患・病態とサルコペニアの概要

　アルツハイマー型認知症では，一次的に食欲が亢進する症例があるものの，疾患の進行に伴い経口摂取量は減少することが多い．それに伴いサルコペニアを生じるが，

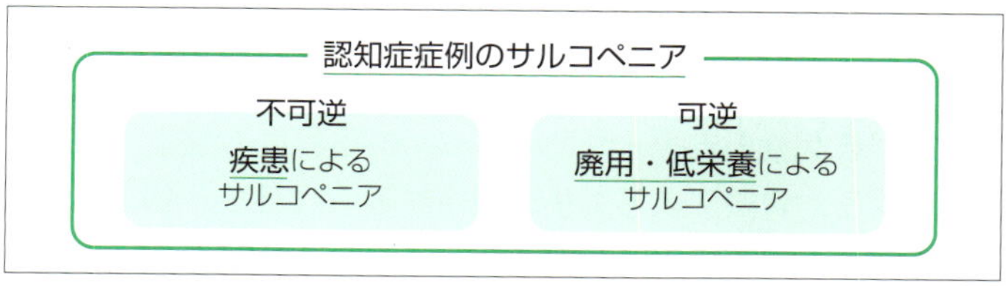

```
┌─── 認知症症例のサルコペニア ───┐
│   不可逆            可逆        │
│   疾患による      廃用・低栄養による │
│   サルコペニア    サルコペニア    │
└──────────────────────────────┘
```

図1　認知症症例のサルコペニア
　不可逆なものと可逆なものを分けてリハをプラニングすることがポイントである．

　重要なのは「疾患による」不可逆のサルコペニアと，「廃用・低栄養による」可逆のサルコペニアが混在しているということである（**図1**）．アルツハイマー病は進行性の神経変性疾患であり，それに伴う活動性の低下によるサルコペニアは改善が困難である．しかし一方で，過度の安静などにより生じたサルコペニアは改善可能である．前出の症例では，きざみ食からプリン食へと食事内容を変更したが（疾患によるサルコペニアを伴う機能低下），一時的にみられたむせは認められなくなった（廃用によるサルコペニアの改善）．この両者の比率を見極めて栄養マネジメントや嚥下リハをプラニングすることが重要となる．

　前出の症例のように，アルツハイマー病の進行の過程では，経口摂取量が著しく低下することがある．ここで考え得る治療方針としては，①できる限りの経口摂取を継続する，②経管栄養で栄養管理する，のどちらかとなる．①を選択した場合は，根気強い食事介助が必要であり，介助者の消耗・疲労に対するケアも必要である．また，摂取量低下によるサルコペニアの進行が重度の場合は，看取りも含めた対応を考慮しなければならない．②を選択した場合は，「経管栄養＝経口摂取禁止」ではなく，可能な範囲で経口摂取を継続することが重要である．アルツハイマー病での拒食は一時的なことがあり，しばらくすると食事の拒否が改善することがある．常に「経口摂取できるのでは？」という目でみながら経過を追う必要があり，少しずつでも経口摂取することが嚥下関連筋のサルコペニアの予防にもつながる．

3. 疾患とサルコペニアの評価

　認知症の症例では，サルコペニアの4つの原因すべてを合併する．

・加齢

　認知症症例の多くは高齢者であり，ほとんどの症例で加齢によるサルコペニアを呈していると考えてよい．加えて，認知症に限ったことではないが男性高齢者では著しい喉頭下垂がみられることがあり，それに伴い咽頭腔が拡大し嚥下時の咽頭収縮が弱くなる傾向がある．この傾向は，サルコペニアとあいまって咽頭残留などの嚥下障害の原因となる．

・活動

　認知症の初期には，目立った活動性の低下はみられないが，進行に伴い自発的な活動が減少する．そのため，活動性の低下がみられ始めた症例においてはリハなどをプラニングし，積極的に活動性を上げるようにしてサルコペニアを予防する必要がある．

・栄養

　認知症症例では進行に伴い経口摂取量が減少し，低栄養（飢餓）を呈してくる．さまざまな食事支援・介助により，ある程度の改善は期待できるが，それでも飢餓は進行する．胃瘻による栄養改善が試みられることがあるが，認知症はほとんどが進行性であり，その効果を疑問視する報告も多い[1]．

・疾患

　認知症の多くは進行性の疾患に起因しており，活動性の低下に伴い徐々に体重も減少してくる．重要なのは疾患による避けられないサルコペニアと廃用・低栄養による避けられるサルコペニアの見極めである．疾患の進行に伴う体重減少は，いうなれば生理的な体重減少であり，それに抗い過剰な栄養を投与するのは無意味であることを心にとめておくべきである．

4. 疾患と摂食・嚥下機能評価

　認知症の摂食・嚥下障害は「食行動の障害」と「嚥下機能の障害」に分けられる[2]．食行動の障害は広い意味での認知期の障害であり，認知症の中期あたりから認められる．比べて，嚥下機能の障害は，レビー小体型認知症や一部の血管性認知症を除いて，比較的末期になってから現れる．認知症は基本的には進行性であることを念頭に置いておく必要があり，「訓練」よりも「支援・介助」に重きを置いた対応が重要となる．

・認知期

　食行動の障害ともいわれる．食べ始めない，食事の途中で食べなくなる，拒食などの症状がある．認知症の早期は，満腹感が薄らぎ過食のような症状を呈し体重増加が認められることもあるが，中期以降は食行動の障害のために摂取量が減り，低栄養によるサルコペニアを呈してくる．

・準備期

　準備期の機能は比較的末期まで保たれているが，認知症が重度になると咀嚼機能が障害され，舌での押し潰しが準備期のメインとなり，さらに進行すると俗にいう「丸飲み」になる．

・口腔期

　認知症が進行すると口腔期が障害されることがある．その理由の1つとしてはボディイメージの消失が考えられており，特にアルツハイマー型認知症では，自分の舌の位置をイメージできなくなり，「口の中にある水分を舌ですくって咽頭に送り込む」という動作が障害されることがある．一方，前頭側頭型認知症では，固形物で口腔期が障害されることがあり，その機序は咽頭感覚の過敏も考えられるが詳しい機序は不明である．

・咽頭期

　アルツハイマー型認知症では，認知期や準備期，口腔期が障害されていても，咽頭期の機能は保たれていることが多い．一方，レビー小体型認知症では，比較的早期に誤嚥など咽頭期の障害が出現する[3]（**図2**）．障害を軽んじて誤嚥性肺炎や窒息を起こすのは問題であるが，障害に過度に反応し，医療者の安心のために可能なはずの経口

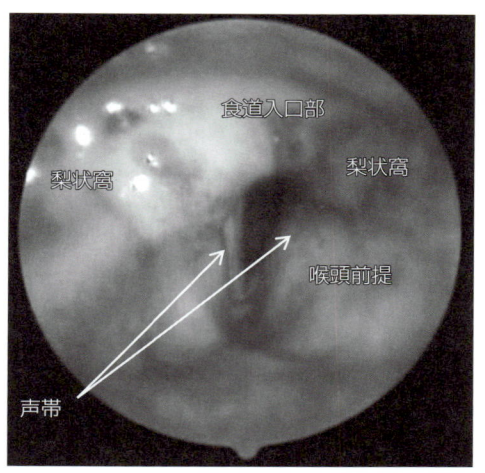

図2　レビー小体型認知症症例の嚥下内視鏡所見
とろみ付きの液体を摂取しているところ．梨状窩から喉頭前庭に唾液と液体があふれている．この症例は自力歩行可で簡単な会話のやり取りも可能であるが，重度の誤嚥を認めた．

摂取を禁止するのも問題である．

・食道期

認知症に起因する食道期の障害は一般にはないが，認知症の症例のほとんどは高齢であるため，胃食道逆流の可能性を常に頭に置いておく必要がある．

5. リハビリテーション栄養ケアプラン

●栄養ケアプラン

ほとんどの認知症の症例では，進行に伴い体重が減少する．その体重減少が改善可能なサルコペニアであるのか，改善不可能なサルコペニアであるのかを考えて栄養ケアプランを立てる必要がある．

改善不可能なサルコペニアは，疾患によるものである．それらに伴う筋肉量の減少による体重減少は改善が困難である．改善不可能なサルコペニアに対して，経管栄養などで強制的に計算上の理想的な栄養量を投与すると，胃食道逆流や過度の体脂肪の増加につながるため注意を要する．特に終末期は，身体が生命活動を終えようとしている段階であり，その時点で過度の栄養を投与するときは必要性を十分に考慮して行わなければならない．

一方，改善可能なサルコペニアを見逃してはならない．具体的には入院時の活動量の低下や不適切な食事環境による摂取量の低下によって生じるものである．入院の原因は何であれ，入院時は活動量が低下する．また，管理のために活動量を低下させる薬剤が投与されることもある．また，食事環境が不適であり周辺症状が出現すると，食事摂取量の低下につながる．このような原因で生じるサルコペニアは改善可能である．

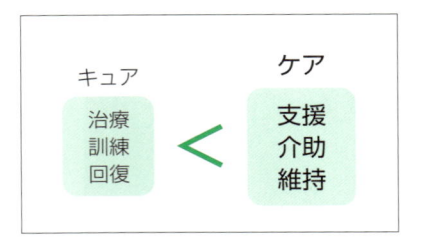

図3 認知症の摂食・嚥下リハのポイント
認知症のリハは，ケアの比率が大きく，機能回復よりも，今ある機能を活かして支援するという考え方が重要である．

認知症症例での栄養ケアは，基本的には経口摂取である．経口摂取量の低下を補うために胃瘻が選択されることもあるが，多くの報告ではその効果は否定的である[1]．臨床ではさまざまな理由により胃瘻が選択されることもあるが，そのときも経口摂取の可能性を捨ててはならない．

● 摂食・嚥下リハビリテーションプラン

認知症の症例においては意思疎通が困難なことが多く，症例自らが行うリハは適用が困難となる．したがって，医療者や介助者が行うリハの比率が高くなる．すなわち能動的なリハよりも，受動的なリハがメインとなる．代表的なものとしては口腔や頸部のマッサージである．このマッサージには，嚥下の準備体操としての効果や覚醒作用，唾液分泌促進などの効果が期待できる．また，胸郭の可動域を上げるための呼吸理学療法も一部適用可能である．どうしても誤嚥してしまう症例などにおいては，誤嚥を肺炎につなげないようにするため呼吸理学療法は非常に有効である[4]．

もうひとつ重要なのは，摂食・嚥下においてもケア（支援・介助）の視点からアプローチすることである．認知症においては，訓練で機能を回復させるというキュア的な考え方よりも，今ある機能を活かして生活できるようにするというケア的な考え方が有用である（図3）．具体的には，嚥下時の姿勢の調整，機能に適した食事内容の選択，嗜好に合わせた食事の提供などである．詳細は他書に譲るが，これらは症例の機能を改善するものではなく，支援・介助によって周りを適した環境に変えるというケア的な摂食・嚥下リハである．

これらの摂食・嚥下リハプランを提供することが栄養ケアプランにつながる．生命活動を終えようとしている認知症の終末期においても，安易に経管栄養に頼るのではなく，摂食・嚥下リハプランを駆使して可能な限りの経口摂取を試みることが重要である．

文 献

1) Finucane TE et al : Tube feeding in patients with advanced dementia : a review of the evidence. *JAMA* **282** : 1365-1370, 1999.
2) 野原幹司：第5章 食事支援．認知症患者の摂食・嚥下リハビリテーション（野原幹司編），南山堂，2011，pp69-92．
3) Shinagawa S et al : Characteristics of eating and swallowing problems in patients who have dementia with Lewy bodies. *Int Psychogeriatr* **21** : 520-525, 2009.
4) 野原幹司：誤嚥時の対応 言語聴覚士のための呼吸ケアとリハビリテーション（石川 朗編），中山書店，2010，pp121-135．

4. 大腿骨頸部骨折

財団法人東京都保健医療公社大久保病院リハビリテーション科
御子神由紀子

> **ポイント**
> ○受傷前から低栄養，サルコペニア，摂食・嚥下障害を認めることがあり，それらを考慮した適切なリハ栄養管理が必要である．
> ○不適切なリハ栄養管理は肺炎，褥瘡などの合併症を引き起こし，予後不良となる．
> ○退院後も筋トレ，栄養などを含めた包括的介入が望ましい．

1. 大腿骨頸部骨折による摂食・嚥下障害の症例

　81歳，女性．身長157 cm，体重41 kg，BMI 16.6．既往に脳梗塞があり，抗血小板薬の内服を行っていた．歩行能力は屋外も含め自立，食事は常食を経口で摂取可能で，日常生活は自立していた．

　自宅の布団で転倒し大腿骨頸部骨折（内側）を受傷し入院．抗血小板剤を内服しているため休薬し，1週間後に手術（人工骨頭置換術）が施行された．術翌日よりギャッチアップの許可が出て，PTによるリハ（ROM訓練，筋力増強訓練，座位保持訓練）がベッドサイドより開始された．術後疼痛のため経口での摂取量は減少し，食事摂取量は3〜5割程度であった．

　術後1週間後，肺炎を発症し禁食，抗生剤の投与，安静でリハは一旦中止となった．このとき，輸液は末梢静脈栄養（アミノフリード® 420 kcal（1,000 ml））のみであった．

　術後3週間後，肺炎は治癒した．しかし，体重37 kg，BMI 15.0，寝たきりで，常食でむせを認め，食事摂取量は数口となったため，病棟看護師よりNST依頼となった．NST回診の結果，摂食・嚥下障害の指摘があり，食事形態の変更，リハの追加（OT，ST）の提案がなされた．ST，リハ医が介入し，摂食・嚥下障害を評価し，ペースト食と経口補助食品（1,400 kcal）に食事形態を変更した．リハの訓練内容も変更し，PTでは呼吸筋のレジスタンストレーニングといった呼吸リハの追加，OTでは摂食動作を含めたADL訓練の開始，STでは口腔・嚥下筋のレジスタンストレーニング，空嚥下など摂食・嚥下リハを開始した．

　改善に合わせ，評価していき，術後15週後には，水分にとろみを必要とする移行食（1,600 kcal）を全量経口摂取可能，歩行はT字杖使用で屋外を含め自立した．体重40 kg，BMI 16.2と改善し自宅に退院となった．

2. 疾患・病態とサルコペニアの概要

　大腿骨頸部骨折は 2007 年には年間 15 万件を超え，さらに 2020 年は 25 万件，2030 年は 30 万件と予測されており，高齢化の進展に伴い加速度的に増加している．発生率は 40 歳から増加し，70 歳を過ぎると急激に増加し近年では 90 歳以上の超高齢者でも珍しくなくなっている[1]．受傷原因は転倒が多く，脳卒中，パーキンソン病，うつ病など転倒危険因子である疾患の罹患者が多い[2]．また，高齢者に頻度が多い循環器疾患，呼吸器疾患，腎疾患などの疾患を合併している者もいる．これらの疾患により受傷前から低栄養，サルコペニアをきたしている可能性がある．治療は人工骨頭置換術，観血的骨接合術など観血的治療が原則だが，合併症などにより保存療法になることがある[3]．

　観血的治療では可及的早期での手術が推奨されているが，心疾患，脳梗塞の既往で抗血小板薬の内服[4]，血糖コントロール不良の糖尿病，医療スタッフ不足などで早期手術とならないケースも多い[5]．待機手術となった場合は安静臥床による廃用，サルコペニアを予防するために術前からベッドサイドでリハを開始する．保存療法が選択された場合，長期の安静臥床となるため積極的なリハの介入が必要である．大腿骨頸部骨折のサルコペニアは，潜在的サルコペニアがなければ受傷直後は下肢，体幹筋のみであるが，受傷後に肺炎，尿路感染症，褥瘡などの合併症を併発し，廃用が重度になると，四肢体幹筋，嚥下筋，呼吸筋など全身の筋肉にも認めるようになる．

3. 疾患とサルコペニアの評価

　大腿骨頸部骨折ではサルコペニアの 4 つの原因をすべて合併することが多い（**図1**）[6]．軽度であればサルコペニアは下肢，体幹筋のみであるが，重度になると，四肢体幹筋，嚥下筋，呼吸筋など全身の筋に認めるようになる．

・加齢
　大腿骨頸部骨折は高齢者に多いため，加齢による摂食・嚥下機能の低下（presbyphagia，老嚥）を発症前から認めている可能性がある．

・活動
　大腿骨頸部骨折では受傷すると，ベッド上安静となる．観血的治療が一般的だが保存的治療になることもあり，その場合は長期の安静臥床を強いられることになる．この安静臥床により受傷した下肢だけでなく，対側下肢，上肢，体幹筋，嚥下筋，呼吸筋など全身の筋にサルコペニアを生じさせる．また，大腿骨頸部骨折は神経筋疾患，脳卒中の既往がある者も多く，受傷前より移動能力が低下し，サルコペニアが潜在している場合がある．

・栄養
　周術期の禁食，不適切な末梢静脈輸液などでエネルギー摂取不足が生じる．また，大腿骨頸部骨折は神経疾患，脳卒中の既往がある者も多く，受傷前から摂食・嚥下障害が存在し経口摂取困難による低栄養の者も多い．

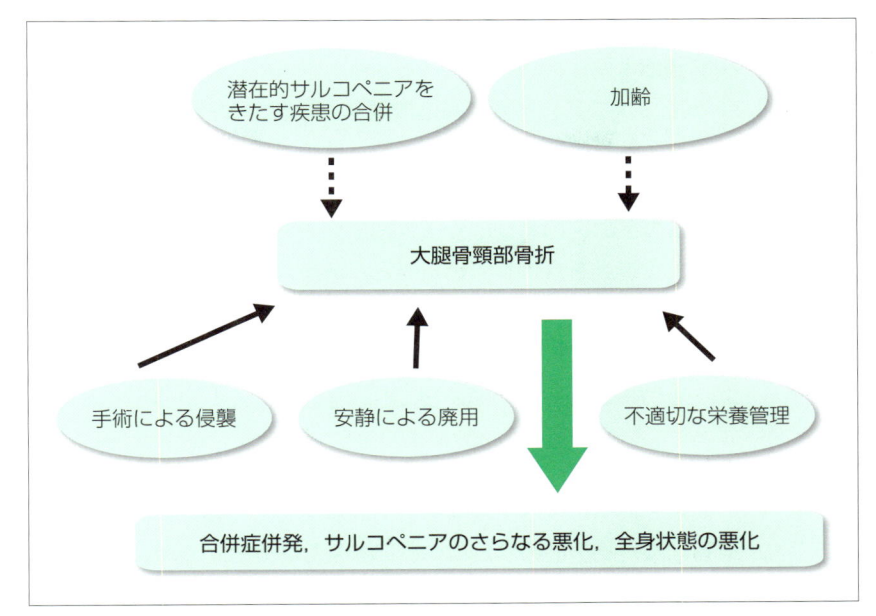

図1　大腿骨頸部骨折とサルコペニア

・疾患

　骨折，手術の侵襲によるサルコペニアを認める．術後，肺炎，尿路感染症，創感染などを発症すると侵襲はさらに重度になる．受傷前から慢性腎不全，慢性心不全による悪液質を生じる疾患や脳卒中，神経疾患によるサルコペニアを認める場合がある．

4. 疾患と摂食・嚥下機能評価

　入院後，摂食・嚥下機能を評価して問題なければ入院前と同じ食形態の食事で管理して問題はないと思われる．周術期の禁食期間はなるべく短期にして，早期経口摂取を進めていく．しかし，経口摂取量が減少していたらサルコペニアを念頭に置き，再度摂食・嚥下評価を行い，適切な食形態を検討していく．

・認知期

　認知症，高次脳機能障害を認めることがある．安静臥床のときは食事を摂取することが困難で誤嚥，窒息のリスクを伴う．安全に食事が摂取できるような食形態，リハ食器などの工夫が必要である．安静臥床が長期になると四肢体幹のサルコペニアの影響でポジショニングなどの機能が低下し，摂食動作が悪化する可能性がある．

・準備期

　サルコペニアの影響で，取り込み，口唇閉鎖，咀嚼機能，舌の pull-back が発症前より低下することがある．周術期の禁食のため長期間義歯を装着しないことがある．その結果，サルコペニアが生じ，義歯不適合となり咀嚼能力の低下が生じやすい．義歯の不適合が生じたら早期に歯科のコンサルトが必要である．

・口腔期

　サルコペニアの影響で舌圧，口腔内の食塊保持能力，舌の能動輸送が発症前より低

下することがある.

- **咽頭期**

　サルコペニアの影響で鼻咽腔閉鎖（軟口蓋挙上），喉頭閉鎖，嚥下圧が低下し，喉頭蓋谷，梨状陥凹などの咽頭残留，誤嚥をきたすことがある.

- **食道期**

　サルコペニアの影響で食道入口部開大不全を認めることがある．高齢者が多いため逆流性食道炎を合併していることがあるが，胸やけなど典型的症状を呈さない者も多い．

5. リハビリテーション栄養ケアプラン

●栄養ケアプラン

　前項で述べたように摂食・嚥下評価をして問題なければ入院前と同じ食形態の食事で管理し，嚥下筋のサルコペニアを生じさせないために周術期の禁食は極力短期にするべきである．食事開始後，経口摂取量が減少していたら嚥下筋のサルコペニアを念頭に置き，再度摂食・嚥下評価を行う必要がある．また，術前，術直後は摂食・嚥下能力に問題がなくても疼痛で経口摂取量が減少することもあるので，必要エネルギーが充足していなければ，経口での補助食品を追加する．経口摂取のみで補えなければ経静脈栄養，経管栄養で補っていく．周術期の栄養管理は現状維持を目標にしていくが，術後の侵襲が安定したら栄養改善を目標とする．総エネルギー投与量は Harris Benedict の式を参照に基礎エネルギー消費量，ストレス係数，活動係数を加味して計算し求める．

　大腿骨頸部骨折は骨粗鬆症の代表的骨折である．したがって，骨粗鬆症の評価を行い，必要があればカルシウム，ビタミンDなど投与し骨粗鬆症の治療も行っていく．骨粗鬆症の治療を行うことで新たな別の部位の骨折予防を図るべきである．

●摂食・嚥下リハビリテーションプラン

　大腿骨頸部骨折では下肢の受傷部だけではなく，全身管理を目的としたリハプランの設定が必要である．四肢体幹筋，嚥下筋，呼吸筋のサルコペニア，精神機能の低下などが出現し，移動能力の低下だけでなく，呼吸機能，摂食・嚥下機能にも影響を与えることを念頭に置いておく．骨折直後，術後，肺炎などの合併症の発症などの侵襲による異化期か同化期かによって訓練内容は異なる．

　異化期の場合は筋肉量増加，筋力増強をきたしにくいため，廃用予防，機能維持を目標とする．摂食・嚥下機能に関しては受傷後摂食・嚥下機能を評価し問題なければ，食事摂取量，食事中・後のむせ，咳の有無，口腔ケアの確認を行う．摂食・嚥下機能の低下を認めた場合は口腔・舌の自動，他動運動を取り入れていく．摂食・嚥下機能以外では固定部以外の下肢，上肢などの自動，他動運動を行う．特に深部静脈血栓症の予防のためにも足関節底屈運動は積極的に行う．また，肺炎予防のためにも呼吸リハを取り入れていく必要がある．

　一方，同化期の場合は十分なエネルギーを考慮した栄養管理のもとで，筋肉量増加，筋力増強，機能改善を目標としたリハを行う．疼痛状態に合わせながら四肢体幹筋，

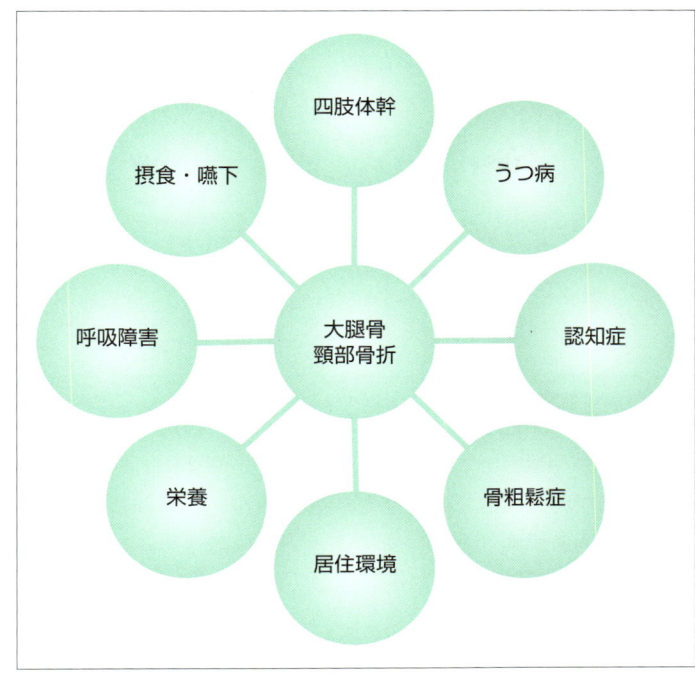

図2 大腿骨頸部骨折に対する包括的介入

呼吸筋に対してもレジスタンストレーニングを取り入れていく．摂食・嚥下障害を認めた場合は口腔，舌，嚥下筋のレジスタンストレーニングも追加していく．筋肉量増加，筋力増強の改善とともに摂食・嚥下機能，歩行能力などの機能改善を図っていく．退院後，地域でのリハにおいても大腿骨頸部骨折は ADL の維持，向上のため筋力増強の訓練だけでなく，栄養，薬剤などを含めた包括的介入が望ましいと考えられる（図2）[7]．

文献

1) 日本整形外科学会診療ガイドライン委員会編：大腿骨頸部/転子部骨折治療ガイドライン，南江堂，2011，pp20-26.
2) Grisso JA et al：Risk factors for falls as a cause of hip fracture in women.The Northeast Hip Fracture Study Group. *N Engl J Med* **324**：1326-1331, 1991.
3) Hagino H et al：Nationwide one-decade survey of hip fractures in Japan. *J Orthop Sci* **15**：737-745, 2010.
4) 佐々木聡・他：抗血小板薬内服中の大腿骨頸部・転子部骨折患者の手術についての検討．骨折 **31**：287-291, 2009.
5) 志賀俊哉・他：最適な麻酔方法と手術時期．整・災害 **53**：911-917, 2010.
6) 若林秀隆編著：大腿骨頸部骨折．リハビリテーション栄養ハンドブック，医歯薬出版，2010, pp220-222.
7) Singh NA et al：Effects of high-intensity progressive resistance training and targeted multidisciplinary treatment of frailty on mortality and nursing home admissions after hip fracture：a randomized controlled trial. *Jam Med Dir Assoc* **13**：24-30, 2012.

第3章 主な疾患・病態の摂食・嚥下リハビリテーション栄養

5. がん

聖隷浜松病院リハビリテーション科
大野 綾

> **ポイント**
> ○がん患者はサルコペニアをきたしやすい．
> ○がん患者はさまざまな原因で摂食・嚥下障害をきたす．
> ○治療早期からの栄養療法と摂食・嚥下リハが重要である．

1. がんによる摂食・嚥下障害の症例

　70歳代，男性．既往にアルコール性肝障害あり．頭頸部原発不明がん，右頸部リンパ節転移にて両側頸部郭清術，術後放射線療法施行．その後抗がん剤治療が開始されたが体重減少のため中止となった．手術1年半後，嚥下障害が徐々に進行したため入院，当科へ紹介された．初診時身長160 cm，体重40 kg，BMI 15.6，手術時から7 kgの体重減少あり．Alb 3.0．自宅では卵かけご飯とアルコールのみ摂取していた．
　初回嚥下造影検査（VF）にて，咽頭収縮著明に低下，喉頭挙上障害重度，食道入口部開大障害あり，咽頭残留多量で嚥下中・嚥下後誤嚥を認めた．間欠的経口食道栄養法（OE法）にて経管栄養を開始，ゼリーでの摂食訓練を開始した．頭部挙上訓練など基礎訓練，理学療法での身体リハ，咳嗽訓練も行った．経過中一度誤嚥性肺炎を合併し，一時絶食となったが経管栄養は継続．肺炎改善後早期にVF再評価を行い，摂食訓練を再開，以後段階的に摂食条件を変更した．約1カ月間の入院後，OE法の指導を行い，藤島の摂食・嚥下レベル4（60°とろみ状液体自力摂取）にて自宅退院．
　その後，徐々に栄養状態改善を認め，退院1カ月後体重43 kg，Alb 4.4．この時点でのVFにて初回時と比べ咽頭収縮の改善を認め，咽頭残留量も減少していた．徐々に食事形態を変更し退院2カ月目には60°でピューレ食を3食摂取できるようになった．OE法で不足分の経管栄養投与は継続している．

2. 疾患・病態とサルコペニアの概要

　日本人のがん罹患数が年々増加する一方で，診断・治療法の進歩によりがん患者の生存率は改善し，「がんとともに生きる」時代となっている．がん患者は，疾患のみならずさまざまな障害を抱えている．がん患者にとって，診断早期から治療期，そし

て進行期，緩和期に到るまで経過を通して障害と生活をみるリハが必要である．

　一方で，がん患者はさまざまな原因によって栄養障害をきたしやすく，がん悪液質も問題となる．これらによりサルコペニアをきたしやすい．サルコペニアは，がん患者の運動能力低下，ADL 低下の原因となり，結果 QOL の低下につながる．がん患者の代表的な身体的苦痛である倦怠感，がん関連倦怠感（cancer-related fatigue；CRF）ともかかわりが強いとされる[1]．栄養障害やがん悪液質は，がん治療への耐性に影響しがん患者の生命予後にもかかわる．CRF に対して運動療法の効果が数多く示されており[2]，がん悪液質に対し運動療法・栄養療法含む集学的治療が必要とされている[3]．がん患者にとって，栄養管理と運動療法含むリハは，QOL 向上や安定した治療，ひいては生命予後改善のためにも重要であるといえる．がん患者に対し適切にリハを行うにあたり，サルコペニアの予防，治療が必要不可欠である．

表1　がん患者におけるサルコペニア

分類	要因
原発性（加齢）	高齢患者が多い，がん生存者の高齢化
活動に関連	身体症状，治療などによる活動性低下
栄養に関連	栄養障害
疾患に関連	悪液質，手術など

（若林，2010）[4]

3. 疾患とサルコペニアの評価

がん患者では，サルコペニアの4つの原因をいずれもきたしやすい（表1）[4]．

・加齢

　高齢でのがん発症が多いことに加え，診断・治療などの発達によりがんサバイバーの高齢化もあげられる．

・活動

　がん患者では手術後，化学療法・放射線療法中などがん治療に伴い活動性が低下する．また，疼痛や嘔気，倦怠感などの身体的苦痛によって臥床がちとなる．骨転移により安静度に制限が生じる場合もある．がんの進行に伴い症状も増悪し，さらに活動性が低下しやすい．

・栄養

　がん患者では，40〜80％と高率に栄養障害をきたすとされる[5]．がん患者における栄養障害の原因を表2に示す．さまざまな原因が重複して影響を及ぼし，栄養障害をきたしやすい．栄養障害は治療への耐性，治療効果，副作用・合併症のリスクなどに影響を与え，生命予後を悪化させる．体重減少が死亡率の重要な因子になるとされる[6,7]．また，QOL にもかかわることが示されている[8]．

・疾患

　がん悪液質，手術などに伴う侵襲があげられる．がん悪液質は「進行性の骨格筋量減少を特徴とする（脂肪の減少を伴う場合と伴わない場合がある），多くの要因に起因する症候群であり，通常の栄養サポートでは完全に回復できずに機能障害をきたすもの」と定義されている[3]．がん患者全体の50〜75％が悪液質を呈し，進行期がんにおいては80％が悪液質あるいは体重減少をきたしている[9]とされる．食欲低下や

表2 がん患者における栄養障害の原因

原因	内容
腫瘍病変による影響	頭頸部がん，脳腫瘍（原発性，転移性）→嚥下障害 消化管がん，がん性腹膜炎，腹腔内臓器の腫大，腹水貯留→通過・消化・吸収障害，嘔気・嘔吐，食思不振 症状（疼痛，呼吸苦，倦怠感など）→食思不振
治療によるもの	①手術 手術一般→倦怠感，食思不振 頭頸部がん・消化器がん手術→嚥下障害，通過・吸収障害 ②化学療法 口腔粘膜炎，嚥下障害 消化器症状：嘔気・嘔吐，食思不振，下痢，便秘 ③放射線療法 口腔粘膜炎，嚥下障害 放射線宿酔 照射部位浮腫・炎症・組織硬化→嚥下障害，消化・吸収障害
がん悪液質	食思不振 代謝異常：基礎エネルギー代謝亢進，糖質・蛋白質・脂質代謝異常
精神状態の変化	抑うつ，不安に伴う食思不振
不適切な栄養管理	
その他	薬剤（オピオイド製剤など），電解質異常，味覚障害など

倦怠感が生じるとともに，化学療法や放射線療法への耐性を低下させ，抗がん剤治療の効果を減弱し，術後合併症をきたしやすくするなど治療可否にも関与する[11]．がん悪液質による体重減少は"anorexia-cachexia syndrome"とよばれ，食思不振，異化亢進，筋肉量・体脂肪量の減少が特徴的に生じる．サイトカインや腫瘍産生因子が関与しているとされる．腫瘍産生因子であるproteolysis-inducing factor（PIF）は，直接筋肉組織に作用し筋崩壊をきたし（図）[11]，悪液質そのものでサルコペニアをきたす．

2010年ヨーロッパ緩和ケア協同研究（European Palliative Care Research Collaborative；EPCRC）のがん悪液質ガイドラインでは，重症度により前悪液質，悪液質，不応性悪液質の3段階に分類された[12]（p46 図1 悪液質の分類を参照）．

4. 疾患と摂食・嚥下機能評価

●がんにおける摂食・嚥下障害

がん患者において起こり得る摂食・嚥下障害の原因を表3にあげる．がん患者の摂食・嚥下障害の原因として代表的なものは，頭頸部がんである．腫瘍そのもので嚥下障害をきたす．また，手術，化学療法，放射線療法など治療によっても嚥下障害が生じる．手術で嚥下に重要な器官，筋群，神経が障害されるため，どのような術式でどのような手術がなされたかが非常に重要である．化学療法では口腔，咽頭の粘膜傷害をきたす．放射線療法でも急性期障害として粘膜傷害，味覚低下，唾液分泌の低下が生じ，晩期障害として組織の瘢痕狭窄が問題となる[13,15-17]．頭頸部がんでは，治療の急性期のみならず慢性的にも深刻な摂食・嚥下障害を残す[13,14]．頭頸部がんでは特に栄養障害が問題となりやすい．頭頸部がんにおける摂食・嚥下障害と栄養障害，

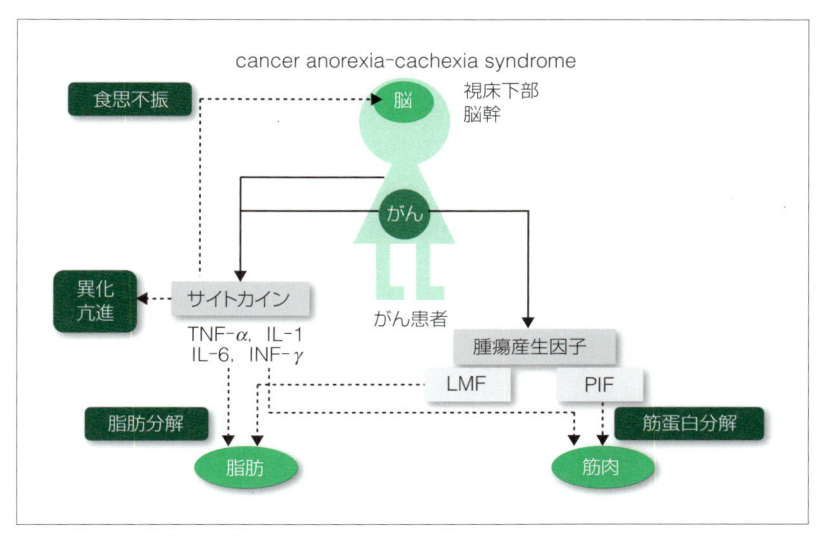

図　がん悪液質の病態　　　　　　　　　　　　　　　　　　　　(丸山, 2010)[11] を改変
PIF；proteolysis-inducing factor，LMF；lipid-mobilizing factor.

表3　がん患者における摂食・嚥下障害の原因

器質的原因
口腔・咽頭・喉頭・食道原発がん，縦隔腫瘍などによる浸潤，圧迫 上記がん術後，放射線治療後，その他
機能的原因
原発性脳腫瘍，転移性脳腫瘍による中枢神経障害 頭蓋底への腫瘍進展による脳神経障害（Ⅴ，Ⅶ，Ⅸ，Ⅹ，Ⅻ） 腫瘍，リンパ節転移による反回神経麻痺 Trousseau 症候群における脳梗塞，その他
治療に伴うもの
放射線治療による口腔・咽頭・食道の粘膜障害，組織瘢痕，二次的食道狭窄 化学療法による口腔・咽頭・食道の粘膜障害 手術後反回神経麻痺，その他
薬剤によるもの
オピオイド，抗精神病薬，抗不安薬，抗てんかん薬，その他
その他
電解質異常，身体症状による食欲低下，意識障害 腫瘍随伴症候群（末梢神経障害，皮膚筋炎・多発筋炎など） 悪液質

QOL に関して検討した文献が散見される[14,18-21]．

　原発性・転移性脳腫瘍による中枢神経障害，脳神経障害によって機能的嚥下障害を生じる．がんに伴う凝固能異常で過凝固となり，血栓をきたしやすくなる Trousseau 症候群によって多発性脳梗塞が起こることもあり，これも嚥下障害の原因となる．

　その他，がんに随伴して生じる多発性脳神経炎，末梢神経炎，多発性筋炎・皮膚筋炎などでも嚥下障害をきたす．原発巣の状態により嚥下障害の程度も変化するため，機能的予後の判断に際しがんそのものの状態や治療の状況を考慮する必要がある．

現時点で，がん患者においてサルコペニアによる嚥下障害に関するエビデンスはない．しかし，高齢のがん患者ではもともとサルコペニアに伴う嚥下障害を有している可能性がある．また，上記のような原因に伴う嚥下障害において，栄養障害やがん悪液質等を基礎としたサルコペニアによって嚥下障害が重度化したと思われる症例を臨床ではしばしば経験する．他に原因がなく，サルコペニアが嚥下障害の原因と思われる症例もある．がん患者の摂食・嚥下リハにおいて，サルコペニアの関与を積極的に考慮し予防的対応含め対処する必要がある．今後のエビデンス構築が必要である．

● 嚥下各期の評価

・認知期

低 Na 血症，高 Ca 血症など電解質異常やオピオイドなど薬剤の影響により意識障害をきたすことがある．疼痛やせん妄に伴う夜間不眠によって日中傾眠となることもある．疼痛，嘔気・嘔吐などの身体症状，抑うつ・不安などの精神状態，化学療法や放射線治療などの副作用（嘔気，粘膜傷害に伴う疼痛，味覚障害など），がん悪液質そのものなど，さまざまな原因で食欲の低下をきたす．

・準備期・口腔期

舌がんをはじめとする口腔がんでは，腫瘍そのものや手術により準備期・口腔期が直接障害される．咽頭がんでも病巣や手術範囲が舌根部にかかる場合や舌下神経の切断にて障害される．化学療法に伴う粘膜炎，放射線療法に伴う粘膜炎や口腔乾燥症も影響する．口腔内の自己管理が不十分となりやすく歯牙汚染や歯肉炎，乾燥など口腔内トラブルが問題となる．サルコペニアにより舌運動障害をきたす可能性もある．

・咽頭期

咽頭がんでは，腫瘍そのもの，手術，放射線療法・化学療法いずれにおいても咽頭期障害をきたす．咽頭収縮低下，喉頭挙上不全，食道入口部開大障害を認める．軟口蓋挙上不全から鼻咽腔逆流を認めることもある．舌がんでも舌根部の後方運動が障害され咽頭残留をきたすことがある．喉頭がんで喉頭全摘後，咽頭部通過障害をきたし食物残留を著明に認める症例もある．頸部リンパ節郭清において，特にリンパ節転移が高度で周囲組織合併切除を行う場合，舌骨や下顎，舌骨上筋群が切除されると喉頭挙上を著しく障害する．食道がん術後症例においても喉頭挙上不全など咽頭期障害をきたし得る．反回神経損傷を伴う場合，喉頭侵入・誤嚥のリスクがある．

サルコペニアにより，咽頭収縮低下，喉頭挙上不全，食道入口部開大障害をきたす可能性がある．これにより，咽頭残留や喉頭侵入・誤嚥を生じる．

・食道期

食道がんでは，腫瘍そのものや治療によって食道期障害をきたす．その他のがんでも，特に高齢者の場合では元来食道機能が低下していることが多く，嚥下造影時には必ず食道期を確認する．

5. リハビリテーション栄養ケアプラン

● 栄養ケアプラン

栄養療法にあたり，栄養状態の評価とともにがん悪液質の評価も必要である．

①摂取エネルギー

がん患者の代謝状態は亢進していることが多く，ストレス係数は1.1～1.3とされることが多い．がん患者の50％以上で安静時エネルギー消費量は予測値に比べ上昇しているとの報告がある．一方で，予測値の60％未満～150％以上と幅広い変動があり得ることが報告されている[22]．実際には，患者個々にエネルギー調整をしていく必要がある．初期エネルギーを25～30 kcal/kgで設定し，栄養状態の推移を評価しながらカロリーを修正する．

悪液質の段階に応じた対応が必要である[3]．「前悪液質」の段階では，悪液質進行を抑えるために予防的対応を行う．「悪液質」では，食物摂取状況，代謝亢進状態（CRPなど），サルコペニアの有無などを評価し栄養療法，運動療法含む集学的治療が推奨される．「不応性悪液質」では積極的栄養療法は適応にならない．維持を目標に，必要に応じ栄養療法を検討する．基本的に悪液質では代謝亢進状態であるが，終末期になるとエネルギー必要量が減少する．過度の栄養・水分負荷によって，四肢の浮腫や胸腹水を増加させ苦痛を増強させることとなる．

②投与経路

通常と同様，経口摂取が可能で腸管が使用できる場合に経口摂取を行うことが原則である．経口摂取が不十分な場合，補助的に経腸栄養剤の経口投与を行う．経口摂取不可能，もしくは経口での栄養摂取が不十分な場合には経管栄養を行う．特に頭頸部がん患者では，積極的に経管栄養を併用し嚥下リハを進める．

多くのエビデンスに基づき術後回復を高めることを目的に提唱された周術期管理に関するプロトコール，ERAS（enhanced recovery after surgery）では，術前絶飲食期間の短縮，術前炭水化物負荷，術後早期の経口栄養開始がすすめられている[23]．

③注目されるサプリメント

周術期において，栄養により免疫を高める免疫栄養法（immunonutrition）の効果が注目されている．免疫力を高め過剰な炎症反応を抑制する栄養素とされるアルギニン，グルタミン，n-3多価不飽和脂肪酸，核酸などimmunonutrientsを含む経腸栄養剤として免疫調整経腸栄養剤（immune-modulating enteral diet；IMD）（インパクト®，オキシーパ®など）が開発され，欧米を中心に待機手術に関してその効果を検討するRCTが行われている．

がん悪液質に対し，ロイシンなどの分岐鎖アミノ酸，非ステロイド性抗炎症剤，ステロイド，グレリンなどさまざまな薬剤やサプリメントの効果が検証されている．n-3系多価不飽和脂肪酸であるEPAは，がん悪液質の促進因子であるサイトカインやPIFに対し抑制的に作用するとされる[24]．EPAが強化された栄養剤であるProSure®には，273 ml，300 kcal中にEPAが1 g配合されている．しかし，EPCRCのガイドラインでは，進行がんや不応性の悪液質患者に対するEPAの効果に関してエビデンスに乏しく，今後さらに検討が必要としている[25]．ロイシンの代謝産物を含むものとしてAbound®がある．

● 摂食・嚥下リハビリテーションプラン

サルコペニアの予防もしくは治療を念頭に置き，摂食・嚥下リハと栄養管理，身体のリハを組み合わせて行うことが基本である．

①頭頸部がん，食道がん

　頭頸部がん患者において治療前にすでに嚥下障害を呈している症例を，stage II 以上の口腔がん患者の 28.6%，咽頭がん患者の 50.9%，喉頭がん患者の 28.6% に認めたとの報告がある[26]．また，頭頸部がん患者の約半数で，診断時すでに栄養障害をきたしていることが示されている[27]．可能な限り治療前に嚥下機能と栄養状態についての評価を行い，必要に応じ栄養療法を行う．術後のリハ計画について説明しておくことで，治療開始後のリハ導入がスムーズになる．

　術後早期に十分な経口摂取開始が困難な場合，積極的に早期経管栄養を開始する．口腔トラブル軽減のために周術期，化学放射線療法開始前から専門的口腔ケアを開始することが重要である．創部の縫合不全がなく摂食訓練開始となれば早期に嚥下造影で評価し嚥下リハを行う．摂食訓練だけでなく，病態に応じた基礎訓練を組み合わせることが重要である．術後放射線療法が開始となると嚥下障害が増悪する場合があり注意する．経口摂取量に応じ経管栄養量を調整する．経鼻チューブは細いものを使用し，頭頸部がんで可能な場合は間欠的経口食道（胃）栄養法 OE（G）法を選択する．舌接触補助床（PAP）や軟口蓋挙上装置（PLP）などの適応も検討する．身体リハでは早期に離床，歩行訓練を開始し廃用症候群を予防する．咳嗽訓練など誤嚥物を喀出訓練も平行して行う．気管切開がある場合，できるだけ早期にスピーチカニューレに変更する．特に頭頸部がん患者は「食べる」「話す」といった人間の基本的能力が重度に障害され，抑うつ的になりやすい．精神的支持も行いながらかかわることが重要である．

②その他がん治療期

　高齢者や脳卒中既往のある症例など，もともと嚥下障害とサルコペニアをきたしている症例では，手術後や放射線化学療法中に誤嚥性肺炎を合併することがある．肺炎発症によりサルコペニアがさらに増悪し嚥下障害も増悪し得る．治療開始早期から栄養評価と栄養療法，理学療法，嚥下の状態に合わせた食事の提供，基礎訓練などにより栄養障害と嚥下筋サルコペニア，肺炎の発症を予防したい．

③進行期がん患者

　がんの進行に伴い栄養障害，がん悪液質とも増悪，活動性も低下しサルコペニアが重度化しやすい．特にこれといった嚥下障害の原因がなくとも嚥下障害を呈することがあり，栄養障害やがん悪液質による嚥下筋のサルコペニアによる嚥下障害が疑われる．

　前悪液質，悪液質の段階では，濃厚流動食や栄養補助食品などで栄養療法を併用するなど栄養療法を積極的に行いつつ，安全な摂食条件での摂食と基礎訓練を行う．不応性悪液質もしくは終末期の患者では，機能維持が目標となる．特に終末期がん患者では患者の QOL が重要であり，「食べたいときに食べたいものを食べたいだけ」が基本となる．ただし呼吸器合併症の発症を予防するために，姿勢や食物形態などできるだけ安全な条件を提案する．この時期には全身状態や意識状態に加え，嚥下障害も日々刻々と変化しやすく，細やかな臨床的観察が重要である．

文献

1) Robert DK et al : Cancer-related fatigue : the impact of skeletal muscle mass and strength inpatients with advanced cancer. *J Cachexia Sarcopenia Muskle* **1** : 177-185, 2010.

2) Cramp F, Daniel J : Exercise for the management of cancer-related fatigue in adults. *Cochrane Database Syst Rev*(2) : CD006145, 2008.
3) Fearon K et al : Definition and classification of cancer cachexia : an international consensus. *Lancet Oncol* **12** : 489-495, 2011.
4) 若林秀隆 : サルコペニア. リハビリテーション栄養ハンドブック, 医歯薬出版, 2010, pp4-8.
5) Ollenschlager G et al : Tumor anorexia : causes, assessment, treatment. *Recent Results Cancer Res* **121** : 249-259, 1990.
6) Vigano A et al : Quality of life and survival predicition in terminal cancer patientsn : a multi center study. *Cancer* **101** : 1090-1098, 2004.
7) Paccagnella A et al : Nutritional intervention for improving treatment tolerance in cancer patients. *Curr Opin Oncol* **23** : 322-330, 2011.
8) Lis GG et al : Role og nutritional status in predicting quality of life outcomes in cancer – a systematic review of the epidemiological literature. *Nutr J* **11** : 27, 2012.
9) Pardi DA : Palliative Care of the cancer patient. In : Cancer Rehabilitation Principles and Practice, Stubblefield MD, O'Dell MW(eds), Demos Medical Publishing, 2009, pp881-905.
10) Murphy KT et al : Update on emergimg drugs for cancer cachexia. *Expert Opin Emerg Drugs* **14** : 619-632, 2009.
11) 丸山道生 : 癌悪液質の病態と管理. 癌と臨床栄養(丸山道生編), 日本医事新報社, 2010, pp20-26.
12) European Palliative Care Research Collaborative : Clinical practice guidelines on cancer cachexia in advanced cancer patients : http://www.epcrc.org/guidelines.php?p=cachexia
13) Raber-Durlacher JE et al : Swallowing dysfunction in cancer patients. *Support Care Cancer* **20** : 433-443, 2012.
14) Squarez-Cunqueiro MM et al : Speech and swallowing impairment after treatment for oral and oropharyngeal cancer. *Arch Otolaryngeal Head Neck Surg* **134** : 1299-1304, 2008.
15) Ghadjar P et al : Predictors of severe late radiotherapy-related toxicity after hyperfractionated radiotherapy with or without concomitant cisplatin in locally advanced head and neck cancer. Secondary retrospective analysis of a randomized phase III trial (SAKK 10/94). *Radiother Oncol* **104** : 213-218, 2012.
16) Peponi E et al : Dysphagia in head and neck cancer patients following intensity modulated radiotherapy (IMRT). *Radiat Oncol* **6** : 1, 2011.
17) Machtay M et al : Factors associated with severe late toxicity after concurrent chemoradiation for locally advanced head and neck cancer : an RTOG analysis. *J Clin Oncol* **26** : 3582-3589, 2008.
18) Hammerlid E et al : Malnutrition and food intake in relation to quality of life in head and neck cancer patients. *Head Neck* **20** : 540-548, 1998.
19) van den Gerg MG et al : A prospective study on malnutrition and quality of life in patients with head and neck cancer. *Oral Oncol* **44** : 830-837, 2008.
20) Cartmill B et al : Swallowing, nutrition, and patient-rated functional outcomes at 6 months following two non-surgical treatments for T1-T3 oropharyngeal cancer. *Support Care Cancer* **20** : 2073-2081, 2011.
21) Cartmill B et al : A prospective Investigation of swallowing, nutrition, and patient-rated functional impact following altered fractionation radiotherapy with concomitant boot for oropharyngeal cancer. *Dysphagia* **27** : 32-45, 2012.
22) 小山 諭・他 : 担癌生体の栄養と代謝. 癌と臨床栄養(丸山道生編), 日本医事新報社, 2010, pp12-19.
23) 谷口英喜 : 術前回復能力強化プログラム : ERAS (enhanced recovery after surgery). ペインクリニック **31** : 755-768, 2010.
24) Witehouse AS et al : Mechanism of attenuation of skeletal muscle protein catabolism in cancer cachexia by eicosapentaenoic acid. *Cancer Res* **6** : 3604-3609, 2001.
25) European Palliative Care Research Collaborative : Omega-3-fatty acids, including eicosapentaenoic acid (EPA). Clinical practice guidelines on cancer cachexia in advanced cancer patients with a focus on refractory cachexia, 2010, pp21-22.
26) Logemann JA et al : Site of disease and treatment protocol as correlates of swallow function in patients with head and neck cancer treated with chemoradiation. *Head Neck* **28** : 64-73, 2006.
27) Martin Villares C et al : Nutritional status in head and neck cancer patients : the impact on the prognosis. *Nutr Hosp* **18** : 91-94, 2006.

第3章 主な疾患・病態の摂食・嚥下リハビリテーション栄養

6. パーキンソン病

新吉塚病院リハビリテーションセンター
佐久川明美

> **ポイント**
> ○進行性の病態であり，身体・精神機能の変化など各病期に応じた栄養摂取を検討する．
> ○廃用，転倒骨折，誤嚥性肺炎などの合併に伴うサルコペニアが嚥下障害をさらに悪化する．
> ○予後予測とともに長期的な栄養摂取法やPEG導入に関して事前に本人と検討を重ねる．

1. パーキンソン病による摂食・嚥下障害の症例

　72歳，男性．157 cm，49 kg，BMI19.8．左大腿骨転子部骨折で急性期病院へ入院．30歳頃糖尿病，59歳時パーキンソン病と診断，68歳時右大腿骨頸部骨折で骨接合術施工（このときの体重57 kg，BMI23.1），その後誤嚥性肺炎を繰り返し69歳時胃瘻造設．

　骨接合術後5週目に回復期病院へ転院．転院時体重46 kg，BMI 18.6．座位保持困難，ADL全介助，構音明瞭度3，開口1.5横指．経管栄養800 kcal，経口摂食ペースト食600 kcal．Alb 3.7，CRP 2.3，WBC 13,500．経管栄養をとろみ付加注入1,600 kcalへ変更し，経口摂食をゼリー・ムースを主体とした嚥下食へ変更．離床促進，姿勢保持，嚥下訓練，呼吸リハから開始し，持久力改善に応じて徐々にレジスタンストレーニングを追加した．回復期入院4カ月後には体重49 kg，Alb 4.3と改善．水分とろみ付加で軟菜食1,600 kcal経口摂食自立となりむせの多いときなどのみ胃瘻併用，介助での歩行器歩行可能，車椅子操作自立，声量拡大を認めた．

2. 疾患・病態とサルコペニアの概要

　パーキンソン病は四大運動徴候（振戦，固縮，無動，姿勢反射障害）を主症状とする進行性神経変性疾患で，病理学的には黒質線条体ドーパミン性神経細胞の変性並びにレビー小体の出現を特徴とする疾患であり，脳内ドーパミンが約80%失われると症候が出現するとされている[1]．2000年の全国各地の調査によるわが国での訂正有

```
                運動系障害                    精神系障害              自律神経系障害
        ・振戦                          ・抑うつ                ・便秘
         安静時振戦（4〜6 Hz）             ・認知機能障害           ・起立性低血圧
         丸薬丸め運動（母指と示指をすり合わせる）  ・幻覚・妄想            ・排尿障害
        ・筋固縮                         ・REM 睡眠行動異常        ・指漏
         鉛菅現象（lead-pipe phenomenon）    （夢に合わせて大声       ・性機能障害
   4大     鉛の棒を曲げるように硬い            をあげたり手足をば      ・嚥下障害
   徴候    歯車現象（cog-wheel phenomenon）    たつかせたりする）
         歯車のようなカクカクとした抵抗
        ・無動・寡動                         睡眠障害              感覚障害
        ・姿勢保持障害
         体幹前傾，前屈，四肢屈曲肢位，        ・不眠                 ・痛み
         MP 関節屈曲，立ち直り反射障害，       ・悪夢                 ・嗅覚障害
         突進現象，加速歩行                  ・覚醒リズム障害
```

図　パーキンソン病の主要症状　　　　　　　　　　　　　　　　　　　　　　（山永・他，2010)[3]

病率（人口 10 万人当たりの患者数）は 71.2〜132.8 で約 12 万〜15 万人の患者が存在しており，アルツハイマー病に続いて 2 番目に頻度の高い神経変性疾患である．発症年齢は 50 歳代後半〜60 歳代，平均年齢は約 72 歳，高齢人口の増加とレボドーパ導入などの治療の進歩により平均年齢が高齢化してきている[2]．

　パーキンソン病の主要症状は運動系，精神系，自律神経系の障害に加え感覚，睡眠障害も伴う全身性の多岐に及ぶ症状を呈し（**図**），疾患の進行により Hoehn & Yahr 分類（**表1**）[3]ステージⅢ頃から嚥下障害が出現し[3]，頸部保持姿勢低下や舌のすくみ様運動機能低下で食塊形成や送り込みが困難となり，かつ嚥下反射の遅延もみられる．パーキンソン病の嚥下障害はレボドーパ投与でも著効を示した報告はなく，21〜24%程度に低栄養や体重減少を合併し[5,6]，罹病期間が長くなるにつれ低栄養リスクは高くなる[7]．病初期からの潜在的な低栄養などで徐々にサルコペニアが進行し，全身状態を悪化させる一因となる．同時に誤嚥性肺炎のリスクが高くなり，さらに無動やうつを原因とした廃用症候群の合併，姿勢反射障害からきたす転倒骨折など，原疾患の進行だけではなく合併症によるサルコペニアも生じる可能性が高くなっている．そのためパーキンソン病における摂食機能の低下は，サルコペニアによる嚥下関連筋と体幹筋低下を高頻度に合併していると考えられる．

3. 疾患とサルコペニアの評価

　パーキンソン病では疾患進行過程で，すべてのサルコペニア原因を合併する可能性がある．高齢発症者が多く，かつ治療効果の改善による罹病期間延長に伴う加齢要素，無動・うつからきたす廃用要素，慢性的低栄養による栄養要素，誤嚥性肺炎・転倒骨折による侵襲要素，レボドーパを始めとする各種治療薬の副作用や摂食の不均一などを原因とする悪液質要素など，原疾患だけでなくすべてのサルコペニアの原因を状態に応じて検討する必要がある．

表1　Hoehn & Yahr（ホーエン・ヤール）によるパーキンソン病の重症度分類と厚生労働省研究班の生活機能障害度分類

Hoehn & Yahr によるパーキンソン病の重症度分類		生活機能障害度
ステージⅠ	片側のみの障害で，機能低下はあっても軽微	Ⅰ度 日常生活，通院にほとんど介助を必要としない
ステージⅡ	両側性または躯幹の障害，平衡障害はない	
ステージⅢ	姿勢保持障害の初期徴候がみられ，方向転換や閉脚，閉眼起立時に押された際に不安定となる．身体機能は軽度から中等度に低減するが，仕事によっては労働可能で，日常生活動作は介助を必要としない	Ⅱ度 日常生活，通院に介助を必要とする
ステージⅣ	症状は進行して，重要な機能障害を呈する．歩行と起立保持には介助を必要としないが，日常生活動作の障害は高度である	
ステージⅤ	全面的な介助を必要とし，臥床状態	Ⅲ度 起立や歩行が不能で，日常生活に全面的な介助が必要

(山永・他，2010)[3]

・**加齢**

　パーキンソン病は発症年齢が50歳代後半から60歳代で，レボドーパ製剤の導入により発症後15年を経ても約75%がHoehn & Yahr分類ステージⅢに止まり，罹病期間が延長し，臨床経過が改善されたため死亡率は一般人口と差がなくなってきている[10]．そのため，加齢に伴うサルコペニアが疾患進行よりも早くに合併するような状態も考えられる．咀嚼機能の低下，軟口蓋挙上不良，舌による送り込みの低下，嚥下反射遅延などの症状は疾患進行による症状とみなされがちだが，加齢によるサルコペニアも念頭に置く．

・**活動**

　パーキンソン病は固縮，無動，姿勢反射障害の症状により，日常生活動作が緩徐となり，結果として1日の活動量が低下し廃用によるサルコペニアを体幹筋を中心に生じる．また，小声・スロースピーチなどの発声に関する症状もみられ，嚥下関連筋や呼吸筋の廃用は病早期のステージから生じサルコペニアによる嚥下障害の悪化が合併している可能性がある．しかし，振戦や固縮が強い症例は活動量が少なくても消費エネルギーが増加している可能性があるため低栄養の進行も念頭に置く．

・**栄養**

　慢性進行性の疾患で発症時期も比較的高齢であるため，徐々に経口摂食量が低下しても病的と考えずに慢性的低栄養が進行しサルコペニアを認める．また，慢性的な低栄養は体内エネルギー供給を生じ，異化状態を生じている可能性があり急速な痩せの一因とも考えられる．アルブミンなどの血液生化学データが正常であっても，痩せや筋量減少が疑われるときには，異化期に準じた栄養改善を検討することも必要である．

・**疾患**

　パーキンソン病の進行によりHoehn & Yahr分類ステージⅢ以降ではサルコペニアを認める．それ以前であっても誤嚥性肺炎，転倒骨折を合併し，その侵襲や治療期間での安静などによるサルコペニアを生じたり，糖尿病，慢性心不全，慢性腎不全な

どの合併症によるサルコペニアを生じることもある．

4. 疾患と摂食・嚥下機能評価

　パーキンソン病は慢性進行性であるため症状悪化などの変化に，本人も周辺も気づきにくく食事時間遅延，摂食量減少となり慢性的低栄養を生じやすい．そのため，運動機能が比較的保持されているHoehn & Yahr分類ステージIIの時期から食事内容などを確認し，積極的にVEやVFなどの客観的な嚥下機能評価を行うことが望ましい．

　また，嚥下機能低下による誤嚥リスクが出現し始めるステージIIIの時期には，無症候性誤嚥を念頭に置き，微熱や倦怠感，痰の増加などの臨床所見だけでなく血液生化学データによる感染徴候の早期発見を心がける．同時に喀出力低下の原因である体幹・呼吸筋の低下がないかなどの筋力評価と呼吸機能検査も有用である．

　さらに運動機能・嚥下機能低下を生じるステージIVに入る頃には，状態悪化後に補助栄養方法を検討するのではなく進行を予測した補助栄養方法を本人・家族と相談・確認し，意志を尊重した栄養摂取方法を選択できるように具体的な長期予後を時間をかけて検討していくことが望ましい．

・認知期

　診断12年後のパーキンソン病の60%に認知症状を認めるという報告[11]もあるように高頻度に認知機能低下を認める．思考緩慢，意欲低下，自発性低下，遂行機能低下などを特徴とする認知機能低下と抑うつ，幻覚妄想などの精神症状，また早期から出現する嗅覚障害は，食に対する意欲の低下や摂食行動の低下をきたす．さらに，睡眠障害は食リズムを乱す一因となる．

・準備期

　パーキンソン病による嚥下筋の筋固縮などのため開口不全や咀嚼低下を生じるが，サルコペニアによってさらに嚥下関連筋の筋力低下による口唇閉鎖不全や義歯不適合などを合併している可能性がある．また，自律神経症状による食後低血圧や治療薬の副作用による唾液分泌低下，消化管機能低下も見逃してはならない．

・口腔期

　仮面様顔貌に表現される表情筋の活動低下のため，他の筋よりも嚥下関連筋はサルコペニアを生じやすく，嚥下障害がパーキンソン病治療薬の効果を認めにくい一因とも考えられる．筋固縮・無動による食塊の口腔内残留に加え，サルコペニアによる舌機能の低下で咀嚼不十分，送り込み障害となり，嚥下関連筋全体の低下による嚥下圧や反射の低下を生じる可能性がある．また，頸部や姿勢保持の低下による摂食姿勢不良のため，食べこぼしなどや摂食時間遅延で見かけの摂食よりも摂食量が低下し低栄養を加速することがある．

・咽頭期

　姿勢反射異常による頸部後屈や舌後部の挙上による食塊の咽頭送り込み障害，嚥下反射遅延などのパーキンソン症状は，サルコペニアの合併により症状出現の早期化，重度化を生じ，呼吸嚥下協調性が低下することで喉頭蓋谷や梨状陥凹残留の増加などの誤嚥リスクとなる．

・食道期

　食道蠕動運動低下のため喉につかえた感じや逆流を生じ易く，誤嚥や食道炎のリスクがある．サルコペニアによる体幹筋力低下や姿勢崩れ，呼吸筋低下は逆流などに拍車をかける．

5. リハビリテーション栄養ケアプラン

●栄養ケアプラン

　パーキンソン病は運動障害だけでなく，精神症状，睡眠障害，自律神経症状など多彩な症状が慢性進行し，かつ症状出現には個人差があると同時に内服薬の副作用による症状が合併し，比較的サルコペニアを生じ易いと考えられる．振戦や固縮は日常生活活動性を低くするが，筋収縮持続などのエネルギー消費を伴う症状であり，見かけの活動性より消費エネルギーは高い可能性を考慮した必要エネルギーを計算するため活動係数は 1.3〜1.5 で考える．

　嚥下障害が顕在化する前から便秘や食後低血圧，消化管機能低下などの自律神経症状が摂食低下の原因となっていることもあり，排泄コントロールは栄養管理のうえでも重要である．そのため，病早期で常食摂食可能な時期には便秘予防，胃腸負荷減少を考えた繊維分と消化吸収の良さとのバランスを考慮した食材・食事指導が必要である．

① **Hoehn & Yahr 分類ステージⅠ〜Ⅱ**

　振戦などの有無による潜在的な消費エネルギー増加に留意しつつ，摂食量や食形態などを確認し必要であれば高カロリー食品や高蛋白食品，ビタミン類などの経口補助栄養を追加検討することで低栄養の予防を行い，消費エネルギー増加や摂取エネルギー不足によるサルコペニアの合併を予防する．

② **Hoehn & Yahr 分類ステージⅢ**

　食事姿勢・食事動作の変化，嚥下障害に応じた食器・食形態・食事回数などの工夫を行い，誤嚥を起こさない安全な経口摂食を維持する．低容量高カロリーで誤嚥リスクの少ない食形態とすることが重要である．この時期は栄養と同時に水分摂取低下による脱水の予防も大事である．経口のみで必要エネルギー量が摂取困難なときは，摂取エネルギー低下によるサルコペニアの合併は必須であり，合併前に間欠経管栄養など侵襲が少なく確実な栄養摂取方法も提示していく．また筋力減少や痩せが生じた際はエネルギー蓄積量を考慮した栄養管理が必要である．

③ **Hoehn & Yahr 分類ステージⅣ〜Ⅴ**

　運動障害や嚥下障害が進行し介助量が増加し，介助による嚥下食摂食となるため，食べさせ方の工夫による誤嚥リスクの減少が必要である．この時期は唾液などの少量誤嚥で慢性的な炎症反応を起こしていることも多く，ストレス係数は 1.2〜1.3 程度で考える．経口摂食にこだわることで肺炎を繰り返す症例や慢性的な低栄養の進行がみられる症例もあるため，経口以外の栄養摂取方法を具体化し投与内容や投与量を調整することで良好な栄養状態を保ち，楽しみ嚥下を維持できることが重要である．肺炎などの合併症を生じた際は合併症の病期に応じた栄養管理を行う．

表2 パーキンソン病のリハビリテーション栄養

HYステージ	栄養ポイント	リハポイント
I	常食 　食嗜好確認，栄養バランス確認	目標：活動性の維持向上 　体幹筋力強化訓練，趣味活動等促進
II	常食～軟食 　摂食量の確認 　**基礎消費エネルギー確認** 　活動係数の増加	目標：パーキンソニズム改善 　姿勢改善，下肢体幹筋力強化訓練 　構音訓練，ＡＤＬ確認，楽しみ活動導入 　生活リズム確認（便秘，自律神経症状改善）
III	軟食～嚥下食 　食形態，食べ方（回数，食器など）の工夫 　補助食品の導入 　脱水予防 　代償栄養法の検討 　**摂取エネルギー確認**	目標：サルコペニア予防 　呼吸訓練，嚥下訓練，動的バランス訓練 　日常生活動作訓練 　環境調整（転倒予防，誤嚥予防）
IV	嚥下食～代償栄養 　補助食品の活用 　水分補充・摂食介助の工夫 　代償栄養導入（実用嚥下から楽しみ嚥下へ） 　**蓄積エネルギー考慮** 　ストレス係数の増加	目標：サルコペニア改善 　頸部顎関節などの可動域維持 　摂食嚥下訓練，呼吸訓練 　実用コミュニケーションの工夫 　介助での生活活動維持 　（精神症状，廃用の予防・改善）
V	代償栄養 　代償栄養の工夫 　・下痢への対応 　・逆流改善 　・栄養バランス（微量元素・ビタミンなど） 　楽しみ嚥下の維持	目標：離床促進 　日常介護の軽減，生活リズムの維持 　意思疎通の工夫 　環境・人的支援調整 　（褥瘡，肺炎後の合併症予防）

●摂食・嚥下リハビリテーションプラン（表2）

　病期に応じ訓練内容は異なるが，Hoehn & Yahr 分類ステージ I ～ II にはレジスタンストレーニングによる筋力強化，リズム体操などによる無動予防を行う．さらに活動性維持のための体操や運動習慣を日常的に行えるような生活指導をすることが，睡眠障害や自律神経障害を悪化させないためにも重要である．特に表情筋体操は毎日の洗顔時に行うような習慣を指導するとよい．姿勢反射などの動的バランス訓練，体幹筋力強化訓練，呼吸筋訓練，発声訓練などを嚥下関連筋のサルコペニア予防として行う．

　Hoehn & Yahr 分類ステージ III 頃には，レジスタンストレーニングの継続が可能な栄養摂取ができているのかを留意しながら運動習慣を指導する．痩せの出現など栄養低下やサルコペニアが疑われるときには，軽負荷での姿勢反射やリズム訓練を中心に転倒，閉じこもり予防の対応を行う．同時に嚥下関連筋の自動介助運動，嚥下・呼吸協調運動などの嚥下訓練を行い，摂食量の低下が疑われるときは食形態や摂食方法（姿勢・食器の工夫など）も確認する．また，パーキンソン症状があっても日常生活活動が維持できるような環境設定を同時に行う．

　Hoehn & Yahr 分類ステージ IV ～ V になると離床促進，廃用予防，音声・嚥下機能維持のための他動運動を中心としたアプローチを要する．口腔乾燥予防，口腔ケアは重要であるが喀出訓練，胸郭可動訓練などの自動介助・他動運動などで呼気圧を高め

誤嚥予防をすることが必要である．嚥下・呼吸関連筋の低下は唾液誤嚥や逆流性の誤嚥を生じ，経管栄養でも呼吸器合併症を起こすリスクが高まるため頸部・体幹筋の維持や姿勢崩れを最小限に防ぐことが重要である．

　全病期を通じて精神機能面に配慮し，味覚や嗜好を尊重した食事や間食などを検討すべきである．また作業療法的アプローチやレクリエーション的な取り組みも重要であり，生活リズムをつくるためには介護保険サービスなどの活用も検討に値する．

文献

1) Braak H et al：Staging of brain pathology related to sporadic Parkinson's disease. *Neurobiol Aging* **24**：197-211, 2003.
2) 水野美邦：EBMのコンセプトを取り入れたパーキンソン病ハンドブック，中外医学社，2007, pp6-10, 66-85, 214-217, 272-279.
3) 山永裕明, 野尻晋一：図説パーキンソン病の理解とリハビリテーション，三輪書店，2010, pp42-45, 76-79.
4) 水野美邦, 近藤智善：よくわかるパーキンソン病のすべて，永井書店，2011, pp72-102, 145-196.
5) Wang G et al：Malnutrition and associated factor in Chinese patients with Parkinson's disease：results from a pilot investigation. *Parkinsonism Relat Discord* **16**：119-123, 2010.
6) JaaFar AF et al：A cross-sectionnal study of the nutritional status of community-dwelling people with idiopathic Parkinson's disease. *BMC Neurol* **10**：124, 2010.
7) Barchella M et al：Mini Nutritional Assessment in patients with Parkinson's disease：correlation between worsening of the malnutrition and increasing number of disease-years. *Nutr Neurosci* **11**：128-134, 2008.

第3章 主な疾患・病態の摂食・嚥下リハビリテーション栄養

7. 脊髄小脳変性症

地方独立行政法人秋田県立病院機構秋田県立リハビリテーション・精神医療センターリハビリテーション科
横山絵里子

> **ポイント**
> ○ SCDでは加齢，活動低下，摂食・嚥下障害による低栄養，原疾患や合併症によるサルコペニアを認める．
> ○ SCDの摂食・嚥下障害やサルコペニアは病型や病期で異なり，多系統の障害ほど予後不良である．
> ○ 進行期に備えたサルコペニアの予防が重要で，特にMSAでは早期から対応する．

1. 脊髄小脳変性症による摂食・嚥下障害の症例

62歳，女性．臨床診断は多系統萎縮症（以下MSA），小脳失調が優位なMSA-Cの病型．58歳頃から歩行障害が進行し，61歳で当院へ入院した．入院時は身長136.7 cm，体重36.7 kg（1年間で20.2%の体重減少），BMI 19.6．SpO_2 98%．意識清明，首下がり，構音・嚥下障害，小脳性運動失調を認め，摂食・嚥下グレード6（嚥下食と補助栄養），歩行器歩行で，下肢機能障害3（常時介助歩行）．喉頭内視鏡検査（以下VE）で両側声帯外転麻痺（開大25度）を認めた．血清アルブミン（以下Alb）3.3 g/dl，血清ヘモグロビン13.0 g/dl，末梢リンパ球数1,474/μl，CRP 0.1 mg/dl．簡易栄養評価法（MNA®）は7/14で，低栄養と評価した．入院時の推定基礎エネルギー消費量（BEE）は969 kcal，推定全消費エネルギー量（TEE）は1,260 kcalで，食事は合計1,600 kcal（TEEの1.3倍），蛋白質77 g，非蛋白エネルギー窒素比（以下NPC/N比）105，全粥，副食きざみとろみ，水分はポタージュ状とろみで，栄養補助食品を添付して提供し，タルチレリンを内服した．

入院後に声帯外転麻痺が進行して吸気性喘鳴，易疲労，動作障害が強まり，入院1カ月後に気管切開術を施行．気管切開後の嚥下造影（以下VF）では軽度の咀嚼障害と嚥下反射の遅延あり．リハ訓練は，理学療法（PT），作業療法（OT）で筋力強化や動作訓練，言語療法（ST）で口腔・嚥下筋強化訓練を行い，5カ月後の退院時は体重38 kg（BMI 19.7），Alb 3.8 g/dl．食事は米飯，副食軟菜，水分とろみで，摂食・嚥下グレード6．スピーチカニューレで会話可能．肺炎の合併なく，歩行器歩行で日常生活活動（ADL）は自立．入院時→退院時の変化で，平均握力は8.8→13 kg，平

均膝伸展筋力は入院時 99.5 → 気管切開直前 48 → 退院時 99.5％，下肢運動年齢は 20.5 → 20.5 カ月，Barthel index は 75 → 75，FIM 総合は 98 → 104．原疾患と呼吸障害の侵襲，サルコペニアによる低栄養に対して，呼吸・栄養管理，リハの早期介入を行った例で，約 1 年後の栄養状態や ADL は維持されている．

2. 疾患・病態とサルコペニアの概要

脊髄小脳変性症（spinocerebellar degeneration；SCD）は，小脳や脊髄に病変の主座を有し，運動失調を主症状とする進行性の神経変性疾患の総称である．病型は孤発性が全体の約 70％を占め，その約 65％は MSA である．遺伝性 SCD では脊髄小脳失調症（SCA）の SCA3 と SCA6 が多い．SCD は病型によって症状が多彩で，失調や錐体路・錐体外路症状，摂食・嚥下障害，呼吸障害，自律神経障害，認知・精神障害などを認める．予後は病型で異なり，多系統の障害ほど機能予後や生命予後は不良である．孤発性皮質小脳萎縮症（CCA）は小脳症状中心に経過し，進行が遅く生命予後は良好である．小脳失調，パーキンソニズム，自律神経症状などで発症する MSA は進行が早く，機能予後は不良で合併症も多い．

SCD でも加齢はサルコペニアの要因となる．また，一部の病型では四肢の筋萎縮が強い．低栄養の原因である摂食・嚥下障害は病型で重症度が異なり，MSA は進行が早い．低栄養はサルコペニアの原因であると同時に，サルコペニアがさらに嚥下障害を悪化させ，低栄養の増悪を招く．

3. 疾患とサルコペニアの評価

摂食・嚥下や呼吸関連筋群のサルコペニアは，筋肉量や筋力低下の実測が困難で，まだ診断基準はない．SCD では失調やパーキンソニズムの影響で動作や筋力も正確に評価しにくいが，頭部挙上や起き上がり困難で全身的筋力低下が疑われる場合は，嚥下筋のサルコペニアも伴う可能性が高い．進行性疾患では，厳密なサルコペニアの診断よりも，疑われる時点での早期対応や進行期に備えた予防対策が重要である．SCD のすべての病型でサルコペニアのリスクがあり，特に MSA では初期からの対応を要する．

自験例 59 例（MSA 42 例，SCA 11 例，CCA 4 例，他 2 例，平均年齢 64±10 歳，平均罹病期間 9.2±7.1 年，下肢機能障害の平均重症度 3.5±1.3）においては，握力測定でサルコペニアの診断基準（男性 30 kg 未満，女性 20 kg 未満）に合致する症例は 47 例（79.7％）と高率であった（**図 1**）．また，摂食・嚥下障害グレードは平均握力や平均膝伸展筋力と有意な相関を認め（Spearman の順位相関係数：握力 $r=0.623$，$p<0.0001$，膝伸展筋力 $r=0.550$，$p=0.0007$），四肢のサルコペニアと嚥下障害の重症度との関連が示唆された（**図 2**）．

SCD でみられるサルコペニアは次の 4 つの要因で生ずる．

・**加齢**

MSA や CCA では中高年の発症も多く，高齢者ほど重度である．

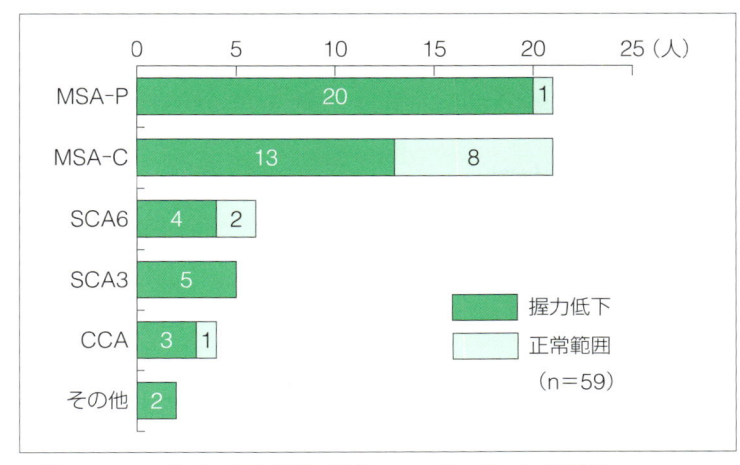

図1 SCDにおける握力低下（サルコペニアの疑い）の頻度

SCD 59例：臨床診断はMSA 42例（MSA-P 21例，MSA-C 21例），SCA 11例（SCA6が6例，SCA3が5例），CCAが4例，他2例．
平均年齢64±標準偏差10歳，平均罹病期間9.2±7.1年，下肢機能障害の平均重症度3.5±1.3，男性31例，女性28例．
握力測定でサルコペニアの診断基準（男性30 kg未満，女性20 kg未満）に合致する症例数．

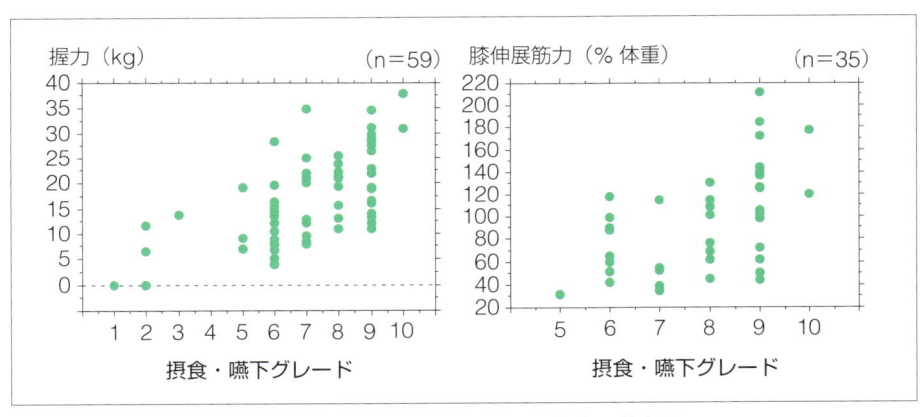

図2 SCDにおける摂食・嚥下グレードと握力，膝伸展筋力の散布図

握力（kg）は，左右平均（n=59）．対象の詳細は図1と同様．
膝伸展筋力（%体重）は，左右平均（n=35）．
CYBEXで膝伸展筋力を角速度60度で測定し，最大トルクを体重で割った値．
摂食・嚥下障害グレードと筋力のSpearmanの順位相関係数は，握力r=0.623，p<0.0001，膝伸展筋力r=0.550，p=0.0007．

・活動

運動障害の進行でADLが低下し，廃用症候群が加わる．廃用性の嚥下障害では，咀嚼筋萎縮による咀嚼障害，喉頭下垂，舌萎縮による食塊移送障害，咽頭筋萎縮による咽頭の食物残留，喉頭筋群萎縮による喉頭挙上不足による嚥下中の誤嚥，喉頭の食物残留，呼吸筋の萎縮による咳喀出能力の低下をきたす[1]．廃用では速筋線維よりも遅筋線維の萎縮が強く，単回の筋力は保たれるが持久性に乏しく，食事の後半に筋疲労が強まり誤嚥しやすい．

- **疾患**

　原疾患による四肢の筋萎縮は SCA1，SCA3，SCA4，Friedreich 失調症などの病型で強い．進行期には誤嚥性肺炎，呼吸不全や尿路感染の合併による侵襲も多い．

- **栄養**

　摂食・嚥下障害による摂取不足で低栄養をきたす．Friedreich 失調症に類似して眼球運動失行を認める早発型の SCD では低 Alb 血症，高脂血症などの栄養障害を伴う．

4. 疾患と摂食・嚥下機能評価

　咀嚼・嚥下機能を含む食行動全体を評価する．スクリーニングには反復唾液嚥下テスト，改訂水飲みテスト，食物テスト，パルスオキシメーターによる動脈血酸素モニター，頸部聴診法などがあり，リスクがあればさらに VF や VE で精査する．呼吸管理上重要な声帯外転麻痺は，初期から経時的に VE 評価を行う．不顕性誤嚥は VF でも捉え難い場合があり，発熱や CRP 値を追跡する．

　SCD の病型によって摂食・嚥下障害の病態は異なるが，咀嚼・嚥下筋群の協調運動障害，パーキンソニズム，開口制限，不随意運動の進行にサルコペニアが加わる．早期から自律神経障害が強い症例では重度の嚥下障害が多い．MSA は進行が早く，特に MSA-P は MSA-C よりも早期から重症化しやすい．MSA の VF 所見では，咽頭への送り込み遅延，不十分な舌根の動き，口腔内の食塊保持困難，喉頭挙上の遅延，誤嚥を認める[2]．MSA-P はパーキンソン病に類似し，舌の運動障害による口腔期障害が多い．MSA-C では小脳失調による舌の協調運動障害で送り込み障害をきたす[3]．SCA3 では口腔期，咽頭期障害を認め，喉頭侵入，嚥下反射遅延，咽頭収縮低下，喉頭挙上低下が経過とともに進行する[4,5]．SCA6 は罹病期間と関連なく嚥下障害の悪化や進行は少ない[5]．CCA の嚥下障害は軽度で進行は遅い．

- **認知期**

　認知障害，座位の安定性や耐久性低下，上肢動作障害，体力低下を認め，四肢・体幹筋のサルコペニアの影響も大きい．口唇まで食物を運ぶ動作が困難で，食事時間の延長や食べこぼしが多い．

- **準備期**

　口唇閉鎖，口腔内取り込み，咀嚼機能，食塊形成障害を認め，サルコペニアでさらに悪化する．口腔内は運動障害によるブラッシング不足や固縮による開口障害で歯周病を生じやすい．下顎や口唇の不随意運動による疼痛や歯，義歯の障害もある．

- **口腔期**

　舌の運動障害により，食塊保持障害，咽頭への送り込み困難を認め，舌のサルコペニアで悪化する．MSA に多い首下がり姿勢でも送り込みが困難である．

- **咽頭期**

　咽頭期の誘発の遅れ，嚥下反射の遅延（喉頭蓋谷へ食塊が落下してから嚥下反射が起きる），咽頭筋の筋力低下による喉頭蓋谷と梨状陥凹への食物残留，誤嚥による喉頭，気管へ侵入を認める．咽頭圧の低下などで食道入口部の開口障害も認める．MSA の誤嚥には，嚥下反射のタイムラグで嚥下前に喉頭侵入をきたす嚥下前誤嚥と，食物残

留による嚥下後誤嚥がある[6]．サルコペニアの影響で食物残留や喉頭侵入は増し，嚥下回数の減少や嚥下不十分による唾液過剰で誤嚥しやすい．呼吸筋の筋力低下で咳反射による喀出能力も低下する．

・食道期

蠕動運動の異常，食塊移送遅延，下部食道収縮筋群の機能異常を認める．食道下部の開口不全によるアカラシア様の食道下部拡張を認め，残留した食物が口腔内に逆流して誤嚥の原因となる．食後の嘔吐や胸焼けに注意する．

5. リハビリテーション栄養ケアプラン

SCDのサルコペニアでは原疾患の根本的治療は困難だが対症的治療を進め，低栄養には栄養管理，加齢・廃用には筋力強化を行う．誤嚥を回避し，良好な栄養状態やADLを維持することが目標である．進行性のため訓練効果は限られるが，多職種で重症度に応じて介入する．

●栄養ケアプラン

低栄養の是正や摂取エネルギー，栄養素，投与経路の適正化を図る．必要エネルギー量は間接熱量計による測定が理想的だが，通常BEEはHarris-Benedictの式（HB式）や，25～30 kcal/(体重)kg/日の簡便式で推定する．TEEは活動量や侵襲の程度から，BEEに活動係数1.2～1.5（安静1～1.2，歩行1.3，労働1.4～1.5）とストレス係数（通常1.0～1.2）を乗じて算出する．実際には前述の式を目安に提供し，体重や検査値を追跡して調整する．体重変化1 kgあたりの燃焼エネルギーを約7,000 kcalとして調整量を計算する方法もある．

蛋白量は0.8～2 g/(体重)kg/日（通常1～1.5 g/kg/日）で，脂質は1～2.5 g/kg/日，糖質は7 g/kg/日程度とする．低Albでは他の栄養素とのバランスや腎機能に注意し，NPC/N比（アミノ酸が有効に蛋白質に合成されるための至適蛋白量の指標）を通常150～200，侵襲時は100～150に調整する．水分は必要エネルギーあたり1 ml，または25～35 ml/体重（kg)/日を保つ．加齢による四肢のサルコペニアでは，蛋白同化作用が強い分岐鎖アミノ酸（ロイシン，イソロイシン，バリン；BCAA）や，高ロイシン必須アミノ酸サプリメントの効果が報告されており[7]，運動訓練後の摂取が推奨される．

呼吸不全や嚥下障害が出現すると，摂取量低下により低栄養をきたす．呼吸不全や頻回の咳嗽，肺炎ではエネルギー消費が高い可能性があり，摂取エネルギーを増す．呼吸不全では少量高エネルギー食を分割投与する．必要量を経口で摂取できない場合は，経鼻胃管，胃瘻による経管栄養や静脈栄養の併用，移行を検討する．SCDの胃瘻造設ガイドラインはないが，誤嚥性肺炎や体重減少を認める時点から考慮する．進行期MSAの場合，経管栄養導入前には筋萎縮や体重減少が進行し，気管切開や経管栄養後には，体重が増加しても筋萎縮は進行して体脂肪蓄積傾向を認める．特に大脳萎縮が進行して意思疎通が困難な時期には体重が増加しやすい[8]．このため進行期MSAの経管栄養では体脂肪蓄積を回避するよう，提供エネルギーを調整する．誤嚥性肺炎の予防には，BCAA，ω-3系脂肪酸，核酸などの成分を含むIMPACT®やPEM-

Vest®などの免疫賦活栄養剤もある.

●摂食・嚥下リハビリテーションプラン

SCDでは，嚥下機能に対する訓練，代償的嚥下方法，食形態での対応が主体となる．誤嚥を前提としたうえで，誤嚥性肺炎の発症を予防する対策も必要である．

①嚥下機能訓練

頸部体幹や四肢筋群，嚥下関連筋，呼吸筋の廃用性萎縮や筋力低下の予防・改善を図る．初期から積極的に離床を進め，言語聴覚士や看護師が中心となって間接的訓練（筋力増強，リラクセーション，発声構音訓練など），食物を用いた直接訓練を行う．舌や咽喉頭筋群のレジスタンス訓練が有効である（舌筋力増強訓練，頭部挙上訓練，喉頭挙上訓練の嚥下おでこ体操：おでこに手を当ててあごを引き，手とおでこをグッと押し合うなど）．抵抗力向上に呼吸・喀出機能の強化も重要で，ペットボトルブローイングなどの呼吸訓練も進める．BMI 18.5以下の低体重やAlb 3.0 g/dl以下の低Albなどの低栄養では，PT，OTでの筋力強化訓練を控えて維持的訓練に留め，栄養状態の改善に応じて筋力強化を進める．

②代償的対応と食形態の対応

安全に適切な量を摂取するための方法，食材や食形態を検討する．

認知期障害：サルコペニアでは食前の運動負荷による疲労を避ける．食事姿勢保持にヘッドレストや座位保持装置などを用いる．毎食前には準備体操として，顔面，舌，頸部や肩甲周囲筋のストレッチや発声，呼吸訓練を行う．ジストニアによる頸部後屈位や斜頸では頸部筋群へのボツリヌス毒素の投与も有効である．上肢運動障害では自助具や食器を工夫する．動作時振戦は0.25〜0.5 kgの重錘を手首に巻くと軽減する場合がある．自力での口腔ケアは不十分になりやすく，自助具の使用や部分介助を行う．

準備期〜口腔期障害：咀嚼のための義歯調整も行う．食塊を形成し，保持しやすい食形態や食材・調理法を工夫する．食塊形成困難では，きざみだけではなく必ずとろみをつけ，均質で粘度が強すぎず，まとまりやすい食物を選ぶ．酸味の強い食品や排尿障害によく処方されるジスチグミンでは唾液増加に注意する．

咽頭期障害：頸部突出，頸部後屈，体幹後屈などの嚥下時の体位工夫やうなづき嚥下などの代償嚥下を利用する．サルコペニアでは嚥下の一回量の調整や水分やゼリーと固形物の交互嚥下，複数回嚥下や咳払いも有効である．水分の誤嚥を認める際は，咽頭期が保たれる場合は，ゆるめのとろみがよい．咽頭期誘発の遅れや嚥下反射の遅延がある場合は，やや強めのとろみにするが，咽頭残留が増す危険があり，交互嚥下や複数回嚥下で残留を減らす．

食道期障害：食道下部弛緩不全では六君子湯，胃食道逆流ではプロトンポンプインヒビターなどを用いる．食道蠕動低下では，食後や内服後は座位か頭部挙上位を保つ（就眠前や食間薬でも注意）．

③薬剤治療

タルチレリン内服やプロチレリン酒石酸の筋注，静脈投与は，嚥下障害への特異的効果はないが，動作の改善で摂食向上が期待される．動作時振戦にはクロナゼパムやβブロッカー，パーキンソニズムにはパーキンソン病治療薬も用いる．嚥下に影響する薬剤（鎮静剤，睡眠薬，向精神薬など）は中止か減量する．嚥下反射の改善や誤嚥

性肺炎予防に ACE 阻害剤，アマンタジン，シロスタゾールも試みる（保険適応外）．サルコペニアでは ACE 阻害薬やビタミン D 欠乏に対するビタミン D 内服の効果も検討されている．

④気道管理，外科的治療

進行期には気道管理を要することが多い．気管切開は嚥下障害を悪化させるが，誤嚥や呼吸不全の危険が少なければ経口摂取は可能であり，嚥下訓練を継続する．レティナカニューレは嚥下への影響が少ない．外科的治療の目的は，経口摂取よりも，重症な誤嚥性肺炎の予防であり，手術以外の手段がない場合に喉頭摘出術や両側披裂軟骨切除，声門閉鎖術などが行われる．

⑤その他

MSA では食事性低血圧で食事中や食後の眩暈や失神をきたすことがあり，重症例では頭部挙上座位で食事を行う．血圧低下が最大となる時間帯には個人差があり，低血圧時は運動を制限して安静を保つ．薬物治療ではアメジニウム，ミドドリン，ボグリボースなどの食前内服がある．血圧低下は糖質，脂肪，蛋白質摂取の順に強く，日中の糖質多食を避け，高蛋白食を摂取する．早朝の飲水，少量頻回摂取，ゆっくり食事する，食前や食事中のコーヒー摂取（カフェインの昇圧効果）などでも対応する．起立性低血圧も多く，長時間の臥床，低栄養，脱水を避け，水分や塩分摂取を促す．排尿障害に対する $\alpha1$ ブロッカーの副作用にも注意する．

文献

1) 山内秀樹：廃用性筋萎縮とリハビリテーション．リハ医学 **44**：158-163, 2007.
2) Higo R et al：Videofluoroscopic and manometric evaluation of swallowing function in patients with multiple system atrophy. Ann Otol Rhinol Laryngol **112**：630-636, 2003.
3) Higo R et al：Swallowing function in patients with multiple-system atrophy with a clinical predominance of cerebellar symptoms（MSA-C）. Eur Arch Otorhinolaryngol **262**：646-650, 2005.
4) Corrêa SM et al：Clinical evaluation of oropharyngeal dysphagia in Machado-Joseph disease. Arq Gastroenterol **47**：334-338, 2010.
5) 磯野千春・他：遺伝性脊髄小脳変性症 3 型および 6 型の嚥下障害の特徴と経過．神経治療学 **28**：533, 2011.
6) 下畑享良・他：多系統萎縮症における嚥下障害．神経治療 **27**：19-23, 2010.
7) 小林久峰：アミノ酸によるサルコペニアの予防．サルコペニアの基礎と臨床（鈴木隆雄監修），真興交易医書出版部, 2012, pp145-154.
8) 長岡詩子：多系統萎縮症の栄養障害―早期の経管栄養導入と進行期のカロリー制限の必要性―．臨神経 **50**：141-146, 2010.

第3章 主な疾患・病態の摂食・嚥下リハビリテーション栄養

8. 強皮症・多発性筋炎

みやぎ県南中核病院リハビリテーション科
瀬田 拓

> **ポイント**
> ○強皮症・多発性筋炎は，サルコペニアに陥りやすい疾患である．
> ○適切な栄養と活動の評価・指導が，サルコペニアの予防となる．
> ○摂食・嚥下リハの中核は，食事を含めた1日の総嚥下回数を安全に増やすことである．

1. 強皮症による摂食・嚥下障害の症例

　61歳，女性．151 cm，37 kg（3年間で5 kgの体重減少），BMI 16.2．約15年前にレイノー症状を伴う両手の腫脹にて発症し，強皮症と診断された．今回は，労作時の息切れ精査目的に入院となった．嚥下困難感と胸やけを自覚していたため内視鏡検査施行，食道粘膜の発赤とびらんがあり，逆流性食道炎と診断された．改訂水飲みテストでは異常所見を認めなかったが，食事摂取は嚥下困難感から進まず，1日900 kcal前後しか摂取できていなかった．血清アルブミン 3.1 g/dl，血清ヘモグロビン 10.2 g/dl，末梢リンパ球数 1,270/μl，総コレステロール 128 g/dl，CRP 1.2 mg/dl．
　検査入院中の活動維持と嚥下機能評価，栄養・生活指導のため，リハ科とNSTが介入した．6分間歩行 185 m．入院前は息切れのため屋外へ出歩くことは少なく，低活動な生活を送っていたため，理学療法で体操や散歩の実践・指導を行った．また，食事はいくつかの食品を試した結果，軟らかく滑りのよい食品であれば，嚥下困難感が軽くなり，ある程度形はあっても食べられるようになった．1日1,500 kcal程度の栄養摂取を目標として，栄養管理の重要性を説明するとともに，栄養補助となるゼリーなどを紹介した．退院後3カ月で，体重は39 kg（BMI 17.1）まで増加，栄養摂取量は1日1,200 kcal前後にとどまっているが，その後1年間，体重とともに入院前より活動的な生活が維持できている．

2. 疾患・病態とサルコペニアの概要

　強皮症，多発性筋炎ともに膠原病の1つである．強皮症は，寒冷刺激や精神的緊張によって，手指の小細動脈が攣縮を起こし，蒼白となるレイノー現象が初発症状と

なることが最も多く，特徴的な四肢や顔面の皮膚硬化が起こる疾患である．線維化は皮膚にとどまらず，関節，肺，消化管，心，腎まで多臓器に及び，さまざまな症状を起こし得る．多発性筋炎は，体幹筋・四肢近位筋を中心とする骨格筋の慢性的な炎症が特徴で，骨格筋の炎症のみでなく，関節炎や間質性肺炎など，全身の臓器に症状を起こし得る疾患である．

　関節リウマチを含めた膠原病全般にいえることだが，関節痛や筋痛，易疲労性などにより，日常生活の活動性は低下する傾向にあり，疾患そのものによる筋萎縮に加え，廃用性の筋萎縮もきたしていることが多い．さらに易疲労性と関連して食欲も低下し，栄養状態が悪化する傾向にある．特に強皮症は，食道病変による嚥下困難を呈することがあり，食事摂取量が不足する傾向があるとともに，腸管病変による吸収障害を起こすこともあるため，低栄養に陥りやすい．Krauseらによれば，強皮症患者の55.7％が低栄養状態で，19.8％が基礎エネルギー消費量すら摂取できていなかったことが報告されている[1]．疾患は慢性的に経過するが，長期に及ぶほどサルコペニアが進行しやすく，また疾患の活動性が高まれば（悪化すれば），サルコペニアも悪化していると考えて対応することが大切である．

3. 疾患とサルコペニアの評価

　サルコペニアの4つの原因すべてを考慮して，病態を見直すことが大切である．

・加齢
　強皮症，多発性筋炎ともに，中年女性に好発する疾患であるが，経過が長くなれば加齢の影響を無視することはできなくなる．

・活動
　体力を含めた総合的な「活動できる能力」の評価としては6分間歩行テストが適している．関節や筋が障害される疾患のため，関節可動域や筋力の評価も大切である．特に強皮症では手指機能の評価が欠かせない．また，「活動できる能力」の評価とともに，実際に「している活動」の評価も大切である．ADL（日常生活動作）やIADL（手段的日常生活動作；家事動作，公共交通機関の利用など自立した生活を送るために必要な動作）の評価とともに，手指を使用して，日常どのような作業をしているか聴取する．さらに，歩数計や活動量計を用いると，実際の活動量の目安となるとともに，指導によって活動量に改善があるか数値で確認することができるようになる．

・栄養
　疾患の活動性が高いときは，消耗性に栄養状態が悪化する．また，嚥下障害や食欲低下による摂取量不足も低栄養状態を引き起こす．まずは体重を定期的に測定することで，低栄養状態が進行していないかを確認するのが第一である．疾患の活動性が安定していれば，血清アルブミン値が最も参考になる．しかし，急性増悪時には半減期の長い血清アルブミン値だけでは栄養評価が難しく，血清プレアルブミン値など，半減期の短い血清蛋白を指標に加えるとよい．

・疾患
　両疾患とも疾患の活動性が高まり炎症反応が上昇すると，栄養状態の悪化とともに，

全身の筋萎縮が起こり得る．さらに多発性筋炎では，主症状が筋肉の炎症のため，疾患によって直接的に筋萎縮が進む．活動性の指標となる検査値（多発性筋炎では血清クレアチンキナーゼ値など，強皮症では赤沈など）を定期的に評価することが大切である．また，多発性筋炎の場合，10～30％程度に悪性腫瘍が合併するといわれている．そのため，悪性腫瘍によるサルコペニアも考慮する必要がある．

4. 疾患と摂食・嚥下機能評価

嚥下機能が直接的に障害されることは多くないが，栄養摂取不足に陥ることは少なくない．そのため，単に誤嚥はないかという視点にとどまらず，食行動全体を評価することが大切である．

・認知期

認知機能に直接的な障害を及ぼす疾患ではないが，病期が長く，高齢となった場合は，認知機能低下にも注意を払う必要がある．また多発性筋炎で筋力低下，強皮症で手指機能障害が著しい場合は，食事中の座位姿勢や食事動作にも注意を要するときがある[2]．

・準備期

サルコペニアの影響で，口唇閉鎖，咀嚼，食塊形成機能が低下する．さらに歯周病やう歯，義歯適合不良があれば，準備期・口腔期・咽頭期にも悪影響を与える．口腔内の衛生状態も重要で，汚染し乾燥している状態は同様に悪影響を与える．

・口腔期

舌にもサルコペニアが及ぶと，食塊保持機能，送り込み機能が低下する．咀嚼・送り込みの耐久性が低下すると，食事による疲労感から，栄養摂取量不足に陥りやすくなる．

・咽頭期

疾患によって直接的に嚥下反射が障害されるという報告はないが，サルコペニアの影響で，奥舌の運動や咽頭収縮力が低下すれば，咽頭残留が増加し，誤嚥に至る可能性もある．また，頸部筋にもサルコペニアが及ぶと，喉頭挙上が障害され，不完全な喉頭閉鎖，食道入口部開大不全の原因となる可能性がある．さらに，呼吸機能低下を合併したり，呼吸筋のサルコペニアがあれば，異物の喀出能力が低下している可能性がある．

・食道期

強皮症の半数以上で食道下部蠕動運動低下，胃食道逆流症，逆流性食道炎などの上部消化管病変を認め[3]，症状は，胸やけ，胸のつかえ感，嚥下困難を呈する．これらの症状は，サルコペニアの影響でも起こり増悪する可能性がある．

5. リハビリテーション栄養ケアプラン

●栄養ケアプラン

経口摂取を第一に，不足分は腸が使えれば腸管投与でという原則に，他疾患との違いはない．しかし，腸管病変による吸収障害も含め，多臓器に病変が及ぶ強皮症では，

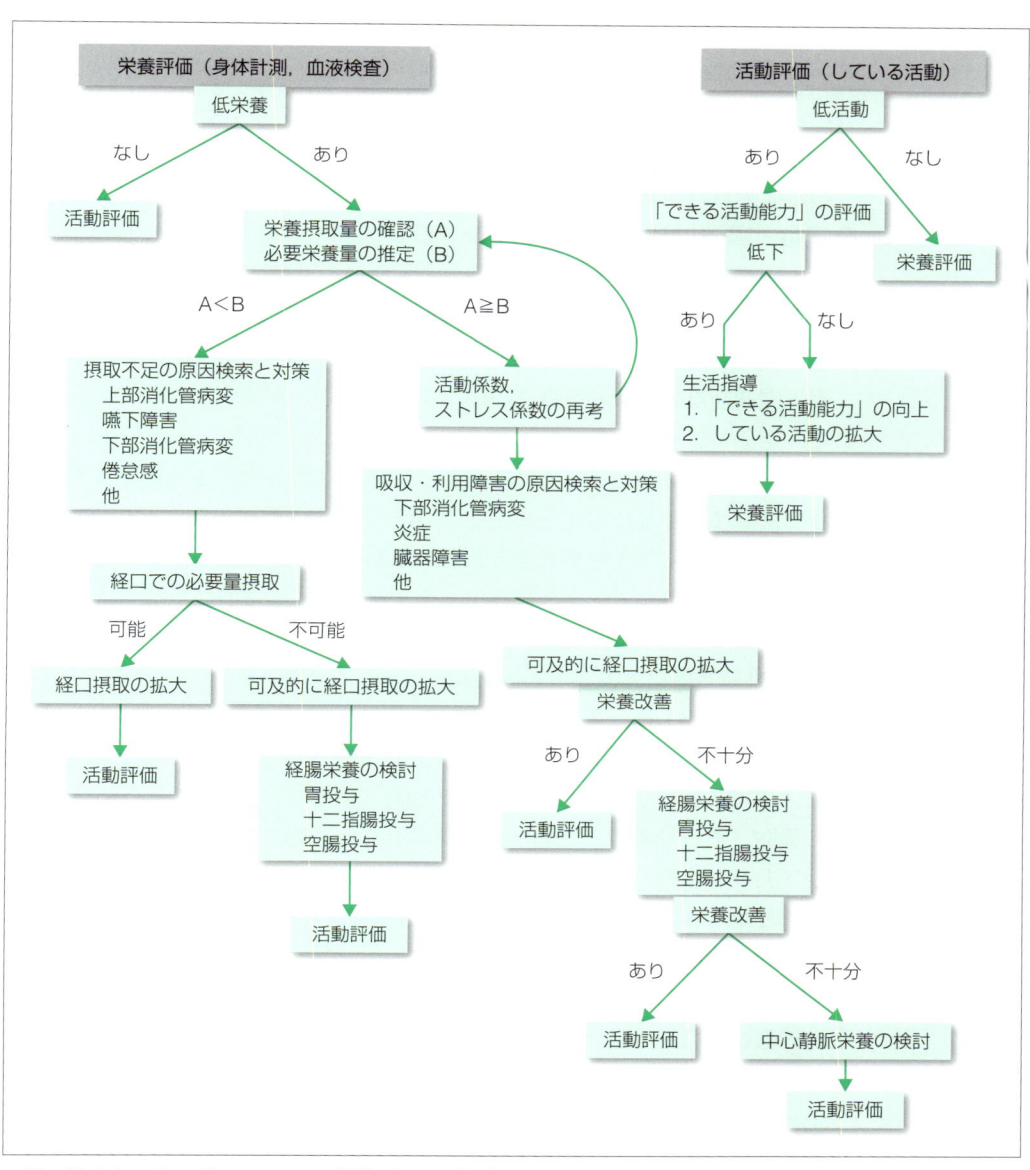

図　強皮症のリハビリテーション栄養プランの概略

投与ルートや投与量に考慮すべきポイントが多く，栄養ケアプランの決定は簡単とはいえない．

　必要エネルギー量は，Harris-Benedictの式からBEEを求め，活動係数1.2〜1.5とストレス係数1.0〜1.2を乗じて推定し，普通食で経口摂取を第一とするのが一般的である．しかし，強皮症で消化管の通過障害や吸収障害がある場合，食事内容，投与ルート，投与エネルギー量の変更が必要なことがある．空腸以降の蠕動が良好で通過障害がなければ，空腸投与を考慮する．また，吸収障害がある場合には，低残渣食を基本とするが，どうしても腸管投与では栄養管理が困難なときは，完全皮下埋め込み（ポート）型の中心静脈栄養も考慮する[4]．さらに，蛋白量は0.8〜2 g/kg/日が目安で

あるが，腎病変を伴う場合は，蛋白制限を考慮する．また脂質は 1〜2.5 g/kg/日が目安である．肺病変を伴う場合に脂質の割合を多めにすることを考慮してもよいかもしれないが，消化管病変への影響から腸管への脂肪分の多い食事は避けることが一般的である[5]．

強皮症のリハ栄養ケアプランの概略を図にまとめた．

● **摂食・嚥下リハビリテーションプラン**

サルコペニアによる嚥下障害の予防と治療は，疾患の活動性（悪化）をできるだけ抑えること，栄養状態をできるだけ改善し維持すること，口腔・咽喉頭を中心とした嚥下に関連した筋群の筋活動を高め，筋力をできるだけ向上させることである．

嚥下関連筋群の筋活動を高める最もよい方法は，嚥下そのものを反復させることである．走る・泳ぐための筋を鍛え上達させる最もよい方法が，走る・泳ぐことであることと，考え方は同じである．安全な食形態，食事方法を検討したうえで，今可能な食事で，しっかり食べてもらうことが第一である．今可能な食事の検討においては，誤嚥しないことに重きを置き過ぎると，咀嚼など口腔・舌の運動を縮小させても食べられる食形態を選んでしまう傾向にあるため，口腔器官のサルコペニア予防の観点から，極力しっかり口腔器官を使用する必要がある食形態を選ぶことが望ましい．

また，食事時間以外の嚥下回数を減らさないようにする対策も大切である．横になっているときよりも座っているときに嚥下回数は増え，成人は 1 時間座っている間 20〜80 回も嚥下するといわれている．また，睡眠中は睡眠深度による変化はあるが，1 時間に平均 3 回程度嚥下しているといわれている[6]．この食事以外の嚥下は，食物以外の異物（唾液や胃内容，他）が咽頭に現れたときにそれを除去する大切な役割を果たしており，食事以外の嚥下の失敗が誤嚥性肺炎の原因になることも少なくない．離床時間を増やすことは，1 日の総嚥下回数を増やすことにもなるので，積極的離床，身体活動の向上は，嚥下を含めた全身のサルコペニアに有効である．

誤嚥対策としては，食事中の誤嚥はもちろん，食事以外の嚥下の失敗も減らさないといけない．口腔内環境を，十分に清掃されて湿潤している状態に整え，座位・臥位時のポジショニングを検討することが大切である．筋力トレーニングが実施可能な例であれば，四肢体幹筋，頸部筋，呼吸筋に対するレジスタンストレーニングも考慮すると，誤嚥の縮小，誤嚥時の喀出力強化につながる可能性がある．

摂食・嚥下リハプランの中核は，誤嚥の最小化と誤嚥物の喀出力向上を図りながら，食事を含めた 1 日の総嚥下回数を増やすことである．

文献

1) Krause L et al : Nutritional status as marker for disease activity and severity predicting mortality in patients with systemic sclerosis. *Ann Rhuem Dis* **69** : 1951-1957, 2010.
2) 市川和子・他：重症皮膚筋炎患者に対し摂食トレーニングを取り入れた栄養管理．日病態栄会誌 **5** : 39-44, 2002.
3) 藤本 学・他：強皮症における上部消化管病変．消内視鏡 **17** : 369-373, 2005.
4) 石川 守・他：偽性腸閉塞を合併した全身硬化症例の検討．リウマチ **39** : 768-779, 1999.
5) De Vault KR, Castell DO : Guidelines for the diagnosis and treatment of gastroesophageal reflux disease. *Arch Intern Med* **155** : 2165-2173, 1995.
6) 佐藤公則・他：睡眠中の嚥下と呼吸．音声言語医 **52** : 132-140, 2011.

第3章 主な疾患・病態の摂食・嚥下リハビリテーション栄養

9. 筋萎縮性側索硬化症

総合南東北病院口腔外科摂食嚥下外来
森　隆志

> **ポイント**
> ○筋萎縮性側索硬化症（ALS）では原疾患・加齢のほか低栄養・廃用という二次的な問題のサルコペニアにより摂食・嚥下障害が悪化する可能性がある．
> ○嚥下障害が悪化し十分な栄養が取れなくなった場合，胃瘻などの代替栄養手段を用いて十分な栄養を維持することで一時的な身体機能の改善がみられる可能性がある．
> ○摂食・嚥下リハを実施することで食事時間の短縮といったQOLの向上を図れる可能性がある．

1. ALSによる摂食・嚥下障害の症例

　69歳，男性．身長160 cm，体重45 kg，BMI 17.6，体重減少率18.2％（過去6カ月で），浮腫・消化器症状はないが，中等度嚥下障害が認められた．ADLはほぼ自立しており必要エネルギーは1,631Kcalと見積もられたが食事に苦労するため摂取エネルギー量は700 kcal程度であった．中等度～重度の栄養障害を認め，栄養障害の原因は摂取エネルギー量の低下と原疾患による筋萎縮と考えられた．
　入院して胃瘻を造設し，胃瘻から1,200 kcal，経口摂取で400 kcal程度を摂取するようにした．同時にPT・OT・STにより嚥下訓練を含む身体機能のリハを行った．胃瘻造設後約1カ月で体重は50.4 kgまで増加し，在宅で外食を楽しめるようになった．

2. 疾患・病態とサルコペニアの概要

　ALSでは，運動ニューロンが進行性に侵される．四肢麻痺が先行する場合と球麻痺症状が先行する場合があるが，いずれも進行にしたがって摂食・嚥下障害，呼吸機能障害が必発する．胃瘻による栄養療法，非侵襲的人工呼吸療法（NIV）はQOL改善に有用であるとの報告がある[1,2]．
　麻痺の進行に伴い嚥下関連筋を含む全身の筋肉に原疾患によるサルコペニアが進行するとともに，運動機能低下に伴う廃用症候群によるサルコペニアも合併する．また，二次的な低栄養によるサルコペニアも高頻度で合併する．

3. 疾患とサルコペニアの評価

・加齢
ALS は 40〜60 歳代に好発するため，加齢によるサルコペニアを併発している可能性を考慮する必要がある．

・活動
四肢・呼吸・嚥下筋群の麻痺の進行に伴い活動量が低下するため，廃用症候群によるサルコペニアが生じやすい．

・栄養
摂食・嚥下障害が生じるため，栄養障害が起こりやすい．嚥下障害が軽度で経口摂取が可能な時期であっても食事に時間がかかり摂取エネルギー量が低下することがあるため，常に栄養状態を評価する必要がある．

・疾患
原疾患により全身の筋萎縮が必発する．

4. 疾患と摂食・嚥下機能評価

・認知期
ALS は前頭側頭葉の萎縮を伴う場合があり，前頭葉機能低下など認知機能障害を合併することがある．

・準備期
麻痺・サルコペニアの影響で口唇閉鎖不全を生じる．唾液過多と嚥下障害により高頻度の流涎が生じる場合がある．

・口腔期
内舌筋の繊維攣縮が生じる．内舌筋・外舌筋ともに障害され舌の運動障害が生じる．咀嚼筋群の麻痺・サルコペニアに伴い下顎の運動が困難となり頬の筋緊張が低下する．このため，食塊の保持・形成・送り込みが困難となる．

・咽頭期
舌下神経・舌咽神経の麻痺および舌骨上筋群・舌骨下筋群・咽頭周囲のサルコペニアにより，鼻咽腔閉鎖不全・喉頭挙上不全・喉頭閉鎖不全・嚥下圧低下が生じる．このため，食塊の鼻腔侵入，咽頭貯留，咽頭残留，気道侵入が生じやすくなる．

・食道期
食道入口部の開大持続時間が短縮する場合がある．食道入口部開大不全が生じることがある．

5. リハビリテーション栄養ケアプラン

ALS の栄養では体重低下，摂取量低下（嚥下障害による）に留意しなければならないのは当然だが，代謝量の増加，高脂血症，耐糖能低下[3]も指摘されている．また，

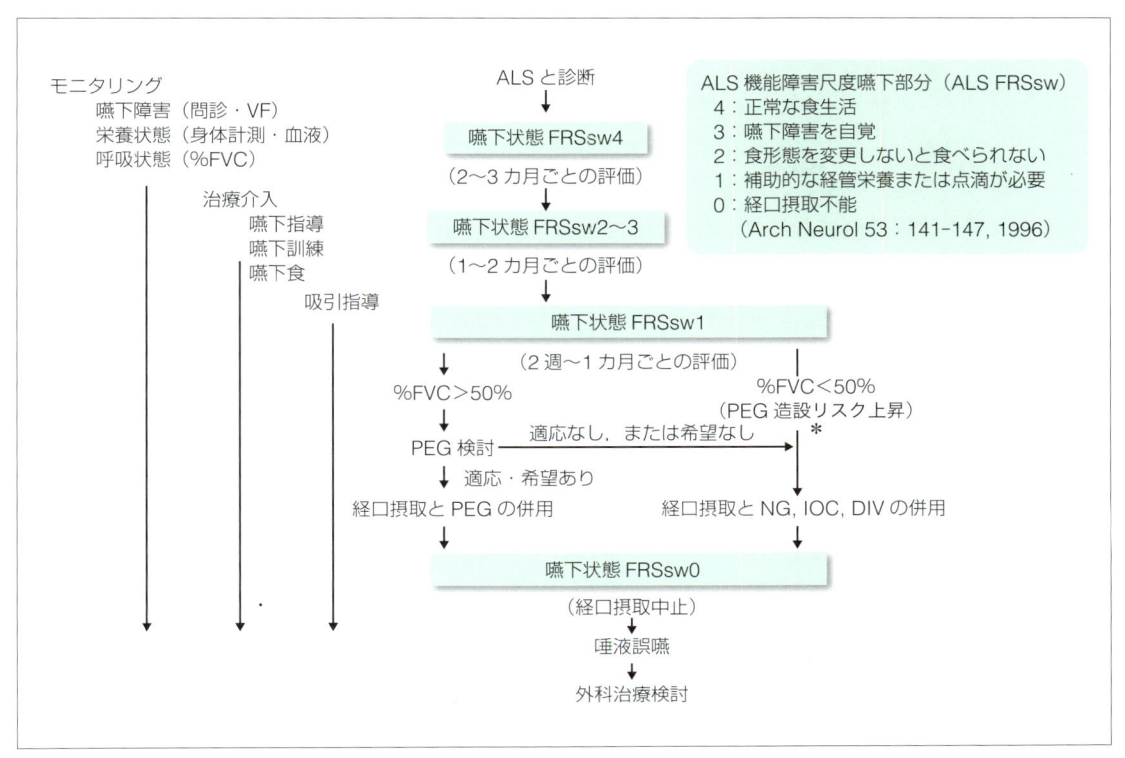

図　ALSの嚥下・栄養管理のアルゴリズム

FVC：forced vital capacity（努力肺活量），NG：nasogstric tube（経鼻胃管），IOC：intermittent oro-esophageal catheterization（間欠的経口腔食道チューブ法），DIV：点滴静脈注射．

％FVC＜50％であっても，PEG造設を行うこともあり得るが，その場合，術中・術後の呼吸状態の悪化を想定したインフォームド・コンセントと十分な対策が必要である．

呼吸筋麻痺の進行に伴い，すでに気切下人工呼吸管理を行っている場合は，％FVCにかかわらず安全にPEG造設が可能である．

(野﨑・他，2006)[12]

原疾患による筋萎縮を認め，体重やBMIなどの身体計測があてにならない場合もあるので，定期的な血液生化学的な検査が必要である．また，BMIが低いと生存期間が有意に短いとの報告[4]や，中性脂肪・コレステロールの値が比較的高め（TG 1.47≧mmol/l，T-cho≧5.23 mmol/l）だと生存期間が長いとの報告[5]がある．呼吸器管理を実施する状態では必要エネルギーが減少するとの報告[6]もある．

いずれにせよ，ALS患者のエネルギー需要や代謝能力は病期や個人差により通常とは異なることがあり，個別の定期的な評価の重要性が強調されている[7]．％UBW（通常時体重）が74％以下で胃瘻造設時のリスクが増大するという報告[8]もあり，栄養状態をできるだけ維持することは大変重要である．

全般的な身体機能の向上を目指したリハ（筋のストレッチング，抵抗運動など）は効果があるとするランダム化比較試験はあるが，負荷の程度に関するエビデンスは乏しい[9]．

嚥下訓練の効果に関してはエビデンスレベルが低いものの，摂取時間の短縮が報告されている[10,11]．

なお，「政策医療ネットワークを基盤にした神経疾患総合的研究」研究班湯浅班に

より，ALS の嚥下・栄養管理のアルゴリズムが提唱されている（**図**）[12]．

●栄養ケアプラン

栄養ルート：経口摂取により十分な摂取エネルギー量を確保できなくなるため，栄養ルートの変更を必ず考慮する必要がある．経口での十分な栄養摂取が困難になってくると（患者の意向に沿えば）胃瘻造設を考慮する．胃瘻の造設時期は呼吸機能がある程度良好な時期（% FVC＞50%）に行うよう推奨されているため，栄養状態，嚥下機能の他呼吸機能を勘案して設置時期を決定する必要がある[1,13]．

栄養内容：投与エネルギーは体重 1 kg あたり 25〜30 kcal，蛋白質は 0.8〜1.2 g が推奨されるが[7]，前述のように ALS 特有の代謝の存在も考えられるため，定期的な血液生化学的な検査を行い栄養内容の調整を検討する．気管切開下に人工呼吸器管理を行う場合は Harris-Benedict 式の活動係数を 0.9 に設定する．また，長期にわたり経管栄養を行う場合，電解質・微量元素（亜鉛・セレン）の充足量に留意する必要がある[14]．

●摂食・嚥下リハビリテーションプラン

嚥下障害が軽度の時期：過負荷による筋力低下に留意しながら，廃用症候群・ADL 低下予防のための粗大運動，バランス訓練，歩行訓練，呼吸訓練，ADL 訓練（摂取量には上肢機能も影響する）といった運動療法を行う．嚥下機能に特化した訓練として最も効果的なのは代償的嚥下法の訓練である．代償姿勢で有効なのは頸部突出，頸部前屈，複数回嚥下である．口腔器官を他動的に動かす訓練および嚥下反射誘発部位アイスマッサージに有効性が認められている[10]．嚥下食は口腔期での咀嚼・送り込み障害と咽頭期の障害の進行を勘案して付着性・凝集性・均質性・硬さを調整する．

嚥下障害が中等度の時期：経腸栄養を併用しながら少量の嚥下食の経口摂取を行う．上述の間接的嚥下訓練を行う．誤嚥性肺炎のリスクが有意に増大しているが経口摂取の意志がある場合，誤嚥防止術の適応を考慮する．

文 献

1) Miller RG et al：Practice Parameter update：The care of the patient with amyotrophic lateral sclerosis：Drug, nutritional, and respiratory therapies (an evidence-based review)：report of the Quality Standards Subcommittee of the American Academy of Neurology. *Neurology* **73**：1218-1226, 2009.
2) Katzberg HD, Benatar M：Enteral tube feeding for amyotrophic lateral sclerosis/motor neuron disease. *Cochrane Database Syst Rev* (1)：CD004030, 2011.
3) Dupuis L et al：Energy metabolism in amyotrophic lateral sclerosis. *Lancet Neurol* **10**：75-82, 2011.
4) Marin B et al：Alteration of nutritional status at diagnosis is a prognostic factor for survival of amyotrophic lateral sclerosis patients. *J Neurol Neurosurg Psychiatry* **82**：628-634, 2011.
5) Dorst J et al：Patients with elevated triglyceride and cholesterol serum levels have a prolonged survival in amyotrophic lateral sclerosis. *J Neurol* **258**：613-617, 2011.
6) Siirala W et al：Predictive equations over-estimate the resting energy expenditure in amyotrophic lateral sclerosis patients who are dependent on invasive ventilation support. *Nutr Metab* **7**：70, 2010.
7) Muscaritioli M et al：Nutritional and metabolic support in patients with amyotrophic lateral sclerosis. *Nutrition*, 2012.〔Epub ahead of print〕
8) Beggs K et al：Assessing and predicting successful tube placement outcomes in ALS patients. *Amyotroph Lateral Scler* **11**：203-206, 2010.

9) Dalbello-Hass et al : Therapeutic exercise for people with amyotrophic lateral sclerosis or motor neuron disease. *Cochrane Database Syst Rev*（2）: CD005229, 2008.
10) 市原典子：筋萎縮側索硬化症の摂食・嚥下障害— ALSの嚥下・栄養管理マニュアル—. 医療 **61**：92-98, 2007.
11) 藤井正吾・他：筋萎縮側索硬化症の嚥下障害に対する訓練効果. 厚生労働省精神・神経疾患研究委託費,「医療政策ネットワークを基盤にした神経疾患の総合的研究」総括研究報告書, 2006, pp60-63.
12) 野﨑園子・他：政策医療ネットワークを基盤にした神経疾患の総合的研究 湯浅班嚥下グループのまとめ. 政策医療ネットワークを基盤にした神経疾患の総合的研究 平成15〜17年度総括研究報告書, 2006, pp151〜164.
13) 日本神経学会治療ガイドライン Ad Hoc 委員会：日本神経学会治療ガイドライン, ALS治療ガイドライン2002. 臨床神経 **42**：678-719, 2002.
14) 沖野惣一：神経難病における長期栄養管理に関する研究. 厚生労働省精神・神経疾患研究委託費,「医療政策ネットワークを基盤にした神経疾患の総合的研究」総括研究報告書, 2006.

第3章 主な疾患・病態の摂食・嚥下リハビリテーション栄養

10. 慢性閉塞性肺疾患

国立国際医療研究センター病院リハビリテーション科
藤谷順子

> **ポイント**
> ○ COPD では栄養状態が独立した生命予後規定因子であり，栄養ケアは疾患管理の基本である．
> ○ 急性増悪などで摂食・嚥下機能が低下する前に介入して，栄養状態を経口摂取で改善できることが望ましい．
> ○ 常にエネルギーバランスと運動耐容能に配慮した訓練計画を立てる．

1. 慢性閉塞性肺疾患の摂食・嚥下障害の症例

　79歳，男性．20〜74歳まで1日30本の喫煙歴あり．74歳時に近医にて慢性閉塞性肺疾患（COPD）と診断され，76歳時に在宅酸素療法（HOT）開始．77歳時肺炎入院．78歳時1月，4月，8月，79歳時3月，4月に肺炎で近医入院．6月に肺炎で当院入院時に嚥下障害を指摘され，嚥下と呼吸リハ目的でリハ科にコンサルテーションとなる．171 cm，39 kg，MRC grade 5，酸素 4 l/分での歩行器歩行数 m で酸素飽和度85％に低下．食事は常食3割，thin liquid でむせあり，食事は呼吸困難のため苦痛．VF では両側梨状窩への残留と複数回嚥下，thin liquid のわずかな嚥下前誤嚥と嚥下後誤嚥を認めた．リハでは呼吸指導・嚥下指導・栄養指導施行，食形態変更，呼吸体操と歩行訓練を施行．18日間で歩行器歩行50 m 歩行可能（酸素飽和度＞90％）となり退院．

　その後の経過：10月，呼吸困難を主訴に入院，肺炎兆候はなく，リハ施行して10日間で退院．12月，発熱を主訴に入院，抗生剤なしで解熱，リハ施行して12日間で退院．PS1，とろみ必要，体重41 kg．翌年以降入院なし．81歳時には44 kg，車椅子併用での2時間の散歩可能，食事3食＋栄養飲料2〜3本摂取，とろみ不要の状態となり，家族旅行も実行できた．

2. 疾患・病態とサルコペニアの概要

① COPD における栄養の重要性

　COPD では体重の減少が高頻度でみられ，COPD 患者における栄養障害の悪循環は，

表1　COPDでの体重減少の理由

エネルギー必要量の増加	換気効率が低下し呼吸数が増えることにより呼吸筋の仕事量および酸素消費量が増加する.
	全身性の炎症である．炎症メディエーターのTNF-αやIL6の上昇がみられる.
エネルギー摂取量の減少	肺の過膨張や横隔膜位置低下により，経口摂取に際してすぐに腹部膨満感（おなかが張って呼吸が苦しい）が起こりやすい.
	安静時呼吸数が増加するような事態では，咀嚼・嚥下に関する呼吸停止が呼吸困難感を招くので食べているだけで呼吸が苦しくなる.
	るいそうと体力低下が進行すると座位および上肢動作の持久力が低下する.
	食品の購入のための外出，立位での台所作業が困難になり簡単なもので済ませる傾向になる.
	動いていないのであまり食べなくてよいと思い込む.
	摂食調整因子レプチンの減少などによる摂取量の低下.

"pulmonary cachexia（呼吸器悪液質）"ともよばれている[1].

体重減少が呼吸機能とは独立した予後因子である[2-4]ことは1980年代から報告されており，国際的なガイドラインGOLD（The Global Initiative for Chronic Obstructive Lung Disease）[5]にエビデンスレベルAとして明記されている.

②栄養障害の原因

COPDで体重が減少するのは，**表1**に示すように，エネルギー必要量の増加と，エネルギー摂取量の減少のアンバランスによる．栄養障害の主な原因として，気道抵抗の増大と，呼吸筋の換気効率の低下（呼吸筋力低下，肺過膨張）などによる安静時エネルギー代謝（REE）の増加（報告によると予測REEの1.4倍[6]）があげられる．通常呼吸のためのエネルギー消費は36～72 kcal/日であるのに対して，COPD症例では430～720 kcal/日との報告もある[7]．また，tumor necrosis factor（TNF）などの炎症性サイトカインが，体重減少のあるCOPD症例で増加していることも報告[8]され，代謝亢進に関与すると示唆されている.

しかしながら，内科外来で，診断がついた初期から，栄養について指導されないでいることも誘因としては大きい．ごく初期から，栄養が薬と同様に，疾患にとって重要であると指導されることがあれば，このような体重減少も過去のものになる可能性がある.

③栄養障害による悪循環

栄養障害は，骨格筋量の減少（→運動耐容能の低下），呼吸筋量の減少（→呼吸筋不全の悪化）につながるとともに，免疫能低下（→急性増悪），さらにはエラスチン・コラーゲンなどの細胞外基質やサーファクタントの産生低下（→肺構築の破壊・気流障害，易感染性）にも関連する.

表2　MRC息切れスケール

Grade 0	息切れを感じない.
Grade 1	強い労作で息切れを感じる.
Grade 2	平地を急ぎ足で移動する，または緩やかな坂を歩いて登るときに息切れを感じる.
Grade 3	平地歩行でも同年齢の人より歩くのが遅い，または自分のペースで平地歩行していても息継ぎのため休む.
Grade 4	約100ヤード（91.4 m）歩行したあと息継ぎのため休む，または数分間，平地歩行したあと息継ぎのため休む.
Grade 5	息切れがひどく外出ができない，または衣服の着脱でも息切れする.

表3　Performance status

PS 0	発病前と同じように社会活動ができる.
PS 1	肉体労働は難しいが，歩行，軽作業やデスクワークはできる.
PS 2	歩行や身の回りのことはできるが，軽作業はできない．日中の半分以上の時間は起きていられる.
PS 3	身の回りのことはある程度できるが，日中の半分以上，横になって休んでいる.
PS 4	ほとんど寝たきりの状態で，歩行や身の回りのこともできない.

3. 疾患とサルコペニアの評価

・加齢

COPDは高齢者に多い疾患である．わが国のCOPDの有病率を推計したNICE study[9]によると，60～69歳の12.2％，70～79歳の17.4％，80～89歳の8.5％がCOPDという推計になる．

・活動

COPD症例は労作時息切れが主症状であり，活動性低下・廃用・低栄養・心肺機能低下の悪循環をきたしている．COPDの労作時呼吸困難の程度については，慢性呼吸不全のMRC息切れスケール（**表2**）で評価することができる．実際の活動性については，COPDのADL評価表もあるが，呼吸器科医師にとってはなじみのあるperformance status（PS）（**表3**）が転用されることも少なくない．運動耐容能は，呼気ガス分析を用いたATまたは6分間歩行距離で評価できる．

・栄養

体重（％標準体重，体格指数）が最も一般的で，日本呼吸器学会COPDガイドラインでは，％標準体重が90％未満を軽度低下，80％未満を中等度，70％未満を高度低下として，栄養療法の必要を述べている[10]．％上腕三頭筋部皮下脂肪厚（％TSF），％上腕筋囲（％AMC）の減少も報告されている[11]．その他のサルコペニアの場合と同様，体重の変化，血清アルブミン，RTP（rapid turnover protein）などを評価する．食事量，食事内容，食事時の臨床症状なども聞き取りを行う．

DXA（dual energy X-ray absorptiometry）を用いて体脂肪量および除脂肪体重（lean body mass；LBM）の測定が可能である．軽度体重減少例では体脂肪量が，中等度体重減少例ではLBMが減少するとされ，LBMは運動耐容能との関連[12]が注目されている．

・疾患

COPD自体が全身炎症性疾患と近年はいわれており，炎症はサルコペニアの要因となる．すなわち，外来レベルで安定しているCOPDでも低栄養は進行している可能性を配慮する．HOTが充分量で実施されているかどうかも評価する．急性増悪の場合にはさらに，肺炎などによる炎症による消耗，需要増と，急性増悪で食事摂取も苦しかった間の摂取量不足の相乗効果で栄養状態が悪化していると考える．

4. 疾患と摂食・嚥下機能評価

・認知期

COPD症例ではその多くが，指摘されるまで摂食・嚥下機能低下に気付いていない．食べると疲れる，食欲がない，すぐお腹いっぱいになるなどの自覚はあり，中等度までのCOPDでは，慎重に食べる症例と，若いときのように掻き込む症例とが混在している．急性増悪で入院したような症例，あるいはPS 3〜4の症例では，座位自体が継続困難となり，摂食姿勢自体が不良となりやすい．

・準備期

るいそうによる圧の低下，歯科的問題点による咀嚼効率の低下があることがある（COPDでは労作時呼吸困難から，歯科受診などが億劫になりやすい）．急性増悪時など，頻呼吸・口呼吸状態の場合には，じっくりとした咀嚼は困難となる．急性増悪入院で低酸素血症治療のためマスクで酸素投与をした場合には口腔乾燥による感覚器への悪影響があり，評価的摂食にあたっては十分に湿潤させる必要がある．

・口腔期・咽頭期

前述のように送り込み圧は低く，一方咽頭においては，収縮圧の低下もあり，かつ粘膜下組織の体積低下のために咽頭内腔径は広くなっている．すなわち咽頭から食道への絞り込み圧も低く，食道入口部開大時間の短縮なども重なって残留が多い状態をきたしやすく，複数回嚥下もしばしばみられる．残留に伴って嚥下後誤嚥がみられることもあり，咳反射があっても喀出圧が低くて喀出しきれないこともある．複数回嚥下・咳ばらいのためのエネルギー消費が大きく，食事自体も疲労の原因となり得る．

頻呼吸・口呼吸となりやすく，呼吸停止・再開とのタイミングも難しくなる．

重症度が上がり，るいそうが著明になるにつれ，胸椎は円背，しかしながら頭部は意図的に起こすため，頚椎骨棘による後方からの圧迫の影響が出やすくなる．

症例のCOPD患者は喫煙歴が長く気道感覚の低下もあると考えられ，誤嚥時の喀出に不利の可能性が高い．

急性増悪入院後の症例では，急性増悪による消耗，急性期加療中の廃用，義歯をはずしていたことによる下顎骨の萎縮など，誤嚥性肺炎入院時と同様の要素が加わる．

・食道期

肺の過膨張により，食塊通過時の食道内圧の低下が不十分となりやすい可能性がある．

表4　COPDの栄養指導の際に配慮する栄養素

高蛋白質	BCAAを多く含む食品	マグロ・牛肉・卵・牛乳
高脂質	脂質は呼吸商が低いのでCOPDに適切	ごま・くるみ・マヨネーズ・オリーブオイルなど
リン	呼吸筋の収縮に必要	肉・野菜・魚・果物
カルシウム	呼吸筋の収縮に必要 合併の多い骨粗鬆症にも必要	煮干し・干しエビ・藻類・乳製品・胡麻
マグネシウム	呼吸筋の収縮に必要	豆類・藻類・種実類・小麦胚芽
塩分	右心不全合併例では制限	
K	利尿薬投与例では十分に投与	

5. リハビリテーション栄養ケアプラン

　まず重要なのは本人・家族に，エネルギーのアンバランスやその疾患管理上の意義について説明し，理解してもらうことである．ここでしばしば，「今まで内科の先生からはそのようなことは説明されていなかった」ことが問題になる．前医の批判にならず，かつ今回の情報を信頼してもらえるような話し方の工夫が必要となる．

　説明にあたっては，たとえば，呼吸消費エネルギーは健常人では36〜72 kcal/日に対して，COPD患者の呼吸消費エネルギーは430〜720 kcal/日である，などの数値情報を提示したほうが行動変容の後押しとなる．体重1 kg増量するためには従来よりも7,000 kcalが必要，総合栄養飲料はおおむね1 kcalが1 mlで1円などの覚えやすい数字の提示も，小目標と行動計画の策定に便利な情報である．

●栄養ケアプラン

　% IBW（% ideal body weight；理想体重）が90%未満の体重減少および進行性の体重減少がみられれば栄養補給を検討し，% IBWが80%未満では絶対的な栄養補給療法の適応である．総エネルギー摂取量の目標をHarris-Benedictの式より求めた基礎代謝量の1.5〜1.7倍[13]とする．

　炭水化物中心のエネルギー摂取による換気系の負担が指摘[14,15]されており，高脂肪・低炭水化物食を推奨しているガイドラインが多く，そのための経腸栄養剤も市販されている．分岐鎖アミノ酸（BCAA）の投与も検討[16]されている．さらに，抗炎症作用をもつn-3多価不飽和脂肪酸（n-3PUFA）をCOPD症例に投与して運動機能が改善したとの報告[17]もあり，n-3PUFAを含む，いわゆる免疫栄養剤の利用も期待できる．

　経口摂取の基本は総摂取エネルギーの増加となるが，栄養素としては表4のような内容を配慮する．経口摂取の指導では，「コレステロールは（卵は）よくないと思っている」「動かないから栄養はいらない」などの思い込みに対して丁寧に対応していくことが必要である．また，腹部膨満感を与えないような工夫も必要である．本来は高蛋白食品や高脂肪食品が望ましいが，「お腹に貯まり過ぎる」などの不満が出る場合もある．従来間食をしていない高齢者にそのような訴えがある場合には，まずは経口摂取機会とカロリーの増加を第一目標とし，透明なゼリー飲料や，チョコレート，

小さい菓子などから，間食摂取の習慣をつくる．特に高齢者は早朝起床者が多いので，早朝起床時にまずこれを飲むなどの勧め方が有効である．また，病院受診などの外出時にも自販機でココアなどを買って飲むなど，具体的な行動を提案する．

　在宅酸素療法を開始すると酸素業者から提供される冊子には，栄養の必要性や具体例などをわかりやすく記載したものが多く，在宅酸素になっていない症例にも有用である．低栄養に対する補助食品としては通信販売[18]も可能である．

　経口摂取が困難な急性増悪時には，経鼻経管栄養での経腸栄養か，経静脈栄養を利用する．しばしば，末梢静脈栄養のみで当初の数日を過ごして栄養投与が遅れがちである．心不全の場合には総投与水分量を絞りたいため，特に中心静脈栄養での十分な栄養量が投与できない場合もある．経鼻経管栄養の場合には前述の呼吸器専用栄養剤または免疫栄養剤があるが，胃食道逆流と下痢を起こさないように配慮する．

● 摂食・嚥下リハビリテーションプラン

　るいそう，加齢による喉頭の下降などもあって喉頭挙上が不十分になりやすく，かつ送り込みと絞り込みの圧低下から残留が多いのが病態の基本で，それに，十分な呼吸停止の困難が加わっている．また，サルコペニアの状態であるため，間接訓練での筋力増強や筋量増加はすぐには得られない．局所のリハ＋呼吸器・喀出系リハ＋栄養摂取機会の増加の3本柱となる．

　局所のリハ戦略としては，まずは経口摂取時のエネルギーコストパフォーマンスの改善を目指す．姿勢・食形態の調整，交互嚥下，think swallowなどで，誤嚥を予防しつつ過度の複数回嚥下の回避を目指す．訓練場面でもより多くのエネルギー摂取を目指す．残留があることを想定して，経口摂食後の残留除去の徹底を図る．

　なお，全身リハとしての離床努力で座位を励行する場合の姿勢も重要である．頸部筋力が弱い症例の場合，車椅子に深く腰掛けさせると頭部が前屈（垂れている）肢位となり，後頸部筋の過負荷と頸部前面筋群の廃用，円背の増悪をきたす．胸椎の後彎で頭部の重心線が体幹の前を通るような症例では，ティルト型の車椅子あるいはソファなどで，体幹の安定した後傾による重心線の一致を図り，弱い筋力でも頭部の支持が可能なように配慮する．一方で，上肢挙上訓練で胸郭可動域訓練も兼ねつつ円背からの離脱を図る．

　すべての動作と訓練は，呼吸リハの基本的戦略に準じて，1分間あたりのエネルギー消費量を症例の運動耐容能閾値以下に抑え，リコンディショニングを図る．安静時に酸素が不要でも，運動時・訓練時には必要であることもあり，酸素飽和度のチェックを行って疲労の予防に努める．

文　献

1) 米田尚弘, 吉川雅則：COPDに対する栄養管理―呼吸器悪液質の改善をめざして―. 医学のあゆみ **196**：669-674, 2001.
2) Wilson DO et al：Body weight in chronic obstructive pulmonary disease. *Am Rev Respir Dis* **139**：1435-1438, 1989.
3) Gray-Ronald K et al：Nutritional status and mortality in chronic obstructive pulmonary disease. *Am J Respir Crit Care Med* **153**：961-966, 1996.
4) Gorecka D et al：Effect of long-term oxygen therapy on survival in patients with chronic obstructive pulmonary disease with moderate hypoxaemia. *Thorax* **52**：674-679, 1997.

5) The Global Initiative for Chronic Obstructive Lung Disease（GOLD）: http://www.gold-copd.org/
6) 米田尚弘・他：慢性閉塞性肺疾患の栄養免疫状態が予後に及ぼす影響—予後影響指数を用いた検討．厚生省特定疾患呼吸不全調査研究班平成5年度報告書，1994，pp129-131．
7) 石坂彰敏：栄養指導の実際．内科 **93**：82-87，2004．
8) DeGodoy I et al：Elevated TNF-alpha production by peripheral blood monocytes and weight-losing COPD patients. *Am J Respir Crit Care Med* **153**：633-637, 1996.
9) Fukuchi Y et al：COPD in Japan：the Nippon COPD Epidemiology study. *Respirology* **9**：458-465, 2004.
10) 日本呼吸器学会COPDガイドライン作成委員会：COPD（慢性閉塞性肺疾患）診断と治療のためのガイドライン，メディカルビュー社，1999，pp56-60．
11) 米田光弘・他：COPDおよび呼吸不全の栄養障害：呼吸機能・呼吸筋力との関連性．厚生省特定疾患呼吸不全調査研究班平成7年度報告書，1996，pp100-103．
12) Yoshikawa M et al：Distribution of muscle mass and maximal exercise performance in patients with COPD. *Chest* **119**：93-98, 2001.
13) 岩川裕美：慢性呼吸器疾患の栄養管理—COPDの経口栄養療法．日呼吸ケアリハ会誌 **20**：103-108，2012．
14) ERS-CONSENSUS STATEMENT：Optimal Assesment and Management of Chronic Obstructive Lung Disease（COPD）. *Eur Respir J* **8**：1398-1420, 1995.
15) Kare RE et al：Comparison of low, medium, and high carbohydrate formulas for night-time enteral feedings in cystic fibrosis patients. *JPEN J Parenter Enteral Nutr* **14**：47-52, 1990.
16) 渡邊 暢・他：慢性閉塞性肺疾患患者における呼吸リハビリテーションと栄養療法の併用効果—分岐鎖アミノ酸強化経口栄養剤を用いて．総合リハ **38**：361-367，2010．
17) Broekhuizen R et al：Polysaturated fatty acids improve exercise capacity in chronic obstructive pulmonary disease. *Thorax* **60**：376-382, 2005.
18) ヘルシーネットワーク：http://www.healthynetwork.co.jp/guide.php

第3章 主な疾患・病態の摂食・嚥下リハビリテーション栄養

11. 慢性心不全

公益財団法人日本心臓血圧研究振興会附属榊原記念病院心臓リハビリテーション室
諸冨伸夫

> **ポイント**
> ○慢性心不全の嚥下障害は病態を整理して考える．
> ○病態を慢性心不全の安定期と急性増悪期に分けて考える．
> ○急性増悪期には全身状態や治療内容に注意する．

1. 慢性心不全による摂食・嚥下障害の症例

症例：70歳，男性．僧帽弁置換術後．171 cm，51.8 kg，BMI 17.7 kg/m^2．
現病歴：16年前頃から僧帽弁閉鎖不全と診断．11年前に僧帽弁置換術を施行．徐々に心不全の増悪を認めるようになり，僧帽弁再置換術を施行．
所見：意識清明，気管切開されており人工呼吸器管理．四肢筋力低下あり，ADLは全介助．
術前呼吸機能検査：FVC 1.22 L（%VC：35.5%），$FEV_{1.0}$ 0.91 L（$FEV_{1.0\%}$：112.2%）
嚥下評価：開口は2横指可能で総義歯．口腔内には唾液貯留を認める．咽頭反射は低下．反復唾液嚥下テスト3回，改訂水飲みテスト3bであった．
1回目嚥下造影：食道入口部の開大不全と梨状窩に食物の残留を認めた．複数回嚥下で残留はクリアされず不顕性誤嚥を認めた．
2回目嚥下造影：前回と著変なし．
経過：術直後より呼吸状態が保てず再挿管され，術後4日目に気管切開．経鼻経管栄養を開始．嚥下評価を行い，間接訓練と半固形食による直接訓練を開始．誤嚥が続くため直接訓練を中止．術後1カ月目に嚥下造影を行い球麻痺型嚥下障害と診断．2週間バルーン拡張法を施行した後に嚥下造影を再検したが所見に著変を認めなかった．その後も誤嚥を繰り返して，肺炎を併発したため経口摂取を断念．経管栄養（1,800 kcal）で栄養管理を行うこととした．

2. 疾患・病態とサルコペニアの概要

慢性心不全とは，心臓の器質的もしくは機能的異常による循環不全のため多様な症状が出現した状態である．慢性心不全では，ディコンディショニング，末梢循環不全，

蛋白異化・同化の不均衡，炎症・酸化ストレス，神経液性因子の影響により，骨格筋萎縮，Ⅰ型からⅡ型への筋線維の変化，筋代謝酵素の変化，筋エネルギー代謝の変化が生じる[1]．それによりサルコペニアが進行する．慢性心不全は悪液質の原因疾患の1つとしてあげられており，心臓悪液質ともよばれている．

3. 疾患とサルコペニアの評価

・加齢

これまで心不全の病態は左室収縮能低下が主体に考えられてきた．しかし近年，心疾患の既往のない高齢者における，左室収縮能が維持された心不全が増加している．これらは高血圧の既往のある高齢女性に多い．生命予後は左室収縮能不全と同程度に悪い[2]．高齢者では明らかな心疾患の既往がなくても心不全を発症することがあり，心不全症状や身体所見に注意が必要である．

・活動

慢性心不全では運動耐容能低下の結果，低活動になる人が多い．また，急性増悪による入院時には心不全が代償されるまでベッド上安静となり，運動耐容能がさらに低下してサルコペニアが助長される．また，急性期には絶飲食となることが多く，それによる廃用性の嚥下関連筋の筋力低下のため嚥下障害が増悪する．

・栄養

慢性心不全では入院前から食欲低下などの要因により，栄養状態が悪化していることがある．特にビタミンB_1欠乏は脚気心とよばれ，心不全の直接原因である．入院後も最初は厳密な水分管理のため絶飲食となることが多く，サルコペニアが助長される[3]．

・疾患

慢性心不全では交感神経活性によりカテコラミン過剰分泌となり，酸素消費量の増加が起きる．また，末梢血管は収縮し，熱放散が減少することで体温が上昇する．すなわち，基礎代謝が亢進した状態が続く．それにより，必要熱量が増加しており摂取カロリーが少ないと低栄養状態を招く[4]．

4. 疾患と摂食・嚥下機能評価

慢性心不全では図に示したように多様な要因が，摂食・嚥下の各期に影響を及ぼして嚥下障害が発現する．そしてそれがさらなる低栄養状態を招き，心不全が増悪するという悪循環が起きると考えられる．したがって，慢性心不全では病態に合わせて嚥下評価を行い，その結果に基づいた嚥下リハアプローチを行い悪循環を断ち切る必要がある．

●**安定期における嚥下障害の要因**
①**薬剤による影響**
慢性心不全の治療で使用されるβ遮断薬のなかでも脂溶性のものは脳内移行性があり，全身倦怠感を起こし食欲低下につながる．ジギタリス製剤も過量投与では中毒を起こし，食欲低下を招く恐れがある．また，ループ利尿薬は副作用として電解質異

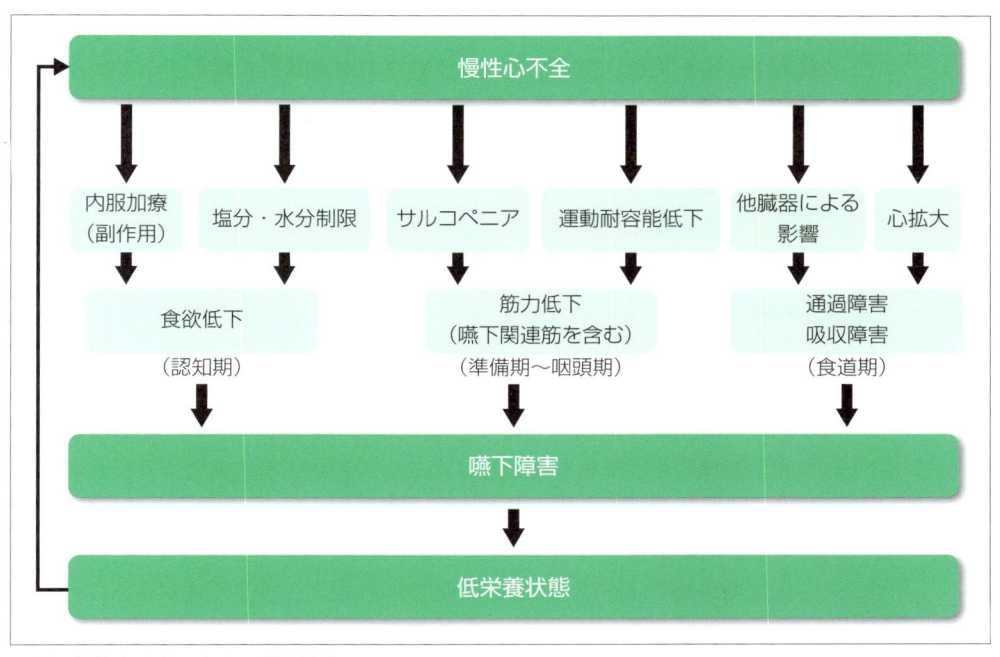

図　慢性心不全における嚥下障害

常を起こす．低ナトリウム血症や低カリウム血症は疲労感や食欲低下の原因となる．また，抗不整脈薬のなかには抗コリン作用を有するものがあり，それにより口渇となり摂食機能に影響を与える可能性がある．

②**塩分・水分制限による影響**

慢性心不全では一般的に塩分は1日7g以下とされ，重症心不全の場合には1日3g以下にすることが推奨されている．しかし過度の塩分制限は味を損ない，食欲低下に直結するため注意が必要である．また，水分制限も行われることが多いが，軽症の心不全であれば水分制限は必要なく，重度であっても希釈性低ナトリウム血症を呈している場合にのみ制限を必要とする．したがって過度の水分制限は口渇の原因となり摂食に影響するだけでなく，脱水の恐れもあるため注意が必要である[5,6]．

③**サルコペニアによる影響**

サルコペニアでは四肢骨格筋だけでなく，嚥下関連筋の筋力低下も招く．さらに咽頭後壁の筋組織の脂肪組織への変化に伴う咽頭内圧の低下により食道入口部開大不全を呈する．それにより慢性心不全では球麻痺型の嚥下障害をきたすことが考えられる[7]．

④**運動耐容能低下による影響**

慢性心不全では運動耐容能が低下する．運動耐容能の低下により易疲労性となり，食事動作自体が息切れ感などにより困難になる．

⑤**他の臓器による影響**

慢性心不全では肝血流不全や肝うっ血による肝障害のため蛋白異化亢進が起きやすい．消化管においては蠕動低下による吸収障害を起こす[3]．

⑥**心拡大による影響**

慢性心不全では左室拡大により二次的に僧帽弁閉鎖不全を起こし，僧帽弁逆流を認

めることがある．長期にわたる僧帽弁逆流は左心房の拡大を招く．それにより近接する食道が圧排を受け，食道期における食物の通過障害を起こすことが指摘されている[8]．

●急性増悪期における嚥下障害の要因

①多臓器不全による影響

慢性心不全が急性増悪を起こすと血行動態が破綻する．それにより多臓器機能不全の状態が発生する．消化管では蠕動運動の低下による消化不良だけでなく，消化管浮腫による吸収不全が発生する．肝臓では急速な肝うっ血による肝機能不全から蛋白同化の低下，異化亢進が生じる．また，全身状態が不良であるときには食欲が低下することが多い．

②サイトカインによる影響

急性増悪期にはIL-6，TNF-αなどの炎症性サイトカインが急増して，四肢骨格筋や嚥下関連筋が筋障害を起こしサルコペニアがさらに進行する．それにより筋力低下が助長される原因となるため注意が必要である[7]．

③薬剤による影響

急性増悪期では前述した薬剤のほかに利尿剤を静注で使用することが多い．それにより電解質異常だけでなく，低リン血症や低マグネシウム血症にも注意する必要がある．低リン血症では末梢組織での低酸素血症が生じ，酸素化低下を助長することがある．酸素化低下は意識レベルや認知機能，呼吸状態に影響を与える．低マグネシウム血症では食欲低下，悪心，嘔吐などの消化器症状が生じる[3]．

●摂食・嚥下機能の評価とアプローチ

・認知期

慢性心不全では食欲低下を認めることが多い．内服薬の内容や副作用の確認，過度の塩分・水分制限を受けていないかを確認することが重要である．さらに慢性心不全では約20～30％に抑うつ状態を認める．抑うつ状態では食欲が低下していることが多いので注意する．

また，心不全の急性増悪期では意識障害や認知機能障害を起こしていることがあるため，意識レベルの評価が重要である．

・準備期

慢性心不全では高齢者が多く，すでに自歯欠損や舌運動低下など加齢による摂食機能障害を認めることが多い．さらに急性増悪期では絶飲食となるため，経口摂取を再開するときには歯肉萎縮を起こして咀嚼困難となりやすい．

・口腔期

準備期同様に発症前から加齢に伴い舌運動低下や舌圧低下を認め，急性増悪による入院期にはさらなる口腔機能低下を招く．

・咽頭期

慢性心不全患者における嚥下造影では，嚥下関連筋の筋力低下や咽頭内圧低下により食道入口部開大不全のため，いわゆる球麻痺型の嚥下障害がみられる．嚥下造影ができない場合でも，理学所見から唾液貯留や少量嚥下などを評価することが重要である[7]．

・食道期

慢性心不全では心拡大による食道圧排の結果，食道蠕動運動低下を認めることがある．また，消化管機能障害により胃食道逆流を認めることがある．嚥下造影を行うと食道期で蠕動運動低下や逆流現象がみられる．問診では食道でのつかえ感や腹部膨満感などを聴取する．

5. リハビリテーション栄養ケアプラン

●栄養ケアプラン
①安定期

慢性心不全ではサルコペニアによって，るいそうとなってしまうため糖尿病合併例を除き BMI を 24 kg/m² 程度とすることが望ましいとされているが，これまで慢性心不全の栄養指導では適切な栄養管理については具体的に示されていない．3 日で 2 kg 以上の急激な体重増加は慢性心不全の急性増悪を疑うが，適切な栄養療法と運動療法により緩徐に骨格筋を増強させ適度な体格を維持することは重要である．ガイドラインでも栄養指導は糖尿病や脂質代謝異常などを合併してなければ，食事制限は勧めていない[5,6]．宮澤らは熱量 1,400 kcal，蛋白質 60 g，脂肪 30 g，糖質 220 g を基本とし必要に応じて調整すると報告している[2]．藤岡らは，慢性心不全では代謝亢進を考慮して算出される投与熱量より 10〜20％増とし，重症の場合には 20〜40％増とするとしている[4]．塩分は重症心不全では 1 日 3 g 以下が推奨されているが，過度の塩分制限は食欲低下につながることが多く，味付けなどには十分な配慮が必要である．ω-3 系脂肪酸や分岐鎖アミノ酸，アルギニンなどをはじめとする治療的栄養介入は現在のところ十分な科学的根拠は証明されていないが，有効であるという臨床報告が散見される[7]．また，倦怠感が強く食事が 1 回で十分に摂取できない場合は分割食にしたり，1 回の食事量を減らして補助栄養食品を利用するといった方法がとられる．

②急性増悪期

慢性心不全の急性増悪期は経口摂取が不可能なことが多く，経静脈栄養や経腸栄養が選択される．慢性心不全の急性増悪期における至適エネルギー量は明らかではない．しかし ICU における栄養管理についてのガイドラインによれば，経腸栄養の開始時期は ICU 入室後 24〜48 時間以内で，推奨エネルギーは 25〜30 kcal/kg/日とされている[9]．宮澤は心不全患者においては refeeding 症候群を懸念して，中等度のリスクを有する症例は 20 kcal/kg/日以下，高度のリスクを有する症例は 10 kcal/kg/日以下，超高リスクの症例では 5 kcal/kg/日以下で開始するとしている[3]．また，侵襲下における過栄養は overfeeding 症候群として捉えられており，高血糖による糖毒性のため多臓器不全や生体防御機能不全を引き起こす[10]．慢性心不全の急性増悪期はまさに高侵襲下にさらされた状態であるため，熱量の調整には十分な注意が必要である．

一方で消化管浮腫を起こしている時期の安易な経腸栄養は下痢や嘔吐の原因となりやすく，水分バランスが計算しやすいという面からも心不全の急性増悪期では経静脈栄養が選択されることが少なくない．入院後 7 日間経過しても十分なエネルギーを摂取できない場合に開始を検討する．また，開始当初はエネルギー制限を行うべきで

あり，各種方法で決定した投与量の80%を最終ゴールとする[9]．なお，消化管の不使用は腸管粘膜を萎縮させ，さらなる吸収障害を招く．また，心不全でも腸内細菌のトランスロケーションを起こすことが知られており，それが心不全自体の病態の悪化にもつながる．そこで，経静脈栄養管理であっても食物繊維や整腸剤や少量の成分栄養剤などを用いて腸内環境や機能を維持することが望ましい．

● 摂食・嚥下リハビリテーションプラン

① 安定期

　安定している時期から誤嚥を予防するよう，間接訓練を継続することが重要である．球麻痺型嚥下障害をきたし誤嚥を繰り返す症例では，バルーン拡張法やシャキア訓練などを施行することもある．バルーン拡張法やシャキア訓練を施行する場合には原法に従うのではなく，心不全の病態に注意し血圧や脈拍をみて訓練量を調節する．しかしこれまで筆者がかかわってきた症例では，慢性心不全に対する嚥下リハの即時効果は乏しく長期的な対応をする必要があると考えている．また，外来心臓リハに参加して全身の運動耐容能の向上を図るとともに疾病の自己管理方法を学ぶことも重要である．

② 急性増悪期

　絶食期間には口腔ケアなどの間接訓練を行い，口腔器官の保清と機能維持を図る．特に心疾患では急性増悪期に，大動脈内バルーンパンピング，経皮的心肺補助装置，補助的人工心臓，持続的血液濾過透析といったデバイスを用いることがある．これらが体内に挿入されているときは，仰臥位が継続されるため人工呼吸器関連肺炎の発生にはさらなる注意が必要である．経口摂取開始時には嚥下評価を行い，摂食可能の判断だけでなく食形態の判断も行う．なお急性期には水分バランスも視野に入れる必要がある．

　急性増悪期を脱した時期から，ベッドサイドでのリハを開始する．慢性心不全の急性増悪期に対するリハの開始時期におけるコンセンサスは今のところ得られていないが，寺島らはCRPが3 mg/dl前後まで低下していれば，強力な栄養療法と身体機能のリハを開始できると報告している[9]．なお，心不全では血行動態が安定しているかに注意をする．内容としては，ADLの再獲得を目的とした基本動作訓練やレジスタンストレーニングが中心となる．嚥下関連筋に対しては先述したシャキア訓練や舌筋力強化訓練なども併用される．負荷強度や頻度については，サルコペニアの予防・改善を期待するには，高強度で十分な期間と頻度のトレーニング（60〜80% 1 RMで約10回×3 set）を要するとされているが[11]，心不全では低〜中等度の負荷（Borg指数11〜13程度）が推奨されており，特にBNPが400（pg/ml）以上の重症例については極めて低強度とされている[12]．したがってトレーニングの介入方法については十分なコンセンサスが得られておらず，患者個々の状態に合わせてトレーニング内容や負荷量を調節しているのが現状である．

文献

1) 絹川真太郎, 沖田孝一：心不全と骨格筋障害. Modern Physician（31）サルコペニアの診かた（江頭正人編）, 新興医学出版社, 2011, pp1341-1346.

2) 真茅みゆき，筒井裕之：日本における心不全の疫学．日医雑誌 **140**：719-723，2011．
3) 宮澤 靖：慢性心不全の栄養管理．心不全ケア教本（真茅みゆき編），メディカル・サイエンス・インターナショナル，2012，pp317-323．
4) 藤岡由夫，鳥井隆志：慢性心不全・心臓悪液質．NSTのための臨床栄養ブックレット 4　呼吸・循環系の疾患（山東勤弥編），文光堂，2009，pp40-58．
5) 松崎益徳・他：慢性心不全治療ガイドライン（2010年改訂版）：http://www.j-circ.or.jp/guideline/pdf/JCS2010_matsuzaki_h.pdf（2012年7月6日）
6) Dickstein K et al：ESC Guidelines for the diagnosis and treatment of acute and chronic failure 2008. *Eur Heart J* **29**：2388-2442.
7) 諸冨伸夫：循環器疾患のリハビリテーション栄養．*MB Med Reha* **143**：99-105，2012．
8) Mönkemüller K et al：Electronic image of the month. Cardiac dysphagia. Clin Gastroenterol hepatol **8**：e41-42, 2010.
9) 針井則一・他：代表的ガイドラインからの標準的治療を知る．*INTENSIVIST* **3**：401-410，2011．
10) 寺島秀夫・他：侵襲下の栄養療法は未完である．*INTENSIVIST* **3**：373-400，2011．
11) 宮地元彦・他：サルコペニアに対する治療の可能性：運動介入効果に関するシステマティックレビュー．日老医誌 **48**：51-54，2011．
12) 野原隆司・他：心血管疾患におけるリハビリテーションに関するガイドライン（2007年改訂版．循環器病の診断と治療に関するガイドライン（2006年度合同研究班報告）：http://WWW.j-circ.or.jp/guideline/pdf/JCS2010_nohara_r.pdf（2012年7月6日）

第3章 主な疾患・病態の摂食・嚥下リハビリテーション栄養

12. 慢性腎不全（透析）

東北大学大学院医学系研究科内部障害学
國枝顕二郎　上月正博

> **ポイント**
> ○腎不全は異化亢進状態で，透析はアミノ酸喪失や異化亢進を伴う．さらに慢性炎症，代謝性アシドーシスなどが加わり容易に栄養障害をきたす．
> ○腎不全ではサルコペニアの4つの原因を合併し，サルコペニアによる摂食・嚥下障害をきたし得る．脳卒中の合併にも注意を要する．
> ○栄養では異化を亢進させない十分なエネルギー摂取と蛋白質制限，運動療法の導入が重要である．

1. 慢性腎不全（透析患者）の摂食・嚥下障害の症例

　75歳，男性．160 cm，48 kg，BMI 18.75．脳梗塞の既往があるが，自立歩行は可能でADLは自立している．糖尿病性腎症による慢性腎不全で，2年前に週3回の血液透析を導入，常食を経口摂取していたが，3カ月程前からむせを認めていた．今回，誤嚥性肺炎で入院となり絶食のうえ，抗生剤加療を行った．RSST3回，水飲みテストでむせを認めた．嚥下造影検査を行ったところ，水分で喉頭侵入あり，ペーストや粥で咽頭残留を認めたが，ゼラチンゼリーの交互嚥下で残留は除去された．ゼリーでの交互嚥下を行いながら嚥下食より経口摂取を開始（藤島のグレード7），間接訓練も導入した．週3回の透析中に1回30～60分のエルゴメーターによる中等度の有酸素運動を行った．徐々に食事形態を上げていき，最終的には特別に嚥下しにくい食品を除き，3食経口摂取可能（1,600 kcal）となった（藤島のグレード9）．

2. 疾患・病態とサルコペニアの概要

　腎臓の主要な働きは，尿の生成と排泄を通じて体液の量と組成の恒常性を保つことである．慢性腎不全とは，数カ月ないし数年以上にわたって腎臓の有する排泄・内分泌機能・調節機能が進行性に低下し，腎機能不全に至って体液の量・質的恒常性が維持できなくなり，多彩な症状を呈する症候群である．
　近年，推算糸球体濾過量（estimated glomerular filtration rate；eGFR）を指標とする慢性腎臓病（chronic kidney disease；CKD）のステージ分類に基づいた診断，お

表 1　CKD のステージと診療計画

病期ステージ	重症度の説明	推算 GFR 値 ml/分 /1.73m²	診療計画
	ハイリスク群	≧90（CKD の危険因子を有する状態で）	― CKD スクリーニング ― CKD リスクを軽減させる治療
1	腎障害（＋）GFR は正常または亢進	≧90	上記に加えて ― CKD の診断と治療の開始 ― 合併症や併存疾患の治療 ― CKD 進展を遅延させる治療 ― CVD リスクを軽減させる治療
2	腎障害（＋）GFR 軽度低下	60～89	上記に加えて ―腎障害進行度の評価
3	GFR 中等度低下	30～59	上記に加えて ―腎不全合併症を把握し治療する （貧血，血圧上昇，二次性副甲状腺機能亢進症など）
4	GFR 高度低下	15～29	上記に加えて ―透析・移植を準備する
5	腎不全	＜15	透析または移植の導入（もし尿毒症の症状があれば）

（日本腎臓学会，2009）[1]

よび治療が推奨されている．CKD は，蛋白尿などの腎障害を示す所見，もしくは腎機能低下（GFR 60 ml/min/1.73 m²）が慢性的（3 カ月以上）に持続する場合に診断される．重症度は**表 1** のように第 1～5 病期に分類され，第 3 病期以降が慢性腎不全にあたる．

　CKD の治療の原則は，心血管病の発症や腎機能低下を抑制することである．その方法は，生活指導，食事療法，薬物療法と末期腎不全に至った場合の腎代替療法に分けられる．

　近年の血液透析技術の進歩は慢性腎不全患者に著しい延命効果をもたらしたが，長期間透析を行っていると心不全や低血圧などの合併症が発生し，それが透析患者の生活の質（quality of life；QOL）を低下させることも多い．CKD 患者の抱える問題点を**表 2** にまとめた[2]．CKD 透析患者では，合併症により安静を余儀なくされ，運動耐容能はさらに低下し，廃用症候群に陥ってしまう場合も多い．

　腎臓リハは CKD 患者や血液透析患者に対して運動療法，教育，食事療法，薬物療法，精神的ケアなどの包括的リハを行うことで，運動耐容能や ADL・QOL 向上，代謝改善等を目的とする新たなリハ領域である．透析患者の高齢化も進んでおり，透析患者ではサルコペニアの 4 つの原因すべてを合併し得ると考えてよい．また，CKD は脳卒中を含む心血管疾患の独立した危険因子で，CKD 合併により心血管イベント，心不全，脳梗塞の発症率は高くなり[3]，腎機能が低下するほど発症率は高くなる[4]．GFR ＜60 ml/min/1.73 m² の心血管疾患のリスクは以上と比較して脳卒中で男性 1.98 倍，女性 1.85 倍とされ[5]，CKD 透析患者では，脳卒中に伴う嚥下障害が存在する可能性が通常より高いことも考慮しておく．

表2　CKD透析患者のかかえる問題点

1) 循環器系
　　—死因の第1位は心不全
　　—糖尿病性腎症，高血圧といった生活習慣病を基礎疾患に有する患者の比率が増加
　　—高齢化
2) 腎性貧血
　　— Erythropoietin の合成能の低下
3) 代謝・免疫系
　　— Insulin 感受性の低下
　　—筋蛋白の異化亢進
　　—栄養分の透析液への流出
　　—炎症・線維化・動脈硬化に関係するサイトカインの増加
4) 筋・骨格系
　　—筋力低下（廃用性筋力低下，尿毒症性ミオパチー，尿毒症性ニューロパチー）
5) 骨・関節系
　　—腎性骨異栄養症（線維性骨炎，骨軟化症，無形成骨症）
　　—透析アミロドーシス
6) 心理・精神系
　　—心理的ストレス
　　— QOL の低下
7) 運動耐容能の低下

（上月，2006）[2]

3. 疾患とサルコペニアの評価

・加齢

　透析患者は年々高齢化しており，2010年の透析新規導入患者の平均年齢は男性66.9歳，女性67.8歳であった．虚弱高齢者では舌や舌骨上筋群のサルコペニアによる摂食・嚥下障害を認めることがある．

・活動

　透析患者は潜在的心不全状態で貧血もあり，透析直前は心不全や高血圧を，直後は起立性低血圧などを合併している．積極的な運動は困難な場合が多く身体活動が低下している．透析患者の運動耐容能は心不全やCOPDと同程度まで低下しているとする報告がある[6]．

・疾患

　腎不全は酸化ストレスや慢性炎症に起因する異化亢進状態で，さらに透析療法自体が炎症を惹起する．また，慢性腎不全は悪液質の原因疾患である．

・栄養

　炎症と栄養障害は密接に関連して低栄養・炎症複合症候群をきたす．不適切なエネルギー・蛋白摂取，尿毒症性物質蓄積による食欲低下，代謝性アシドーシスによるアルブミン合成障害，蛋白異化亢進などさまざまな因子が複雑に関連して栄養障害をきたす．

4. 疾患と摂食・嚥下機能評価

　サルコペニアによる摂食・嚥下障害をきたすことがある．CKDは脳卒中の危険因

子であり，脳卒中合併よる嚥下障害にも注意する．また，認知症など高次脳機能障害が関与している可能性も考えておく．

- **認知期**

加齢や脳卒中の合併により，認知症や高次脳機能障害による食物の認知障害を認めることがある．

- **準備期**

サルコペニアの影響で，取り込み，口唇閉鎖，咀嚼機能が低下する．脳卒中の合併による偽性球麻痺があれば，口唇閉鎖や咀嚼がうまくできないことがある．透析患者では，骨・電解質代謝異常に伴う歯牙異常により咀嚼の問題を認めることがある．

- **口腔期**

サルコペニアの影響で舌圧や口腔内食塊保持能力，舌の能動輸送が低下する．脳卒中合併による舌の運動障害をきたすことがある．透析患者では味覚障害を合併することがある．

- **咽頭期**

サルコペニアの影響で，鼻咽腔閉鎖，喉頭閉鎖，嚥下圧が低下し，喉頭蓋谷や梨状陥凹の残留増加や喉頭侵入，誤嚥をきたす．呼吸筋のサルコペニアは自己喀出能力の低下を招く．脳卒中による偽性球麻痺で，嚥下筋力低下，嚥下反射の遅延，喉頭閉鎖のタイミングのずれなどをきたし，球麻痺では，嚥下反射が誘発されない，不完全に起こる，食道入口部が開かないといった問題が起こる．

- **食道期**

サルコペニアの影響で，食道入口部開大不全を認める可能性がある．加齢や脳卒中の影響で，食道の蠕動障害が起こり，胃食道逆流や食道内逆流，食道残留をきたす可能性がある．

5. リハビリテーション栄養ケアプラン

●栄養ケアプラン

基本は，異化を亢進させない十分なエネルギー摂取と，蛋白質の制限である．透析患者では，1回の血液透析治療により5～8gのアミノ酸が喪失するとされ，体蛋白の分解によりこれを補っていると考えられる[7]．CKDステージごとの食事療法基準を示す（**表3**）．蛋白質制限に関して，特にステージ3～5のCKD患者では，腎機能障害の進行抑制のため病態に応じた蛋白質制限を考慮する．

透析患者における食事内容は，厳しい食事制限が必要な保存期腎不全の食事療法と比較すると緩和されるが，毎回の透析で除去できる水分や老廃物の量には限界があり，個々の患者に応じた食事内容にする．日本腎臓学会「腎疾患患者の生活指導・食事療法に関するガイドライン」では，特に適切なエネルギーと蛋白質摂取，および食塩，水，リン，カリウムの摂取制限が必要とされる[8]．

透析患者では，栄養治療として工夫した食事を提供しても，運動障害を有する患者では摂取した蛋白質やアミノ酸は体蛋白，特に筋蛋白の合成には利用されにくい．筋蛋白合成の最大の因子は運動であり，運動がなければ体蛋白としてではなく体脂肪と

表3 慢性腎臓病（CKD）の食事療法基準

ステージ（病期）	エネルギー (kcal/kg/day)	たんぱく質 (g/kg/day)	食塩 (g/day)	カリウム (mg/day)
ステージ1（GFR≧90） 尿蛋白量0.5g/day未満（注2） 尿蛋白量0.5g/day以上	27～39（注1） 27～39（注1）	ad lib 0.8～1.0	10未満（注3） 6未満	
ステージ2（GFR60～89） 尿蛋白量0.5g/day未満（注2） 尿蛋白量0.5g/day以上	27～39（注1） 27～39（注1）	ad lib 0.8～1.0	10未満（注3） 6未満	
ステージ3（GFR30～59） 尿蛋白量0.5g/day未満（注2） 尿蛋白量0.5g/day以上	27～39（注1） 27～39（注1）	0.8～1.0 0.6～0.8	3以上6未満 3以上6未満	2,000以下 2,000以下
ステージ4（GFR15～29）	27～39（注1）	0.6～0.8	3以上6未満	1,500以下
ステージ5（GFR<15）	27～39（注1）	0.6～0.8（注4）	3以上6未満	1,500以下
ステージ5D（透析療法中）	以下の表（血液透析）に示す			

kg：身長（m）^{2}×22として算出した標準体重，GFR：糸球体濾過量（ml/min/1.73m^2），ad lib：任意．
注1）厚生労働省策定の「日本人の食事摂取基準（2005年版）」と同一とする．性別，年齢，身体活動レベルにより推定エネルギー必要量は異なる．
注2）蓄尿ができない場合は，随時尿での尿蛋白/クレアチン比0.5
注3）高血圧の場合は6未満
注4）0.5 g/kg/day以下の超低蛋白食が透析導入遅延に有効との報告もある．

ステージ5D
血液透析（週3回）

エネルギー (kcal/kg/day)	たんぱく質 (g/kg/day)	食塩 (g/day)	水分 (ml/day)	カリウム (mg/day)	リン (mg/day)
27～39（注1）	1.0～1.2	6未満	できるだけ少なく（15 ml/kgDW/day以下）	2,000以下	蛋白質（g）×15以下

kg：身長（m）^{2}×22として算出した標準体重，kgDW：ドライウエイト（透析時基本体重）．
注1）厚生労働省策定の「日本人の食事摂取基準（2005年版）」と同一とする．性別，年齢，身体活動レベルにより推定エネルギー必要量は異なる．
（日本腎臓学会，2007）[8]

して蓄積され，窒素は尿素に分解されてしまう．したがって，栄養治療のみならず適切な運動量の確保は，きわめて重要といえる．透析患者の運動療法の効果について**表4**に示す．

●摂食・嚥下リハビリテーションプラン

　嚥下の各段階において，どこに問題があるのかを評価し，摂食・嚥下リハを行う．脳卒中合併例の摂食・嚥下リハプランには関しては，他項を参照されたい．

　患者の状態に合わせて直接訓練や間接訓練を行うが，直接訓練では食形態や食べ方，姿勢など摂食条件を設定し必要に応じて適宜条件を変更する．間接訓練は摂食前の準備として実施するほか，適応や実施可能を判断して，バルーン法や頭部挙上訓練など病態に合った訓練法を選択する．手軽にできる間接訓練としてはアイスマッサージ，空嚥下，頸部肩甲帯のリラクゼーションやストレッチ，口腔・舌の運動訓練などがある[9]．

　上述したように，筋蛋白合成の最大の刺激因子は運動である．運動をしない透析患

者や運動耐容能の低い透析患者は生命予後が悪く，透析患者が運動を行わないことは，低栄養，左室肥大と同程度に生命予後に関係する[10]．

透析患者の運動療法の標準的なメニューとしては，非透析日に週3〜4回，1回に30〜60分の歩行，エルゴメーターなどの中強度（最大の60％未満）有酸素運動が中心となる．低強度の筋力増強訓練を加える場合もあるが，週当たりの運動日数が多いほど生命予後がよい．しかし，患者の全身状態や意欲などの問題から，実際には運動療法を行うことが困難な症例も多い．

近年，透析の最中にエルゴメーターなどの運動療法を行う施設も出てきている[11,12]．透析中の運動療法は，蛋白同化促進，透析除去効率の向上といった効果があり，心不全状態である透析直前の運動と比較して，透析中では長時間の運動が可能で消費エネルギーも多くなる．そして，週3回の透析中に運動療法を行うことは非常に効率的といえる．運動療法は，運動耐容能やQOLの改善のみならず，低栄養・炎症複合症候群改善作用，蛋白異化抑制作用による栄養状態改善作用があり，運動療法の導入は積極的に検討する．

表4　腎不全透析患者における運動療法の効果

1) 最大酸素摂取量の増加
2) 左室収縮機能の亢進（安静時・運動時）
3) 心臓副交感神経系の活性化
4) 心臓交感神経過緊張の改善
5) 低栄養・炎症複合症候群（malnutrition-inflammation complex syndrome）の改善
6) 貧血の改善
7) 不安・うつ・QOLの改善
8) ADLの改善
9) 前腕静脈サイズの増加（特に等張性運動による）
10) 透析効果の増加

(上月，2006)[2]

文献

1) 日本腎臓学会：エビデンスに基づくCKD診療ガイドライン2009，東京医学社，2009，p5．
2) 上月正博：腎臓リハビリテーション—現況と将来展望．リハ医学 **43**：105-109，2006．
3) Keith DS et al：Longitudinal follow-up and outcomes among a population with chronic kidney disease in a large managed care organization. Arch Intern Med **164**：659-663, 2004.
4) Anavekar NS et al：Relation between renal dysfunction and cardiovascular outcomes after myocardial infarction. N Engl J Med **351**：1285-1295, 2004.
5) Nakayama M et al：Kidney dysfunction as a risk factor for first symptomatic stroke events in a general Japanese population-the Ohasama study. Nephrol Dial Transplant **22**：1910-1915, 2007.
6) Painter P：Physical functioning in end-stage renal disease patients：update 2005. Hemodial Int **9**：218-235, 2005.
7) 濱野高行：透析患者の栄養管理．腎疾患・透析最新の治療2008-2010（飯野靖彦・他編），南江堂，2008，pp402-405．
8) 日本腎臓学会：慢性腎臓病に対する食事療法基準2007年版．日腎会誌 **49**：871-878，2007．
9) 橋本育子，藤島一郎：腎不全医療における栄養管理の基礎知識「嚥下リハビリテーション」．臨床透析 **26**：121-127，2010．
10) O'Hare AM et al：Decreased survival among sedentary patients undergoing dialysis：results from the dialysis morbidity and mortality study wave 2. Am J Kidney Dis **41**：447-454, 2003.
11) 上月正博：透析患者の栄養治療としてのリハビリテーション・運動療法．栄養 **25**：361-366，2008．
12) Cheema BSB et al：Exercise training in patients receiving maintenance hemodialysis：a systematic review of clinical trials. Am J Nephrol **25**：352-364, 2005.

第3章 主な疾患・病態の摂食・嚥下リハビリテーション栄養

13. 後期高齢者

県立広島大学人間文化学部健康科学科
栢下 淳　山縣誉志江

> **ポイント**
> ○後期高齢者では，骨格筋量が低下しやすい．
> ○嚥下障害の疑いがあれば，食事の形態調整や液体にとろみをつけることが望ましい場合がある．
> ○嚥下調整食は，摂取エネルギー量が低下することを理解し，適切に補助栄養を利用する．

1. 疾患・病態とサルコペニアの概要

　後期高齢者とは，75歳以上の高齢者のことであるが，この章では，前期高齢者（65～74歳）についても一部含む．わが国の高齢化率（総人口に占める65歳以上人口の割合）は，2010年10月時点で23.1％であり，2055年には40.5％までに達する見込みである[1]．介護を受けたり病気で寝たきりになったりせず，自立して健康に生活できる期間を示す「健康寿命」は2010年では，男性70.42歳，女性73.62歳と厚生労働省が報告している．平成21（2009）年簡易生命表によると，平均寿命は男性79.59年，女性86.44年で，男性で9年，女性で13年程度，生活するうえで補助が必要な期間がある．

　高齢者では，何らかの疾患を有する率が高くなり，入院はしていないが，病気やけがなどで何らかの自覚症状がある人（有訴者率）は，20～40歳代の20～30％と比較すると70歳以上では半数を超える[2]．介護保険の実績状況からみると，65歳以上の高齢者の16％が要介護または要支援の認定を受けており，介護サービスの利用者は350万人に上る．介護保険施設入所者は約80万人で，そのうち70歳以上が95％を占める[3]．

　高齢者では，生理的な食欲の低下，さまざまな疾患，薬剤の服用，身体機能障害などから[4,5]，一般に栄養障害をきたしやすいことが知られている．しかし，ヒトの小腸では，形態的には加齢の影響はあまり受けないため[6]，栄養素の吸収に関しての影響を大きく受けることはないと考えられる．70歳以上の食事摂取基準は，各基準の値が70歳未満の成人の各基準値と全く同じ栄養素が半数近くを占める[7]．このことから，高齢になっても必要な栄養の量は大きく変化しないことがわかる（**表1**）．施

表1 食事摂取基準（2010年版）男性

	基礎代謝基準値 (kcal/kg/日)	蛋白質 (g/日)	ビタミンD (μg/日)	カルシウム (mg/日)	鉄 (mg/日)
30〜59歳	22.3	60	5.5	650	7.5
70歳以上	21.5	60	5.5	700	7.0

食事摂取基準のエネルギー必要量は，基礎代謝基準値に基準体重（国民栄養調査中央値）を乗じて算定．

設居住者は，自立した高齢者よりも身体活動レベルが低く[8]，施設入居者では，健康であっても非常に低い基礎代謝量が報告されている[9]．高齢者では単に個人の体格や健康状態のみでなく，生活状況なども考慮して身体活動レベルを推定したうえでの，適切なエネルギー摂取が求められる．

代謝面では，加齢に伴う食後のインスリンの追加分泌機能が低下し，食後血糖値が上昇しやすくなる[10]．また，骨格筋量が減少し，脂肪の割合が増加することにより，インスリン抵抗性が増大する．高齢者では骨格筋の減少に伴い，骨格筋における蛋白質代謝は低下する[11]が，内臓における蛋白質代謝はほとんど変化しない[7]．

2. 疾患とサルコペニアの評価

・加齢

加齢による筋蛋白質の合成能力の減少と分解能力の増加は，骨格筋量を減少させるため，サルコペニアを発症する可能性がある．

・活動

見かけ上は元気そうにみえても，使用しない筋肉は廃用により量が減少する．足の筋肉量の低下により，歩行速度の低下などはよくみられる．また，筋力の低下は，さまざまな転倒発生のリスクのうちで最も危険度が高いとされている[12]．高齢者の転倒は，寝たきりを引き起こす可能性があるため，注意が必要である．

・栄養

身体活動の低下に伴い，エネルギー代謝が減少し，食欲減少から低栄養状態に陥る場合がある．低栄養では骨格筋から必要なエネルギーを動員するため，筋萎縮，すなわちサルコペニアを招く．低栄養状態では，サルコペニアだけでなく，免疫力の低下や骨の脆弱などをもたらすため，QOLの低下にもつながる．

咀嚼機能が低下した場合，食事の形態調整を行うこともある．このようなときは，調理する際に通常よりも多めに加水するため栄養価が低下し，全量摂取しても低栄養に陥りやすい．

・疾患

高齢者では脳梗塞や心筋梗塞の原因となる動脈は若年者と比べると硬くなっている．このような動脈硬化を促進する糖尿病，高血圧，脂質異常症も多い．これらの疾病は，内臓脂肪の蓄積も一因であるが，それを是正するために食事制限などを行うと低栄養に陥りやすいので注意が必要である．

3. 疾患と摂食・嚥下機能評価

　摂食・嚥下機能の低下した患者のための簡易的な嚥下機能評価方法として，EAT-10（Eating Assessment Tool）があげられる．スクリーニングシートの日本語訳[13]を参照されたい（第2章「2．サルコペニアの摂食・嚥下障害の評価と対応」p95）．10個の質問項目に回答するだけなので，2〜3分で評価できる．合計点数が3点以上の場合には嚥下障害の疑いがあるため，より詳細な検査を受けることが望ましい．

　嚥下障害のアセスメントは，いくつか存在する．本書では，代表的な画像診断するものとしないものを紹介する．

①反復唾液のみテスト（repetitive saliva swallowing test；RSST）

　人差し指で舌骨を，中指で甲状軟骨を軽く触知し，30秒間に何回嚥下できるかをみる．3回/30秒未満を陽性と判定する．

②改訂水飲みテスト（modified water swallowing test；MWST）

　冷水3 mlを口腔前庭に注ぎ，嚥下させる．可能ならさらに2回嚥下運動をさせる．最も悪い嚥下活動を評価する．評価点が4点以上なら合計3回行い，最も悪い場合を評価とする．

［判定基準］
1. 嚥下なし，むせる and/or 呼吸切迫．
2. 嚥下あり，呼吸切迫（不顕性誤嚥の疑い）．
3. 嚥下あり，呼吸良好，むせる and/or 湿性嗄声．
4. 嚥下あり，呼吸良好，むせない．
5. 4．に加え，追加嚥下運動が30秒以内に2回可能．

③嚥下造影検査（videofluoroscopic examination of swallowing；VF）

　硫酸バリウムや血管造影剤などを混ぜた検査食を対象者が摂取し，X線を照射して嚥下を行う様子を観察する．画像診断であるVFは，嚥下の様子が直に観察でき，わずかな誤嚥でも検出することができる有力な検査法として広く行われている．

④嚥下内視鏡検査（videoendoscopic evaluation of swallowing；VE）

　鼻咽喉用ファイバースコープを用い，モニターに接続して画像を記録する．被爆がなく，実際の摂食場面で評価ができ，手軽であるという点で優れている．

・認知期

　認知症や脳血管疾患に伴う認知障害で，認知期に障害を認める場合がある．また，健康な高齢者であっても，注意力の散漫や食欲の低下による摂食拒否がみられることもある．

・準備期

　歯の欠損，口腔内乾燥，唾液分泌の低下，咀嚼能力の低下などがみられることがある．

・口腔期

　加齢による舌の形態的な変化は認められない．

・咽頭期

　老化による筋萎縮により，咽頭蠕動の運動能力が低下し，喉頭蓋谷や梨状窩への残留が認められることがある．

・食道期

　高齢者では，下部食道括約部の静止圧の低下や食道クリアランスの低下が認められ，胃食道逆流を引き起こしやすい．

4. リハビリテーション栄養ケアプラン

　検査で嚥下障害の疑いありとされた場合，提供する食事の形態調整や液体にとろみをつける作業が必要となる場合がある．

●栄養ケアプラン

　後期高齢者では，誤嚥を恐れて食事量が減少することが考えられる．食事量の低下は，エネルギー摂取量の低下につながり，エネルギー摂取量が少なくなると，窒素出納を維持するためには蛋白質の要求量が増える（図）[14]．これは，蛋白質がエネルギー源として使用されるために要求量が増大する．蛋白質量が不足する場合（protein malnutrition）の栄養不良を kwashiorkor（クワシオルコル），蛋白質量とエネルギーのいずれもが不足する場合は marasmus（マラスムス），両者の特徴をあわせもつ混合型（マラスムス型クワシオルコル）に分類される．高齢者では，エネルギー量や蛋白質摂取のいずれが不足した場合でも，筋萎縮が進行し，歩行速度の低下などにもつながる．食べないことが原因となる廃用性嚥下障害も誘発される可能性がある．施設入居者や在宅ケア対象の要介護状態にあるような高齢者では，経口から十分に栄養が

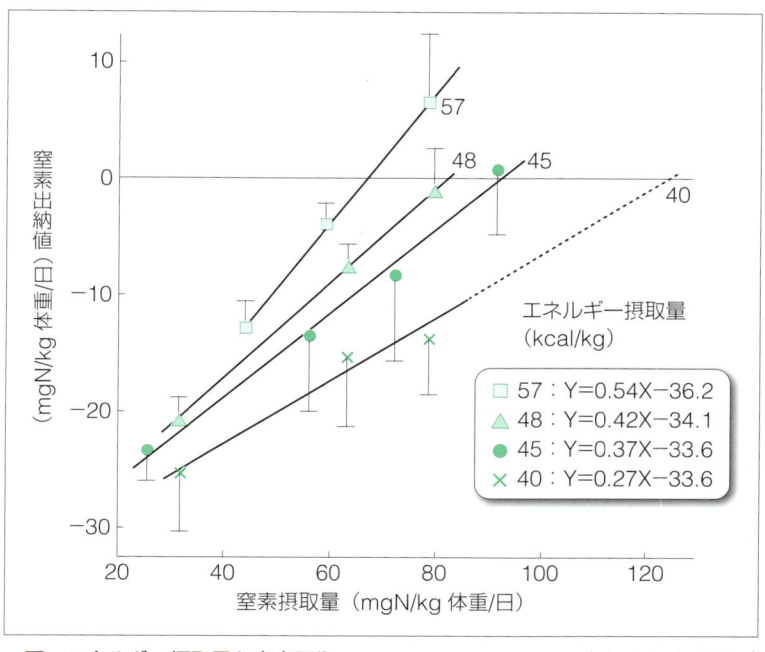

図　エネルギー摂取量と窒素平衡　　　　　　　　　　　　　　　　（岸・他，2007）[14]

表2　100 g あたりのエネルギー量および栄養量の変化

	形態	エネルギー（kcal）	蛋白質（g）	水分（g）
煮込みうどん	常食	92	4.7	78.4
	ペースト食	84	4.3	80.4
	ムース食	23	1.2	87.0
ハンバーグ	常食	198	10.6	65.6
	ペースト食	146	7.8	74.7
	ムース食	99	5.3	82.8
切り干し大根の煮付け	常食	120	3.0	51.1
	ペースト食	90	2.3	63.3
	ムース食	40	1.0	83.7

摂取できず負の窒素出納を示す人が少なくない．高齢者は，特に蛋白質補給量を考慮する必要がある．

　食事を形態調整した場合，単位重量当たりのエネルギー量や蛋白質が低下する．たとえば，炊き上がり100 gあたりでは，ごはんはエネルギー168 kcal，蛋白質2.5 gを含むが，全粥はエネルギー71 kcal，蛋白質1.1 g，五分粥はエネルギー36 kcal，蛋白質0.5 gと，形態調整により，エネルギー量や蛋白質量が低下する[15]．同様に，ペースト食やムース食に調整する場合も，エネルギー量や蛋白質量が大きく低下する（表2）．徳島赤十字病院の入院患者に提供しているハンバーグのレシピを基に計算（100 gあたり）した場合，常食はエネルギー198 kcal，蛋白質10.6 g，ペースト食はエネルギー146 kcal，蛋白質7.8 g，ムース食はエネルギー99 kcal，蛋白質5.3 gである．いずれの形態においてもエネルギー100 kcalあたりの蛋白質は5.3 gであり，形態調整を行う際に加水することで嵩が増加し，単位重量当たりのエネルギー量と蛋白質量が低下していることがわかる．ごはんを全粥にした場合，エネルギー量が半分になるので，エネルギーを確保するために2倍の量を摂取する必要がある．しかし形態調整した食事を2倍量摂取することは，現実的には不可能であり，補助栄養の利用を考える必要がある．

●摂食・嚥下リハビリテーションプラン

　十分な水分補給ができていない場合，脱水を引き起こすことがある．その結果，血液が濃くなり，脳卒中を引き起こすという悪循環に陥りやすくなる．誤嚥を恐れて水分補給を控えるのではなく，適切なとろみをつけて摂取することが肝要である．高齢者による官能評価においては，およそ210 mPa・s（50 s^{-1}）以下のときに飲み込みやすいと評価される[16]．これは，ポタージュスープ程度のとろみであり，この程度が高齢者にとって飲み込みやすいことがわかる．しかし，必ずしも「飲み込みやすい＝安全」ではないことには注意をしなければならない．誤嚥を恐れて液体にとろみをつけすぎることもしばしばみられるが，とろみのつけすぎは咽頭残留，嚥下後誤嚥を引き起こす可能性があるため，濃いとろみの摂取後にはゼリーなどを摂取し，咽頭に残留物を残さないようにする．

文 献

1) 内閣府：平成23年版高齢社会白書，2011.
2) 厚生労働省：平成19年国民生活基礎調査，2008.
3) 厚生労働省：平成18年度介護保険事業状況報告，2008.
4) Schiff man SS, Graham BG：Taste and smell perception aff ect appetite and immunity in theelderly. *Eur J Clin Nutr* **54**：S54-63, 2000.
5) Shock NW et al：Normal Human Aging－The Baltimore Longitudinal Study of Aging－. *NIH Publication* **84**：2450, 1984.
6) Corazza GR et al：Ageing and small-bowel mucosa：a morphometric study. *Gerontology* **32**：60-65, 1986.
7) 厚生労働省：日本人の食事摂取基準2010年版，第一出版，2009, pp291-306.
8) Rothenberg EM et al：Resting energy expenditure, activity energy expenditure and total energy expenditure at age 91-96 years. *Br J Nutr* **84**：319-324, 2000.
9) 横関利子：高齢者の基礎代謝量と身体活動量．日栄・食糧会誌 **46**：451-458, 1993.
10) Scheen AJ：Diabetes mellitus in the elderly：insulin resistance and/or impaired insulin secretion? *Diabetes Metab* **31**（Spec No 2）：5S27-34, 2005.
11) Saltzman JR et al：Bacterial overgrowth without clinical malabsorption in elderly hypochlorhydric subjects. *Gastroenterology* **106**：615-623, 1994.
12) Guideline for the prevention of falls in older persons. American Geriatrics Society, British Geriatrics Society, and American Academy of Orthopaedic Surgeons Panel on Falls Prevention. *J Am Geriatr Soc* **49**：664-672, 2001.
13) Belafsky PC et al：Validity and reliability of the Eating Assessment Tool（EAT-10）. *Ann Otol Rhinol Laryngol* **117**：919-924, 2008.
14) 岸 恭一・木戸康博編：タンパク質・アミノ酸の新栄養学，講談社サイエンティフィック，2007, pp206-217.
15) 香川芳子監修：食品成分表2012，女子栄養大学出版部，2012.
16) Yamagata Y et al：Determination of a suitable shear rate for thickened liquids easy for the elderly to swallow. *Food Sci Technol Res* **18**：363-369, 2012.

第3章 主な疾患・病態の摂食・嚥下リハビリテーション栄養

14. 口腔乾燥

兵庫医科大学歯科口腔外科学講座
岸本裕充

> **ポイント**
> ○サルコペニアによる摂食・嚥下障害は，口腔乾燥を生じる原因の1つである．
> ○口腔乾燥は自浄性をはじめとする口腔機能の低下を示唆し，摂食・嚥下障害を悪化させる．
> ○対症療法が中心になる場合が多いが，栄養とともに水・電解質平衡への介入も重要である．

1. 口腔の潤いは「口腔のバイタルサイン」の1つ

　野生の動物は，経管栄養や静脈栄養を受けることができないので，食べられなくなることは死を意味する．もちろん食べた後に歯ブラシを使うことはないが，口腔の「自浄作用」によって，きれいに保たれている．一方，人間は火などを使って加熱調理し，また砂糖も使うことで，おいしく食べることを楽しめるようになったが，飲食物の歯への粘着性が高まり，文明病としてのむし歯や歯周病を予防するために歯みがきをしなければならなくなった．また，経口摂取を制限する，というきわめて非生理的な状況でも生命の維持が可能になったが，静脈栄養では腸管の萎縮による弊害や微量元素やビタミンなどの重要性が明らかとなり，経腸栄養が見直された．腸管を使うという点で，胃瘻やNGチューブなどを用いた経管栄養は静脈栄養よりは生理的で，嚥下障害を有する患者においては不可欠な栄養法であるが，"口を使わないことの弊害"（裏を返せば口腔機能の重要性）を再認識する必要がある．

　体温，血圧などのバイタルサインは，全身を管理していくうえで不可欠であるのと同様に，口腔を管理していくときにバイタルサイン的に最低限確認しておきたいことは，口腔の「清浄性」と「潤い」の2つである．経口摂取を制限した患者では，しばしばこの2つに問題があることを経験するであろう．体温や血圧に異常をきたさない疾患がいくらでもあるように，これら「口腔のバイタルサイン」が正常であるから機能的に問題がない，とは限らないが，この潤いが低下した状態が「口腔乾燥」であり，非常に多くの背景・原因が複合して存在することが多い（**表1**）．

2. 口腔乾燥とサルコペニアの概要

舌をはじめ咀嚼や嚥下にかかわる重要な筋のサルコペニアを生じると，口腔機能が低下し，咀嚼などの刺激で分泌されていた唾液量も減少する（口腔領域の運動・知覚神経の機能低下がありながらも経口摂取をしている場合には，食物残渣が目立つようになる）．潤滑作用を担う唾液が減少すると，食塊形成や食物の咽頭への移送に不利であり，さらに嚥下しにくくなり，筋の廃用（性萎縮）が進行する，という「負のスパイラル」に陥る．唾液の減少による「潤い」の低下，つまり「口腔乾燥」は，サルコペニアと密接に関連しており，特に高齢者では「負のスパイラル」に容易に陥りやすい．

口腔のバイタルサインである「清浄性」を保つための「食後に歯みがきや洗口」は，多くの人間が生活習慣の1つとして実施しているが，「食べ（られ）ないときにどうすべきか？」について，あまり意識されてこなかったのではないだろうか．悪循環を断ち切る，もしくは予防する目的での口腔乾燥対策は，サルコペニア対策としても有用といえるだろう．

表1 口腔乾燥の主な原因

1）唾液分泌量の減少
・唾液腺の機能は（ほぼ）正常
（可逆的；原因が解決すれば回復）
禁食：静脈栄養，経管栄養
咀嚼障害：歯痛，義歯不適合など
脱水：輸液量の制限，下痢，嘔吐，発熱，高血糖など
薬剤（鎮静薬，睡眠薬，利尿薬など多数）の副作用
・唾液腺の機能が低下
（不可逆的；唾液腺の変性）
頭頸部がんに対する放射線治療
自己免疫疾患（Sjögren 症候群）
加齢

2）口腔からの水分蒸発の増加
（口唇の閉鎖不全を伴う）
口呼吸（鼻閉），開口状態，経口挿管
発熱
低湿度環境

3. サルコペニアの原因因子と口腔乾燥の関連

サルコペニアの4つの原因別に，口腔乾燥との関連について解説する．

・加齢（原発性）

加齢による唾液分泌量の減少を否定する意見がある．つまり高齢者では薬剤を使用する機会が多く，その影響による唾液分泌量の減少であって，加齢のみで減少することはない，という見解である．しかしながら，筆者の印象では，個人差はあるだろうが，特に併用薬剤のない高齢者でも唾液分泌が低下していることは珍しくなく，放射線治療歴のない口腔がん患者でも，頸部郭清術に唾液腺組織の高度変性（萎縮）を確認することもあり，加齢による唾液分泌量の減少はあると考える．若年者よりも相対的に水分量が減少し，脱水傾向にあることも唾液分泌量の減少をきたす要因である．

また，唾液分泌量の減少とともに口腔乾燥の原因の1つである「口腔からの水分蒸発の増加」という面で，口唇を内側から支持する前歯部が欠損すると口唇が内翻して閉鎖不全を生じやすい．ただし，これは義歯の装着で解決できる．

・活動

消化器外科の手術後など治療上経口摂取が制限される場面は多い．酸味などの味覚

による刺激とともに咀嚼による刺激は最も有効かつ強力に唾液分泌を促す．飲食物の嚥下に制限がある状況でも，たとえばガムなどを安全に咀嚼できるのであれば，口腔乾燥とサルコペニアの両者の予防の面で非常に有用である．

・栄養

特定の栄養成分と口腔乾燥のかかわりについては明らかにされていない．唾液の機能として水分平衡を調節する役割があることから，ナトリウムなどの電解質や，膠質浸透圧を担うアルブミンなど，水分・栄養管理の基本的事項に問題があれば，口腔乾燥への影響が考えられる．また，臨床的に貧血のある患者は口腔乾燥を合併することが多いことから，血清鉄はチェックしておくべきであろう．

・疾患

口腔乾燥をきたす疾患・病態は多数ある（表1）が，唾液腺と涙腺を標的とする自己免疫疾患である Sjögren 症候群（Sjs）については常に頭の隅に置いておきたい．他の膠原病に続発して生じることもある．性差は明らかで，中高年の女性に多い．Sjs の確定診断に至らないものの，中高年でドライマウス・ドライアイを訴える頻度は女性のほうが圧倒的に多い．

4. 口腔乾燥の評価と摂食・嚥下機能の関連

●口腔乾燥の評価

唾液分泌量の検査には，安静時唾液と刺激時唾液の2種類があり，前者では吐唾法（15分で1.5 ml以上が正常），後者ではガムテスト・サクソンテスト（ガムやガーゼを2分間噛んで2 g（≒ml）以上が正常）が一般的である．口腔乾燥は，唾液の分泌量の影響を大きく受けるが，自覚症状とは必ずしも一致せず，特にガムテストやサクソンテストでは正常と判定されても，口腔乾燥感を訴える患者は少なくない（安静時唾液がやや減少）．また，絶対量（安静時・刺激時）が減っていても，慣れなどの要因も加わって自覚が少ない場合もある．

筆者は Andersson ら[1] の Revised Oral Assessment Guide（ROAG）の「唾液」の項目を参考に，グローブを装着した手指と頰粘膜の摩擦抵抗を目安にした評価方法を推奨している（表2）．客観的な評価方法として，口腔水分計ムーカスを用いた評価も有用である[2]．

・認知期

健常な「口渇感」に基づく適切な飲水行動は，最も生理的な水分平衡の調整であり，

表2 頰粘膜の摩擦抵抗を目安にした口腔乾燥の評価

	○問題なし 現状のケア方法を継続	△要注意 改善がなければ専門職へのアセスメントの依頼を検討	×問題あり 治療，積極的な専門的介入が必要
口腔乾燥度・唾液	グローブをつけた手指での粘膜の触診で抵抗なく滑る．唾液あり	摩擦抵抗が少し増すが粘膜にくっつきそうにはならない 唾液が少なく，ネバネバ	明らかに抵抗が増し粘膜にくっつきそうになる 唾液が少なく，カラカラ

口腔乾燥の予防にもつながる．意識障害や鎮静下では，この調節機能が働かないため，尿量も含めたバイタルサインや臨床検査を参考にした管理が必要となる．

- **準備期**

咀嚼による刺激で唾液が分泌される．アミラーゼによるデンプンの消化作用の他，食塊の形成にも唾液は必要である．歯や粘膜の表面に唾液が一層存在することは，潤滑作用として，食塊の形成，移送に欠かせない（**表3**）．この潤滑には唾液中のムチンが重要な役割を果たす．

歯の欠損がある場合には義歯（取り外し式の入れ歯）を使用するが，義歯の吸着（安定）には唾液が重要な役割を果たす．口腔乾燥があると，義歯が不安定になり，褥瘡性潰瘍を形成し，痛みのために義歯を使用しにくくなることがある．また，唾液の抗菌作用が低下すると口腔カンジダ症が起こりやすく，義歯の素材であるレジンにはカンジダが付着しやすいため，リスク要因が重なることを意識しておく．

表3　唾液の機能

- **洗浄**：歯面や口腔内を洗浄し，食物残渣の残留を防ぐ．
- **抗菌**：分泌型免疫抗体（IgA），リゾチーム，ラクトフェリン，ペルオキシダーゼなどによる抗菌作用．
- **再石灰化**：酸で脱灰された歯質を短時間で修復する．
- **pH緩衝**：酸性もしくはアルカリ性に傾いたpHを中性付近に戻す重炭酸塩による緩衝作用．
- **消化**：アミラーゼによりデンプンはマルトースからデキストリンまで加水分解．
- **保護・潤滑**：ムチンは蛋白質分解酵素による粘膜の自己消化を防ぎ，その粘性によって粘膜の損傷を防ぐ．食物や粘膜を湿らせて，咀嚼，嚥下，発音などの運動を円滑にする．
- **溶媒（味覚発現）**：味質を溶解し，味覚の発現を助長する．
- **水分平衡（体液量の調節）**：発汗，下痢などにより体液量が減少すると，唾液分泌量が減少する．
- **排泄**：体内に投与された薬物や化学物質が唾液中に排泄される．
- **内分泌**：耳下腺および顎下腺から分泌されるパロチンには無機質代謝に関与し，骨や歯の石灰化を促進する作用がある．

- **口腔期**

搾送運動による食塊の移送においても唾液の潤滑作用は重要である．

- **咽頭期**

唾液分泌の減少による食塊の形成不全があると，咽頭期においても不利である．誤嚥を防止するために喉頭蓋の閉鎖は重要で，そのためには下顎が固定したうえでの舌骨の挙上が必要であるが，何らかの原因で総義歯もしくは総義歯に近い部分義歯を装着できなくなると，嚥下時における下顎の固定が難しくなる．

- **食道期**

唾液のpH緩衝作用は，う蝕の原因菌が産生する酸の中和だけではなく，逆流してきた胃酸の中和にも役立つと考えられている．夜間睡眠中の歯ぎしりがプロトンポンプインヒビター（PPI）の内服で改善した，との報告もある．

5．リハビリテーション栄養ケアプラン

●栄養ケアプラン

先に述べたとおり，電解質・アルブミンなどを含めた水分平衡を適正に管理することは口腔乾燥を予防するために重要であるが，臨床の現場では，心不全や浮腫の予防を目的として，輸液量の制限など脱水気味で管理せざるを得ないことも多い．その場

合には，対症療法として，口腔の潤いを保つこと，つまり保湿を心がけるように対応する．

この際，口腔乾燥の原因（表1）と対応させて，「保湿＝加湿＋蒸発予防」と考えると理解しやすい[3]．つまり，唾液の分泌の低下を補うよう「加湿」し，口唇の閉鎖不全や低湿度環境などによる「蒸発の予防」を図る．

加湿方法としては，スプレーが有用である．水や緑茶など，好みに応じて選択する．口腔乾燥時に自浄性の低下を補う意味で洗口を指示するのは悪くないが，加湿を期待するのは適切とはいえない．粘膜を覆うムチンが失われやすいためである．これは冬場で手がカサカサするときに手洗いをするのと同じで，手洗いや洗口は清潔の維持には大切であるが，どちらも保湿の面では不利である．特に洗口剤は石けんと同様，界面活性剤が含まれる製品が多く，乾燥感を悪化させやすい（清潔の維持には有利）．

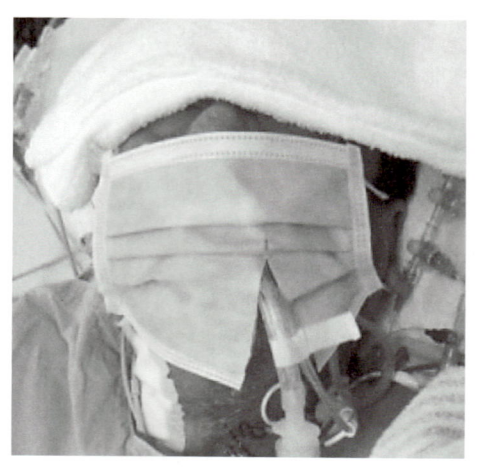

図　マスクを装着した蒸発予防

蒸発の予防には，マスクを装着（経口気管挿管患者ではマスクに切れ込みを入れる，**図**）するのが有用である．湿潤ジェルも蒸発予防に有用であるが，薄く塗布するのがコツである．厚く塗ると持続時間が長くなると考えがちであるが，実際には湿潤ジェルが硬化したり，汚染源になる可能性があるため，粘膜から水分蒸発を防ぐための薄膜をつくるイメージがよい．粘膜の清掃時に古いジェルを確実に除去するよう心がけたい．

● 摂食・嚥下リハビリテーションプラン

咀嚼運動（嚥下が難しければ，ガムを噛むなどでもOK）をはじめ，摂食・嚥下リハに関連する刺激は，口腔乾燥の予防もしくは改善に有利に作用する．

リハを行う前提として，安全性を担保する意味でも，口腔の「清浄性」と「潤い」の2つは達成されていることが望ましい．潤いは加湿によって得られるが，「唾液腺マッサージ」とよばれる大唾液腺（耳下腺・顎下線・舌下腺）相当部を圧迫する手技によって，唾液を押し出すこともある．ただし，これをICUなどに収容中で脱水気味に管理されている患者にはするべきではない[4]．その理由として，圧迫により唾液が押し出されても唾液の産生量は変わらないので，その後リバウンドとして唾液の排出が減少すると考えられている．

文　献

1) Andersson P : Comparison of oral health status on admission and at discharge in a group of geriatric rehabilitation patients. *Oral Health Prev Dent* **1** : 221-228, 2003.
2) 塚本敦美, 岸本裕充：保湿を重視した口腔ケアを実施したICU入室中患者における口腔乾燥度の推移. 日口腔感染症会誌 **18** : 16-19, 2011.
3) 岸本裕充：口腔ケアの技術とトラブル対応. 成果の上がる口腔ケア（岸本裕充編）, 医学書院, 2011, pp33-79.
4) 岸本裕充：見直してほしい過剰なケア，無駄なケア. 成果の上がる口腔ケア（岸本裕充編）, 医学書院, 2011, pp20-25.

第3章 主な疾患・病態の摂食・嚥下リハビリテーション栄養

15. 口腔衛生不良

1) 九州歯科大学歯学部口腔保健学科
2) 医療法人ピーアイエー ナカムラ病院 歯科衛生士室

金久弥生[1] **板木咲子**[2]

> **ポイント**
> ○口腔衛生不良は，摂食・嚥下機能に関与する認知・感覚機能の障害や低下に影響する．
> ○加齢による原発性サルコペニアや廃用性の機能低下は摂食・嚥下関連筋の筋力低下を引き起こして口腔の自浄作用の低下につながる．
> ○サルコペニアが口腔衛生不良に影響を与えるかどうかの論拠はまだはっきりしていない．

1. 口腔衛生不良による摂食・嚥下障害の症例

85歳，女性．身長155 cm，体重38 kg，BMI15.8．
アルツハイマー型認知症により，息子による介護を受けながら在宅生活を続けていた．入浴や口腔清掃に対する拒否が徐々に強くなり，保清介護が十分に行えなくなった．入浴に伴う保清介護への抵抗や拒否，口腔はもちろん装着している上下顎総義歯も触ることができないなど，認知症に伴う中核症状や周辺症状に困惑し，在宅介護が困難となり精神科病棟へ入院となった．入院3～4カ月前までは歩行・更衣・入浴は一部介助．食事は，息子のつくる軟らかめの食事をむせながらも自力で経口摂取していた．しかし，口腔内に食物をため込んでなかなか飲み込まないなど，食事に時間を要するようになり，摂取量も徐々に減少し入院の運びとなった．

入院時体重33 kg．立位保持は可能だが，歩行は不安定なため車椅子を使用するも自走困難．口腔状態は，上下顎とも残根状態歯を含めて現在歯はなく，上下顎総義歯を装着し使用中．口腔衛生状態は不良で，口腔粘膜はやや乾燥気味で舌苔付着もあり，食物残渣が認められた．上下顎総義歯の内面および頬・舌側には歯垢が多量で強固に付着していた．

入院直後，病棟スタッフによる入浴・洗髪の介助，口腔および義歯の清掃など，全身の保清を実施．特に義歯には多量で強固に歯垢が付着しており，義歯用ブラシによる機械的清掃だけでは除去できず，義歯洗浄剤を用いた化学的洗浄を併用したが完全に歯垢除去できるまでに数日を要した．食事は，入院当初は1日840 kcalのペースト食を介助により提供するも，口腔内へのため込みや嚥下反射の遅延などが認められ，

全量摂取できなかった．

　しかし，日常生活リズムを再獲得し，療養生活が安定しはじめた1週間後には病棟スタッフによる日常生活支援や口腔および義歯清掃への拒否が軽減した．さらに入院生活にも慣れた2〜3週間後には食事摂取量も増加し，1日1,300 kcalを介助により安定して摂取できるようになり，3カ月後には体重37 kgとなった．

2. 疾患・病態とサルコペニアの概要

　本症例の口腔衛生不良は，認知症の中核症状としての理解・判断力の障害や実行機能障害，感情表現の変化や，食行動の異常や不潔行為，介護への抵抗，意欲低下などの周辺症状に，加齢に伴う筋力・機能低下による自浄作用の低下が加わったことによる要因が大きい．また，口腔および義歯の清掃不良は感覚の障害や低下に影響を与えるだけでなく，口腔粘膜・舌の可動域の制限や機能不全による筋力低下に影響することも考えられる．さらに，口腔・咽頭部の筋力低下や口腔周囲および摂食・嚥下機能に関与する筋肉の筋力低下を及ぼすことにより口腔の自浄作用が低下し，唾液分泌量の減少をも生じさせることが考えられる．

3. 疾患とサルコペニアの評価

　本症例ではサルコペニアの4つの原因すべてを合併していることが考えらえる．

・加齢
　加齢による原発性サルコペニアや機能低下は，摂食・嚥下関連筋の筋力低下および機能低下に影響を及ぼすとともに，口腔の自浄作用を低下させ，原発性のサルコペニアを進行させる可能性もある．

・活動
　虚弱高齢者の摂食・嚥下障害では，喉頭前庭閉鎖，舌による移送の障害，舌骨の動きの遅れが問題となる[1]．．このような摂食・嚥下機能に関与する筋力・機能低下は，口腔の自浄作用の低下に影響することが考えられ，口腔衛生不良が生じる．また，加齢や認知症状の進行に伴う活動量の低下により，四肢体幹筋および摂食・嚥下機能に関連する筋力の低下および廃用性の筋力・機能低下の可能性が考えられる[2]．

・栄養
　加齢による原発性サルコペニアや認知症の進行に伴う食欲・食事摂取量低下により，栄養に関連した二次性サルコペニアの出現が考えられる[3]．入院前までは在宅にて介護者により栄養管理がなされており，食事摂取量低下に伴い必要エネルギー量の摂取が不足していた可能性が高い．入院時には，通常時体重よりも5 kgの体重減少が認められ，低栄養であったことが考えられる．

・疾患
　アルツハイマー型認知症による介護拒否のため，口腔や義歯の保清介護が行えず口腔衛生状態が不良となった．さらに，この口腔衛生状態の不良によって口腔から咽頭部の感覚低下や感覚障害も生じ，むせや飲み込みまでに時間がかかるなどの摂食・嚥

下機能の低下を引き起こし，サルコペニアが生じる可能性があると考えられる．

4. 疾患と摂食・嚥下機能評価

　本症例の口腔衛生不良は，認知症の周辺症状による介護への抵抗や拒否と加齢に伴う筋力・機能低下による自浄作用の低下による要因が大きい．そのため，認知機能，中核症状，周辺症状，栄養状態，摂食・嚥下機能，口腔機能，口腔衛生状態などについて，病院や施設に所属する各専門職によって評価を行い，リハ計画を立案する．認知症による周辺症状軽減への対応と意欲および認知・感覚低下の要因と考えられる全身の保清不良の改善と，口腔の自浄作用の回復に伴って，栄養改善を図ることが望ましい．また，現在備えている摂食・嚥下機能を発揮できる身体および周囲の環境を整える必要がある．

・認知期

　食物の認知にも障害を認めることが考えられる．また，口腔衛生不良によって，食物のにおいや味覚への障害も生じ，準備期から口腔期へのスムーズな摂食行動を妨げている可能性がある．さらに，四肢体幹筋の筋力低下による安定性や食具の取り扱い機能の低下も考えられる．

・準備期

　食物の取り込みや咀嚼機能の低下により，食塊形成能が不十分になることが考えられる．また口腔の衛生不良は，口腔内に取り込んだ食物を正しく認識できないなどの感覚低下の要因となり，咀嚼運動に伴う食塊形成から奥舌方向へのスムーズな移送が難しいなどの機能不全を生じる可能性も考えられる．

・口腔期

　口腔の感覚低下の影響により，舌の送り込み機能の障害が考えられる．また，重度のアルツハイマー型認知症の症例では，パーキンソン症状が出現することがあり[4]，口の食べ物を咽頭に送り込めない，誤嚥するといった症状が出現する[5]．

・咽頭期

　軟口蓋や舌背，喉頭の挙上不全や輪状咽頭筋の弛緩不全により咽頭期への食塊移送の障害が考えられる．

・食道期

　食道（特に下部食道括約筋，噴門部）の機能が悪いと胃食道逆流が起きることがあり，高齢者では自覚症状なく胃食道逆流が生じていることがある[6]．これらは加齢や認知障害による食道の機能低下によって生じているものと考えられる．

5. リハビリテーション栄養ケアプラン

●栄養ケアプラン（入院当初）
　基礎エネルギー消費量：860 kcal．
　全エネルギー消費量：活動係数 1.3，ストレス係数 1.0 で 1,117 kcal．
　エネルギー摂取量：ペースト食（840 kcal），水分 1,400 ml，摂取量にむらがある．

摂取量－消費量＝277 kcal と栄養バランスは負.

入院3～4カ月前までは息子のつくった軟らかめの食事を，ときどきむせを認めながらも全量自力摂取していた．しかし，しだいにむせの回数が増え，口腔内に食物をため込んでなかなか飲み込まないなどの症状も出現し，食事に時間を要するようになった．入院直前には以前に比べて食事摂取量が著しく減少していたことも入院の要因となった．在宅にて栄養評価を実施した経験がないため，入院までの栄養状態の正確な把握は難しいが，高齢であること，食事摂取量の減少による体重減少，脱水の疑いも考慮した適切な栄養管理が必要となる．また，体重および筋肉量の増加のため，エネルギー蓄積量を付加する必要があるが，高齢であることも考慮し栄養ケアプランを策定した．

1日エネルギー必要量＝基礎エネルギー消費量×活動係数×ストレス係数＋エネルギー蓄積量とした．

車椅子座位・立位保持が可能なことから活動係数は1.3とし，ストレス係数は1.0とした．

1日のエネルギー蓄積量をプラス200 kcalとした．摂食・嚥下機能の改善には栄養状態とサルコペニアの改善が必要なため，エネルギー蓄積量を考慮した栄養管理が重要である．実際には，週1回以上の体重測定などで栄養モニタリングを行い，過栄養になり過ぎないよう投与量を調整する必要がある．

高齢者の栄養状態に関する報告によると，病院入院患者[7,8]や外来通院患者，施設入所介護高齢者などに低栄養状態[9-11]であることが示されている．また，認知症においてもBMIが低いという報告がある[12]．このような低栄養状態は，認知症の嚥下機能についても大きく影響し，筋力低下に伴う咀嚼・嚥下機能低下，認知機能低下に伴う食行動の異常の悪化，免疫力低下による誤嚥性肺炎のリスク増大・治癒不全など，さまざまな問題の原因となる．したがって，認知症の嚥下障害症例では，低栄養は，嚥下障害の原因としても重要であり，必ずフォローするべき病態である（図）[13]．

● 摂食・嚥下リハビリテーションプラン

加齢に伴う機能低下や認知症などの影響と，口腔の自浄作用の低下に伴う口腔衛生不良に対する計画立案が重要である．

本症例では，認知症による周辺症状として出現した保清介護に対する抵抗や拒否が，口腔の衛生不良および義歯の著明な清掃不良へ影響を及ぼした．

保清介護は，病棟スタッフにより口腔内および義歯の清掃と定期的な義歯の化学的清掃を実施する．さらに，歯科医師や歯科衛生士により定期的に口腔粘膜疾患および摂食・嚥下機能，義歯の適合状態，口腔衛生状態の評価も実施する．

高齢で認知症の認められる患者には，レジスタンストレーニング

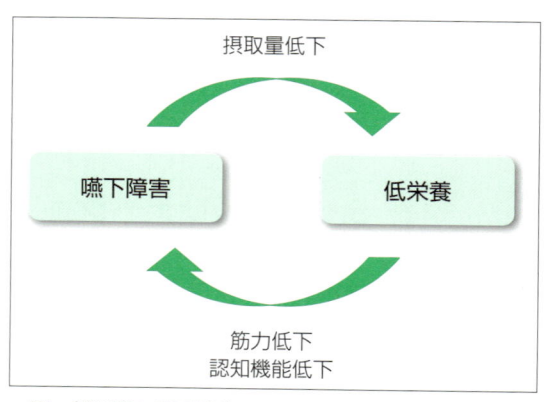

図　低栄養と嚥下障害　　（野原，2011）[13]

の実施が難しい場合がある．そのような場合には，間接訓練や食事環境整備による支援が主なリハメニューとなる．すなわち，廃用防止，現在備えている摂食・嚥下機能を正常に発揮させる．さらに機能維持を目的としたリハとして，ROM訓練や口腔内外や頸部のマッサージなどの間接訓練や呼吸療法を実施する．

これらは，早期から効果がでるものではなく，数カ月経過しないと効果がわからない．数カ月して機能低下がないので，効果ありと評価する場合もある．そのため，目標管理と客観的だけでなく臨床的な変化に基づく主観的な評価により訓練効果を把握し，必要に応じたメニューの更新などの対応を行う[14]．

加齢に伴う機能低下や認知症などの影響による口腔の自浄作用が低下した口腔衛生不良を回避するためには，口腔・咽頭および摂食・嚥下機能に関係する筋肉を賦活化し，筋力低下を防止し，口腔の自浄作用を維持することが必要である．これらが摂食・嚥下機能の維持向上につながり，低栄養状態の回避・関連筋の筋力の維持向上が図れるといった正のスパイラルを生む．

また，口腔機能および摂食・嚥下機能を十分に発揮できる口腔環境を整えるためには，口腔疾患への対応も重要である．むし歯や歯周疾患の罹患状況，義歯の適合状態や口腔粘膜疾患の有無などにより，食事摂取ができない・摂取量が減少するといった摂食・嚥下障害を生じることもある．歯科医師や歯科衛生士などの専門職による口腔内のチェックを定期的に実施することが望ましい．そのような環境がない場合には，介助者が口腔の状態を日常生活のなかで注意して観察し，何かおかしいと感じた場合には，ためらわずに積極的に歯科受診させることが大切である[2]．

文献

1) Rofes L et al：Pathophysiology of oropharyngeal dysphagia in the frail elderly. *Neurogastroenterol Motil* **22**：851-858, 2010.
2) 藤本篤士：口腔・咀嚼機能障害．リハビリテーション栄養ハンドブック（若林秀隆編），医歯薬出版，2010, pp78-83.
3) 若林秀隆：サルコペニア．リハビリテーション栄養ハンドブック（若林秀隆編），医歯薬出版，2010, pp4-6.
4) Scarmeans N et al：Motor signs during the course of Alzheimer disease. *Neurology* **63**：975-982, 2004.
5) 小谷泰子：嚥下機能評価のポイント．認知症患者の摂食・嚥下リハビリテーション（野原幹司編），南山堂，2011, pp28-58.
6) 野原幹司：摂食・嚥下機能評価時の観察ポイント・検査．訪問歯科診療ではじめる摂食・嚥下障害へのアプローチ（植松 宏監修），医歯薬出版，2007, pp34-57.
7) Bistrian BR et al：Protein status of general surgical patients. *JAMA* **230**：858-860, 1974.
8) Bistrian BR et al：Prevalence of malnutrition in general medical patients. *JAMA* **235**：1567-1570, 1976.
9) Johnson LE：Malnutrition. In：Geriatrics review syllabus. A core curriculum in geriatric medicine, Beck JC（ed），American Geriatric Society, NewYork, 1991, p145.
10) 松田 朗：厚生省老人保健事業推進等補助金事業 高齢者の栄養管理サービスに関する報告書，1998.
11) 杉山みち子・他：高齢者の栄養状態の実際－Nationwide study－．栄評治 **17**：553-562, 2000.
12) 植木 彰：認知機能と栄養・食事．臨床栄養 **112**：130-134, 2008.
13) 野原幹司：栄養へのアプローチ．認知症患者の摂食・嚥下リハビリテーション（野原幹司編），南山堂，2011, pp93-100.
14) 野原幹司：嚥下訓練．認知症患者の摂食・嚥下リハビリテーション（野原幹司編），南山堂，2011, pp59-66.

第3章 主な疾患・病態の摂食・嚥下リハビリテーション栄養

16. 義歯不適合

岩手医科大学歯学部補綴・インプラント学講座
古屋純一

> **ポイント**
> ○サルコペニアによって義歯は不適合になり得る.
> ○義歯不適合は,咀嚼と嚥下の両面において摂食・嚥下障害を増悪させ,また,摂取できる食物が限定されることで,食べる楽しみの喪失や栄養障害へと通じる.
> ○義歯の不使用は,さらなる義歯不適合や口腔の廃用という負のスパイラルへと陥るため,歯科による早期からの対応が重要であるが,認知機能などの問題で義歯の装着が困難な場合もある.

1. 義歯不適合による摂食・嚥下障害の症例

87歳,女性.150 cm,46 kg,BMI 22.2.1年前よりパーキンソン病と診断されていたが,1カ月前より食事量が少なくなり,食事にも時間がかかるようになったため,家族が心配して歯科受診となった.舌の可動域と巧緻性の低下および上下顎の義歯不適合を認め,開口時に上下顎の義歯が脱離する状態であった.嚥下造影および嚥下内視鏡による精査では,咽頭期には著明な問題を認めず,準備期の食塊形成不全および口腔期の食塊送り込み不全を認めた.

義歯の修理と調整を行い,咀嚼・嚥下時の義歯の安定を図った.上顎義歯の口蓋部は,舌の可動域低下を考慮し,舌接触補助床の役割をもたせた.また,食事内容を一時的にレベルダウンし,段階的摂食訓練を行った.義歯修理後の食事場面の観察では,臼磨様の下顎運動が認められ,また,食塊形成および食塊送り込みの改善が認められた.治療1カ月後には,体重の増減は認められなかったものの,通常量の軟菜食を摂取可能となり,摂食時間も短縮した.

2. 疾患・病態とサルコペニアの概要

一般に,義歯不適合とは,可撤性の義歯が口腔粘膜や歯牙に十分に適合していないか,咬合関係が不良であるために,咀嚼・嚥下・発音などの口腔機能が障害されている病態を意味する(図1).ただし,義歯不適合が直ちに患者の口腔機能を完全に障

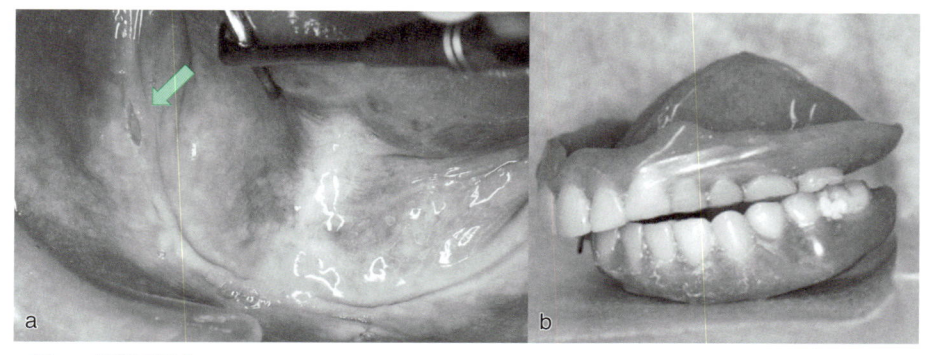

図1 義歯不適合
義歯不適合により生じた口腔粘膜の潰瘍（a）と咬合関係の不良（b）．

害するわけではない．生体の予備力が大きければ，義歯不適合による口腔粘膜の疼痛や義歯の動揺が存在しても，時に患者が我慢して義歯を装着することで，口腔機能が維持されている場合も少なくない．しかし，急性疾患による入院などを契機として全身のサルコペニアが生じると，口腔粘膜の脆弱化や口腔周囲筋のサルコペニアによって，義歯不適合が助長される．

義歯不適合とそれによる義歯の不使用は，咀嚼による食物粉砕能力を低下させ，摂取する食物の制限や腸管での消化吸収不良に通ずる．また，食塊形成や食塊移送能力を低下させるだけでなく，嚥下機能にも負の影響を与えることから，義歯不適合は摂食・嚥下障害やサルコペニアの増悪因子と考えられる（**図2**）．そのため早期から義歯への対応を歯科に依頼することが望まれるが，適合がよい義歯であっても，認知機能や身体機能によっては使用が困難な場合もある．

3. 義歯不適合とサルコペニアの評価

義歯は口腔粘膜によって咀嚼力を負担している場合が多い．サルコペニアによって口腔粘膜が非薄化・脆弱化すると，義歯が動揺しやすくなる．その結果，義歯による当たりが生じて口腔粘膜潰瘍が発生し，疼痛によって義歯不適合が顕在化する．また，義歯の安定には舌や頬など口腔周囲筋が重要な役割を有しているため，サルコペニアによって筋の萎縮が生じれば，義歯の安定は損なわれやすい．

・加齢

加齢によって歯の本数は減少し[1]，義歯を必要とする場合が多くなるため，義歯不適合は高齢者に多い．特に，上顎と比べて下顎義歯の不適合が多い[2]ことは臨床的にもよく知られている．

・活動

入院高齢患者や施設入所の要介護高齢者など，活動性が低下している高齢者や認知症高齢者に義歯不適合は多い[3]．水口ら[4]は，要介護高齢者においては，義歯が必要な患者が約90％いたが，そのうち42％が義歯不使用だったこと，また義歯使用者のうち，約50％が義歯の安定や維持に問題があったことを報告している．義歯不適合と義歯不使用は卵とニワトリの関係にあるが，藤本ら[5]は，入院高齢患者1,108名を

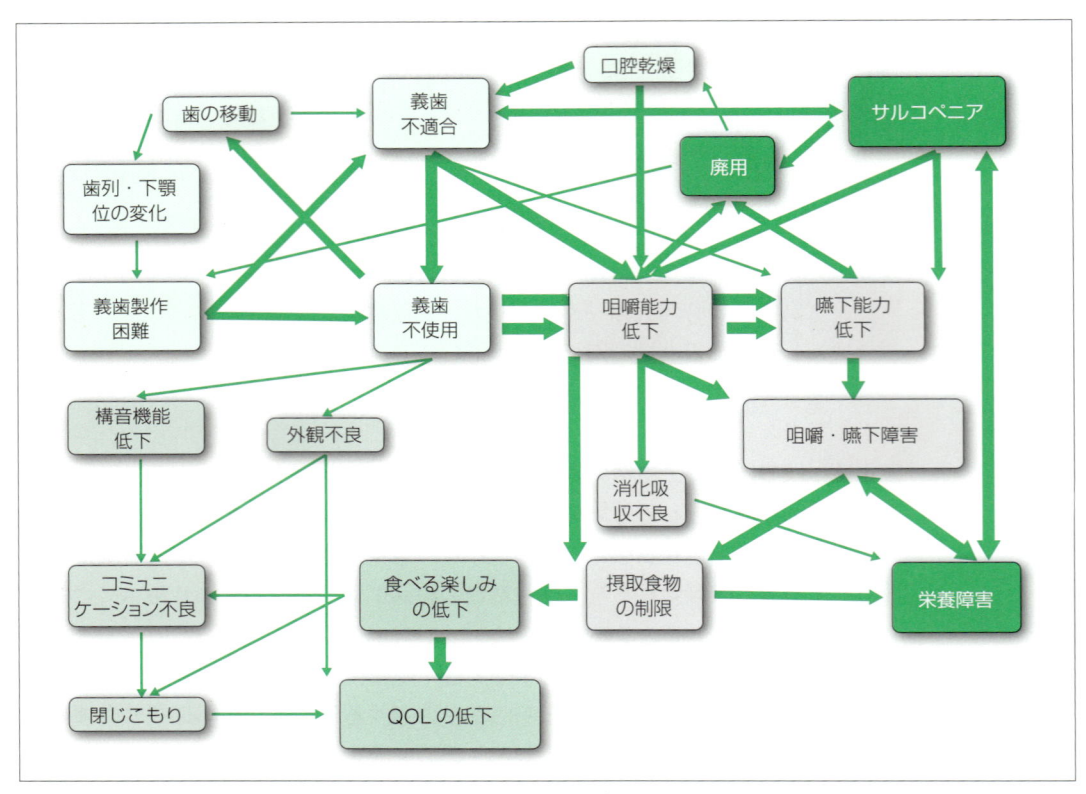

図2 義歯不適合と咀嚼・嚥下障害，サルコペニア・栄養障害の関係
義歯不適合は咀嚼・嚥下障害とサルコペニアを増悪する．栄養障害は義歯不適合を増悪する．

対象に調査を行い，身体機能や精神機能が低下すると義歯の使用が困難になる場合が多く，後期高齢以降でその影響が大きくなることを報告している．

・栄養

歯の欠損は咀嚼の中心である臼歯部から始まることが多いため，義歯不適合はそのまま咀嚼能力の大幅な低下を意味する．咀嚼能力が低下すると，硬い食物は粉砕できずに丸飲みの状態になり，腸管での消化吸収に悪影響を与える．また，食事に時間がかかるだけでなく，水分を多く含んだ軟菜食やペースト食の食物形態では，必要栄養量摂取のために食事量を増やす必要があるため，咀嚼能力の低下は栄養摂取効率を低下させる．さらに，糖類の摂取が多くなり，必要な栄養量は保たれても，たとえば肉類を摂取できないことで蛋白質が不足するなど，栄養バランスの乱れが生じ得る[6]．このような歯や義歯の状態は，食品摂取と関連があることが，ADLが自立した高齢者を対象とした研究[7-10]で明らかとなっている．しかし，要介護高齢者においては十分には明らかになっておらず，歯や義歯の状態は栄養状態とは関連しないという報告[11]も認められる．この背景には，要介護度が進むと，歯の欠損や義歯の不適合という器質性の咀嚼障害よりも，認知機能やADLの低下，運動障害性の咀嚼・嚥下障害が大きな意味をもってくるからと考えられている．

・疾患

急性疾患による入院中など意識レベルが悪い場合には，義歯の紛失や誤飲などを防

ぐために，義歯の適合の良し悪しにかかわらず，義歯が撤去されて不使用の状態になることが多い．また，脳血管障害やパーキンソン病，口腔咽頭腫瘍など，運動障害性または器質性に口腔周囲筋の運動が障害されると，義歯不適合が生じやすいと考えられる．

4. 義歯不適合と摂食・嚥下機能評価

口腔における義歯不適合だけを原因として，誤嚥という結果が咽頭で惹起されることは少ない．しかし，義歯不適合は摂食・嚥下障害を増悪する一因になり得ることから，摂食・嚥下障害とサルコペニアの悪循環を加速させ，患者のQOLを低下させる．

・認知期

義歯不適合による咀嚼能力の低下は，患者の食べる楽しみを急速に奪う．また，家族と同じ食事が食べられないことや，構音障害などによってコミュニケーションが不良となり，閉じこもりの原因になる場合もある．一方，認知症などの認知期障害がある場合には，義歯の適合にかかわらず義歯の使用が困難な場合が多く，特に高齢になるほど，身体的要因だけでなく精神的要因によって義歯が使えなくなることが明らかとなっている[5]．

・準備期

咀嚼が行われる準備期は，義歯不適合の影響を最も受ける．義歯不適合によって食物を効率的に咀嚼できなくなると，咀嚼回数や時間を増やし，嚥下閾の食塊を大きくすることで，咀嚼能力の低下は代償されている[12]ため，義歯不適合は咀嚼・嚥下能力の予備力を低下させる．さらに，高齢者に多い口腔乾燥が存在すると食塊形成は著しく不良になり[13]，また，義歯不適合も増悪する．義歯不適合によって咀嚼が困難になれば，義歯は撤去され，食物形態は咀嚼を要しない形態になる．咀嚼が行われないことは，食べる楽しみを奪うだけでなく，咀嚼筋の萎縮による筋力低下の原因にもなる．

・口腔期

嚥下障害の原因は口腔期にあることが多い[14]ことを考慮すると，義歯不適合は舌口蓋接触による食塊の送り込みを阻害するため，予備力が低下した高齢者では嚥下障害の一因となり得る．義歯を撤去した場合には，嚥下時の舌運動の変化や，食塊の早期流入，食塊移送時間の延長が生じること[15-18]が明らかとなっており，高齢者の予備力低下を増悪させるものと考えられる．

・咽頭期

咀嚼の目的は嚥下しやすい食塊を形成することであり，咀嚼能力が著しく低下すれば，嚥下時の咽頭残留の原因にもなるなど，咽頭期嚥下にも悪影響を及ぼすと考えられる．また，総義歯のような咬合を支持している義歯の非装着は，下顎の位置を前方偏位させ，舌骨を介して咽頭を拡大し，嚥下時に必要な舌骨や喉頭の挙上量を大きくさせ，喉頭侵入の原因になると考えられる[16,17]．

・食道期

義歯不適合が食道期に与える影響は少ないと考えられるが，義歯不適合によって食塊形成能力が低下すれば，嚥下しにくい食塊を通過させるために，食道入口部の開大量や開大時間が代償性に変化する可能性は考えられる．

5. リハビリテーション栄養ケアプラン

●栄養ケアプラン

　口腔は栄養摂取のための消化管の入口であり，義歯不適合とサルコペニアの対応は，口腔機能と栄養・食物形態の両面から考える必要がある．咀嚼ができなくても，嚥下機能や消化管に問題がなければ，舌でつぶせる程度の食事は十分に経口摂取可能である．また，嚥下機能に問題があっても，義歯不適合への対応，代償法や食物形態の工夫を行い，口腔機能を最大限に引き出して可能な限り経口摂取を維持すべきである．一方で，低栄養状態では，義歯を支持する口腔粘膜の脆弱化や口腔の筋萎縮によって，義歯の調整を行っても疼痛が寛解せず，義歯を使いこなせない場合も多い．その場合，食物形態のレベルダウン，補助栄養剤の使用，経口以外の栄養ルートの検討を行い，必要栄養量の効率的な摂取を行うことも重要である．

●摂食・嚥下リハビリテーションプラン

　義歯不適合による義歯の不使用期間が長期になると，歯牙の移動が生じ，物理的な原因によって義歯を装着できなくなるだけでなく，口腔の廃用性変化が機能的にも生じて，義歯の再装着が機能的・感覚的に困難になることがある．しかし，患者の訴え以外で義歯不適合を診断するのは歯科関係者以外には困難で，患者の意志伝達に問題がある場合には，対応が遅れることも多い．よって，摂食・嚥下障害を有する場合には，咀嚼を必要な食事を摂取していなくとも，将来的な食物形態のレベルアップに備えて，義歯不適合や口腔衛生状態不良などの口腔環境の整備を，早期から歯科に依頼することが重要である．また，意識レベルがある程度改善されれば，早期から義歯を装着して咬合を確保し，咀嚼や嚥下が行える口腔環境と口腔機能を維持しておくことで，廃用性低下を予防し，円滑な間接訓練の開始と直接訓練への移行が実現できる．

　摂食・嚥下リハにおける義歯の使用・不使用については，歯科と連携しながら総合的に判断する必要がある．義歯装着による誤飲などのトラブルが起こり得る一方で，義歯不使用によって残存歯による口唇裂傷や，口腔機能の廃用性低下が想定されるからである．また，たとえ義歯装着によって食物形態が改善されなくとも，効率的な栄養摂取をストレスなく行うことができれば，患者のQOLは多いに改善される．さらに，口腔期障害に対する舌接触補助床，鼻咽腔閉鎖機能不全に対する軟口蓋挙上装置などの歯科補綴学的対応も有効な手段の1つである．いずれにしろ，義歯がその力を発揮するためには，「良好な適合の義歯が口腔で機能し得る」ことが重要である．そのためには，食べるための装具として義歯をとらえ，摂食・嚥下機能と最適な食物形態を評価し，食べる能力と食事（栄養）のバランスをとるなかで，義歯の立ち位置を考えるべきである．

文 献

1) 厚生労働省：平成17年歯科疾患実態調査, 2007.
2) 池邉一典・他：介護の必要な高齢者の口腔内状況と義歯使用状況—生活環境および痴呆の有無による影響—. 老年歯医 **12**：100-106, 1997.
3) 羽田 勝・他：要介護高齢者の義歯使用を困難にする要因に関する研究. 老年歯医 **16**：22-28,

2001.
4) 水口俊介・他：要介護高齢者における食事形態，口腔清掃，義歯使用の状況－日常生活自立度および痴呆度との関連－．老年歯医 **16**：48-54, 2001.
5) 藤本篤士・他：高齢者の栄養摂取方法に関する研究－義歯使用に影響を及ぼす要因について－．老年歯医 **18**：191-198, 2003.
6) 湯川晴美：咀嚼と栄養．*BONE* **17**：357-361, 2003.
7) Appollonio I et al：Influence of dental status on dietary intake and survival in community-dwelling elderly subjects. *Age Ageing* **26**：445-456, 1997.
8) Sheiham A et al：The relationship among dental status, nutrient intake, and nutritional status in older people. *J Dent Res* **80**：408-413, 2001.
9) Nowjack-Raymer RE, Sheiham A：Association of edentulism and diet and nutrition in US adults. *J Dent Res* **82**：123-126, 2003.
10) Lamy M et al：Oral status and nutrition in the institutionalized elderly. *J Dent* **27**：443-448, 1999.
11) 菊谷 武・他：要介護高齢者の栄養摂取状況と口腔機能，身体・精神機能との関連について．老年歯医 **18**：10-16, 2003.
12) Mishellany-Dutour A et al：Is the goal of mastication reached in young dentates, aged dentates and aged denture wearers? *Br J Nutr* **99**：121-128, 2008.
13) van der Bilt A：Assessment of mastication with implications for oral rehabilitation：a review. *J Oral Rehabil* **38**：754-780, 2011.
14) Feinberg MJ, Ekberg O：Videofluoroscopy in elderly patients with aspiration：importance of evaluating both oral and pharyngeal stages of deglutition. *Am J Roentgenol* **156**：293-296, 1991.
15) 古屋純一：全部床義歯装着が高齢無歯顎者の嚥下機能に及ぼす影響．口病誌 **66**：367-369, 1999.
16) 服部史子：高齢者における総義歯装着と嚥下機能の関連－Videofluorographyによる検討．口病誌 **71**：102-111, 2004.
17) Yoshikawa M et al：Influence of aging and denture use on liquid swallowing in healthy dentulous and edentulous older people. *J Am Geriatr Soc* **54**：444-449, 2006.
18) Yoshikawa M et al：Effects of tooth loss and denture wear on tongue-tip motion in elderly dentulous and edentulous people. *J Oral Rehabil* **35**：882-888, 2008.

索引

あ
アポトーシス……39
アミノ酸……70
アルツハイマー型認知症……140, 213
アルツハイマー病……141
アンチエイジング……81
アンドロゲン……75
悪液質……44, 45, 46, 63, 155
握力……136, 166

い
インスリン……76
インスリン抵抗性……72, 76, 77
インスリン様成長因子……21, 74, 75
異化……31
咽頭期……89, 113

う
ウォームアップ……64
運動ホルミシス……82
運動療法……61

え
エイジングドミノ……81
エストロゲン……22, 75
エネルギー蓄積量……216
エネルギー必要量……216
壊死……39
栄養投与ルート……128, 129
栄養療法……68
炎症……22, 37, 38
炎症性サイトカイン……38, 39
嚥下回数……176
嚥下筋……112
嚥下造影検査……204
嚥下内視鏡検査……204

お
オートファジー……77

か
カヘキシア……16
カルボーネンの式……64

カロリーリストリクション……81
がん……150
がん関連倦怠感……151
加齢……20
餓死……32
改訂水飲みテスト……204
脚気心……190
関節リウマチ……173
顔面神経……87

き
キュア……144
飢餓……31, 45, 62
義歯不使用……219
義歯不適合……218, 219
強皮症……172
拒食……141
虚弱……5, 93, 132
筋萎縮性側索硬化症……177
筋減弱症……2
禁煙……83

く
クールダウン……64
クレアチン……72
クレンブテロール……78
クワシオコル型……33, 205

け
ケア……144
血管性認知症……142
原発性サルコペニア……3, 62

こ
呼吸器悪液質……183
呼吸筋……119
呼吸筋トレーニング……122
誤嚥性肺炎……126, 131
口腔衛生不良……213
口腔乾燥……208
口腔環境……100
口腔期……88, 113
口腔機能……100
口腔内圧……120
抗重力筋……10, 27

後期高齢者……202
膠原病……172, 173
国際生活機能分類……56
骨格筋量……9
骨格筋力……8
骨粗鬆症……148

さ
サルコペニア……2, 4
サルコペニア肥満……72
最大吸気圧……120
最大呼気圧……120
三叉神経……87
酸化ストレス……39, 83

し
持久性トレーニング……64
重症疾患関連ニューロミオパチー……41
重度サルコペニア……4
準備期……86
食行動……142
食道期……90
食欲不振……48
心臓悪液質……190
身体機能……8
身体構成成分……35, 36
神経疾患……51
侵襲……37, 62
腎臓リハ……197

す
スタチン……78
スロートレーニング……83

せ
成長ホルモン……74, 75
声帯外転麻痺……165
脊髄小脳変性症……165, 166
舌圧……137
舌咽神経……87
舌下神経……87
舌筋力……101
舌接触補助床……104
前サルコペニア……4

前悪液質……46, 155
前期高齢者……202
前頭側頭型認知症……142

そ
ソマトポーズ……74
咀嚼運動……107
咀嚼筋……106
咀嚼能力……108

た
ダイナペニア……2, 17, 18
多系統萎縮症……165
多発性筋炎……172
唾液腺マッサージ……212
唾液分泌量……210
大腿骨頸部骨折……145, 146
蛋白質……70

ち
チアゾリジン……77
窒素死……32

て
テストステロン……22, 75

と
とろみ……206
透析……196
糖化ストレス……83
頭頸部がん……152
同化……31

に
二次性サルコペニア……3, 62, 97
認知期……86
認知症……140

の
脳卒中……131

は
パーキンソン病……158, 159, 218
廃用症候群……24, 62, 133
廃用性筋萎縮……133

反復唾液のみテスト……204

ひ
ビタミン D……22, 71, 78
肥満パラドックス……72

ふ
不応性悪液質……46, 155
分岐鎖アミノ酸……71, 169

ほ
ホルミシス効果……82
ホルモン補充療法……76

ま
マラスムス型……33, 205
慢性心不全……189
慢性腎臓病……196
慢性腎不全……196
慢性閉塞性肺疾患……182

み
ミオペニア……4
ミトコンドリア……77

め
メッツ……58, 65
メトホルミン……77
メラトニン……84
迷走神経……87
免疫栄養法……155

や
薬物療法……74

り
リハビリテーション栄養……56
リハビリテーション栄養評価……59

れ
レジスタンストレーニング……63, 72
レスベラトロール……83
レビー小体型認知症……142

ろ
ロイシン……71
老嚥……6, 93, 127
老年症候群……12

A
ACE 阻害剤……78
ALM……11
ALS……177

B
BCAA……71
Borg 指数……63, 64

C
CIM……41
CIP……41
CKD……196
COPD……182
critical illness neuromyopathy
　　……41

D
DHA……72
Dynapenia……2, 17, 18

E
EAT-10……94, 95, 96, 204
EPA……72
ERAS……155

F
frailty……4, 5, 68, 69, 93, 132

G
GH……75
GNRI……134

H
Hoehn & Yahr 分類……159, 160

I
ICF……56
ICUAW……41
ICU 無力症……41

索引

IGF-Ⅰ……21, 74, 75

M
MRC 息切れスケール……184

O
overfeeding 症候群……193

P
FAP……104

PEmax……120
performance status……184
PImax……120
presbyphagia……6, 93, 127
PS……184

R
refeeding 症候群……33, 34, 193

S
SCD……165
SIRS……38

T
Trousseau 症候群……153

V
VE……204
VF……204

【編著者略歴】

若林　秀隆（わかばやし　ひでたか）

1995 年	横浜市立大学医学部卒業
1995 年	日本赤十字社医療センター内科研修医
1997 年	横浜市立大学医学部附属病院リハビリテーション科
1998 年	横浜市総合リハビリテーションセンターリハビリテーション科
2000 年	横浜市立脳血管医療センターリハビリテーション科
2003 年	済生会横浜市南部病院リハビリテーション科医長
2008 年	横浜市立大学附属市民総合医療センターリハビリテーション科助教
	現在に至る

E-mail：noventurenoglory@gmail.com
リハビリテーション栄養・サルコペニアブログ：http://rehabnutrition.blogspot.com/

藤本　篤士（ふじもと　あつし）

1986 年	北海道大学歯学部卒業
1990 年	北海道大学大学院歯学研究科博士課程修了
1990 年	市立釧路総合病院歯科医長
1991 年	北海道大学歯学部歯科補綴学第二講座助手
1994 年	札幌市内勤務医
1996 年	医療法人渓仁会札幌西円山病院歯科診療部長
	現在に至る

E-mail：atsushi.fujimoto@nifty.com

サルコペニアの摂食・嚥下障害
リハビリテーション栄養の可能性と実践
ISBN978-4-263-21869-3

2012 年 11 月 25 日　第 1 版第 1 刷発行
2013 年 1 月 20 日　第 1 版第 2 刷発行

　　編著者　若　林　秀　隆
　　　　　　藤　本　篤　士
　　発行者　大　畑　秀　穂
　発行所　医歯薬出版株式会社
〒113-8612　東京都文京区本駒込 1-7-10
TEL.（03）5395-7629（編集）・7616（販売）
FAX.（03）5395-7609（編集）・8563（販売）
http://www.ishiyaku.co.jp/
郵便振替番号　00190-5-13816

乱丁，落丁の際はお取り替えいたします　　印刷・教文堂／製本・愛千製本所
© Ishiyaku Publishers, Inc., 2012. Printed in Japan

本書の複製権・翻訳権・翻案権・上映権・譲渡権・貸与権・公衆送信権（送信可能化権を含む）・口述権は，医歯薬出版㈱が保有します．

本書を無断で複製する行為（コピー，スキャン，デジタルデータ化など）は，「私的使用のための複製」などの著作権法上の限られた例外を除き禁じられています．また私的使用に該当する場合であっても，請負業者等の第三者に依頼し上記の行為を行うことは違法となります．

JCOPY ＜㈳出版者著作権管理機構　委託出版物＞

本書を複写される場合は，そのつど事前に㈳出版者著作権管理機構（電話 03-3513-6969，FAX 03-3513-6979，e-mail：info@jcopy.or.jp）の許諾を得てください．

PT・OT・STのための
リハビリテーション栄養
栄養ケアがリハを変える

◆若林秀隆（横浜市立大学附属市民総合医療センター助教）著
◆B5判　2色刷　120頁　定価3,150円（本体3,000円 税5%）

● リハビリテーションを行っている患者の多くが低栄養状態であり，栄養障害の患者に機能改善目的の訓練を行うと逆効果になることをご存じですか？
● 本書は"リハビリテーション栄養"のスクリーニング方法をはじめ，アセスメントやケアプランの組み立て方などといった，リハビリと栄養の関係を多角的に紹介し，臨床栄養の初心者にも理解できるようにまとめました．

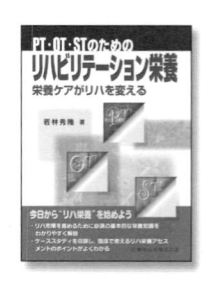

ISBN978-4-263-21862-4

リハビリテーション栄養ハンドブック

◆若林秀隆（横浜市立大学附属市民総合医療センター助教）編著
◆B6判　2色刷　292頁　定価3,780円（本体3,600円 税5%）

● 「栄養ケアなくしてリハなし．リハなくして栄養ケアなし」．本書は，医師，看護師，理学療法士，作業療法士，言語聴覚士，歯科医師，薬剤師，臨床検査技師，管理栄養士など，多職種の執筆陣により，リハ効果を高めるための栄養知識をコンパクトにまとめた．

ISBN978-4-263-21863-1

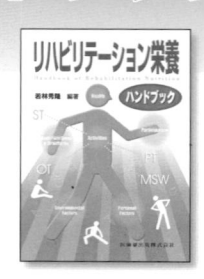

リハビリテーション栄養ケーススタディ
臨床で成果を出せる30症例

◆若林秀隆（横浜市立大学附属市民総合医療センター助教）編著
◆B5判　2色刷　180頁　定価3,780円（本体3,600円 税5%）

● 症例を通してリハビリテーション栄養の臨床を学び，リハスタッフや管理栄養士などが，機能訓練やリハビリテーションにあわせた栄養管理を実践できることをめざした一冊．

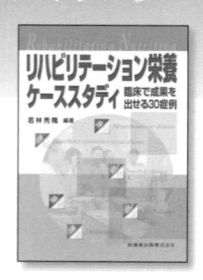

ISBN978-4-263-21867-9

▲好評書3点▼

医歯薬出版株式会社　〒113-8612 東京都文京区本駒込1-7-10　TEL03-5395-7610　FAX03-5395-7611　http://www.ishiyaku.co.jp/